各科専門医が答える

今必要な病気の知識

New

ここが知りたいQ&A

JA長野厚生連
長野松代総合病院 編

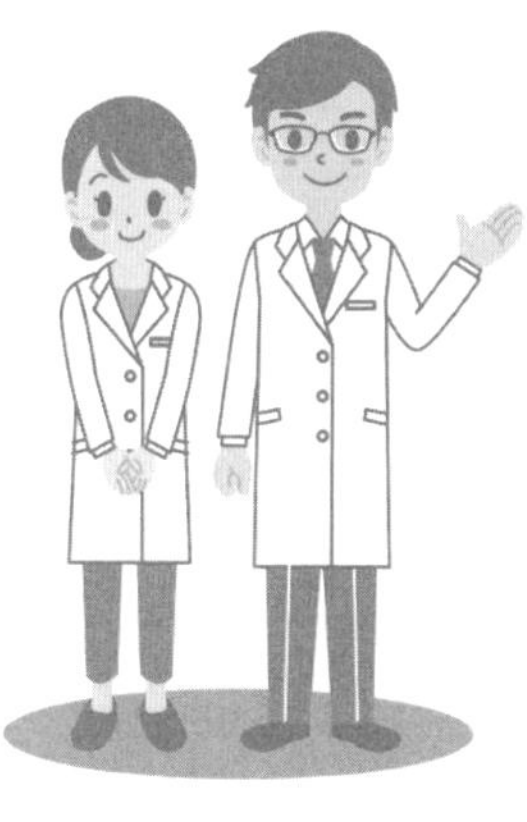

信濃毎日新聞社

迫りくる人口減少社会における地域医療の模索

2025年には3人に1人が65歳以上、5人に1人が75歳以上となる超高齢社会となります。その結果医療と介護を必要とする人が急増し、現在の医療・介護サービスの提供体制の改革が必須。

↓

政府（厚生労働省）の地域における医療及び介護の総合的な確保を推進するための提言（2013年）がされ、関係法律の整備等が開始。

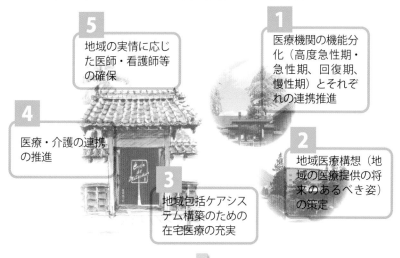

1. 医療機関の機能分化（高度急性期・急性期、回復期、慢性期）とそれぞれの連携推進
2. 地域医療構想（地域の医療提供の将来のあるべき姿）の策定
3. 地域包括ケアシステム構築のための在宅医療の充実
4. 医療・介護の連携の推進
5. 地域の実情に応じた医師・看護師等の確保

↓

高度な急性期医療を必要とする患者は質の高い医療・看護を受け、リハビリが必要な患者は身近で受けられるようにする必要があります。同時に退院後の生活を支える在宅医療や介護サービスを充実し、早期に在宅復帰や社会復帰ができるようにするとともに、生活支援、介護予防を充実させ住み慣れた地域で長く暮らせることができるようにするため、医療法や介護保険法などの法整備が進められてきました。

医療機関の機能分化を支える連携ネットワーク

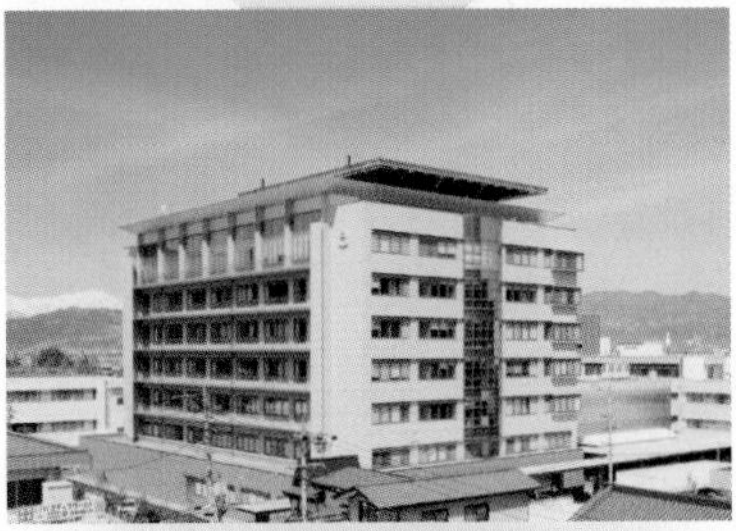

高度急性期・急性期病院

救急医療・手術など高度医療を担います。

（写真：長野松代総合病院）

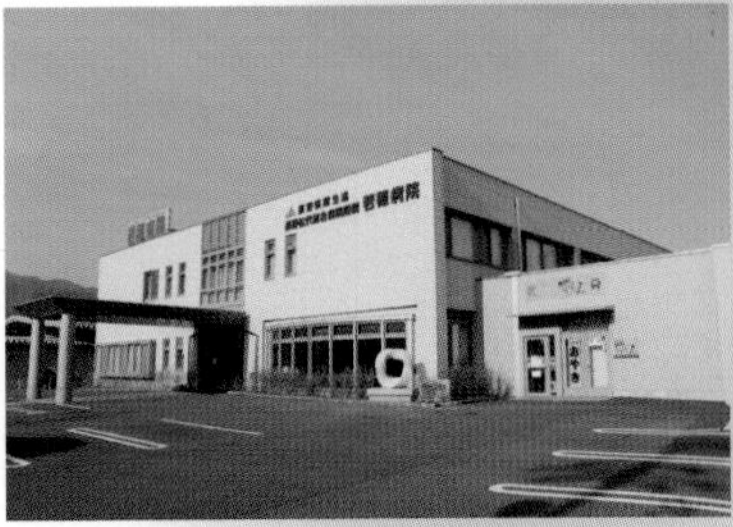

慢性期病院（療養型病院）回復期リハビリ病院

集中的なリハビリテーションを行い、早期回復、在宅復帰を目指します。

（写真：長野松代総合病院附属若穂病院）

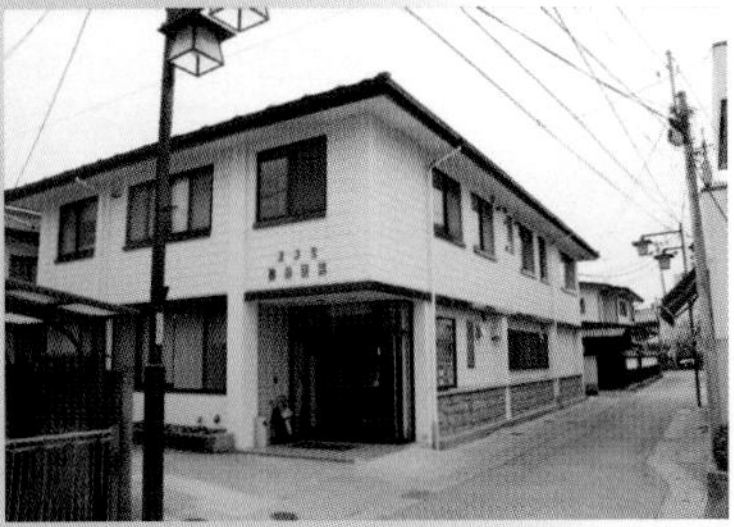

かかりつけ医（診療所）

在宅患者の病気に対する相談・治療を行います。必要に応じて急性期病院・介護施設を紹介します。

（写真：頤神堂神林医院）

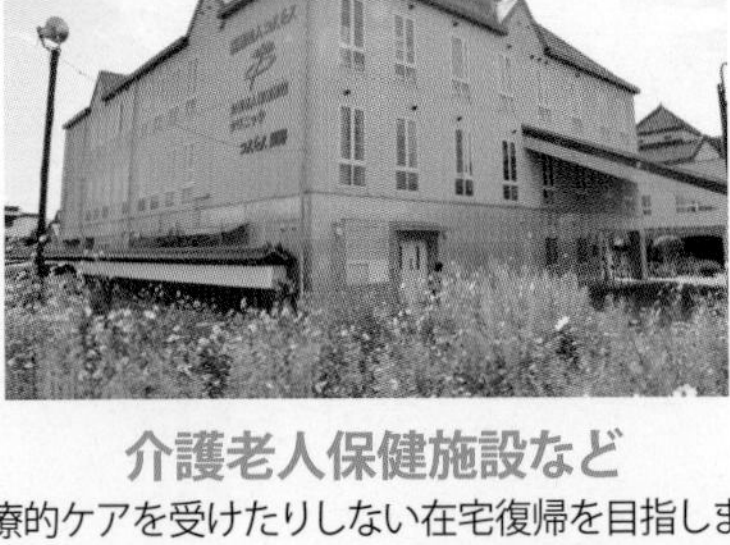

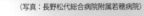

介護老人保健施設など

医療的ケアを受けたりしない在宅復帰を目指します。

（写真：介護老人保健施設 コスモス長野）

地域包括ケアシステム

医療と介護の連携により、高齢者がだれでも自分らしく住み慣れた地域で安心して暮らせるような体制のことです。

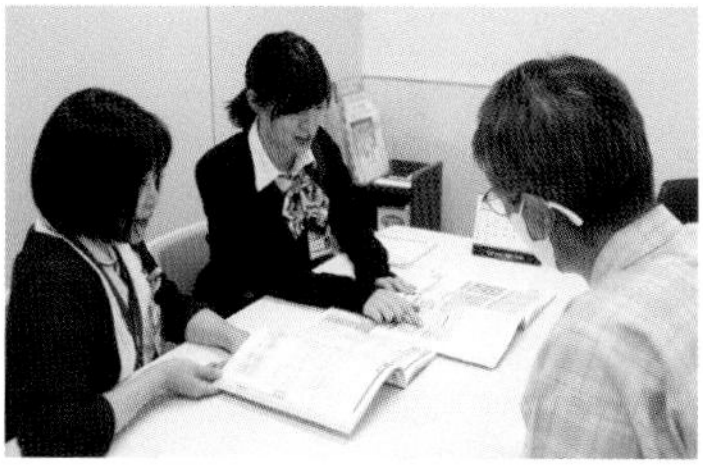

長野市地域包括支援センター 長野松代総合病院

福祉、保健や医療などに関する総合相談窓口です。社会福祉士・保健師・主任ケアマネジャーなどの専門職が配置され、必要な制度の紹介や関係機関につなげて支援します。

（写真：長野松代総合病院）

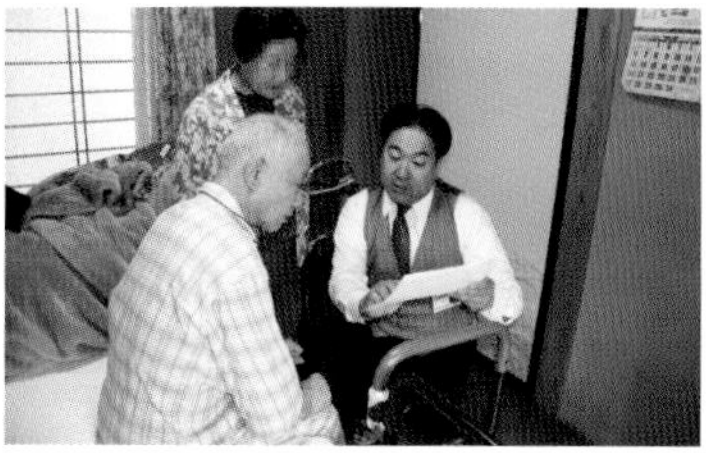

居宅介護支援事業所 長野松代総合病院

県の指定を受けた介護支援専門員がいる事業所です。介護サービスを受けるために必要な「要介護認定」申請代行や居宅サービス計画書の作成を行います。

在宅医療の充実

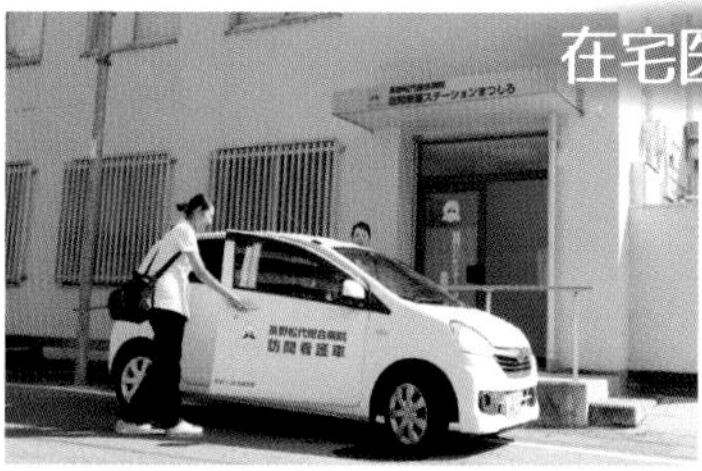

訪問看護ステーション

医師の指示により自宅を訪問します。訪問診療、看護、リハビリテーションなどがあります。

（写真：訪問看護ステーション まつしろ）

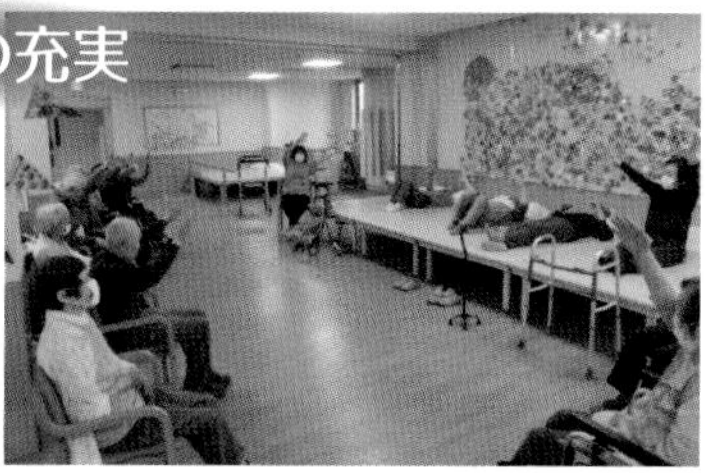

デイケア

日帰りで施設に通って食事・入浴などの提供と、介護・生活などに関する相談、機能訓練などのサービスが受けられます。

（写真：長野松代総合病院附属若穂病院 デイケア）

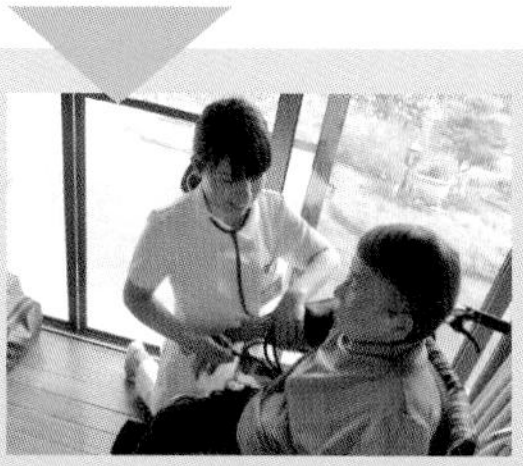

訪問看護

看護師が療養上の世話や診療上の補助を行います。

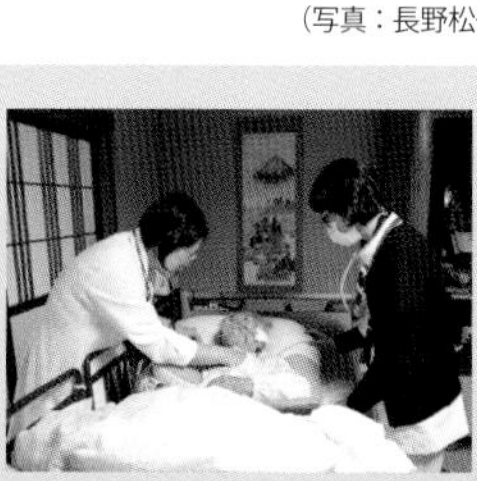

訪問診療

医師が往診を行います。

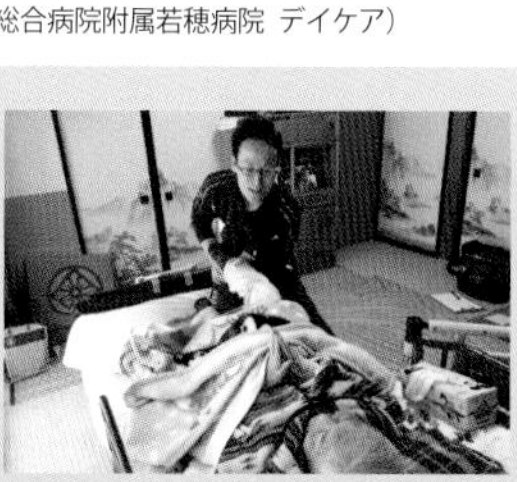

訪問リハビリテーション

理学療法士、作業療法士が自宅に訪問し、機能回復訓練や日常生活動作訓練などを行います。

医療・介護の連携の推進
在宅復帰を目指して

施設サービス

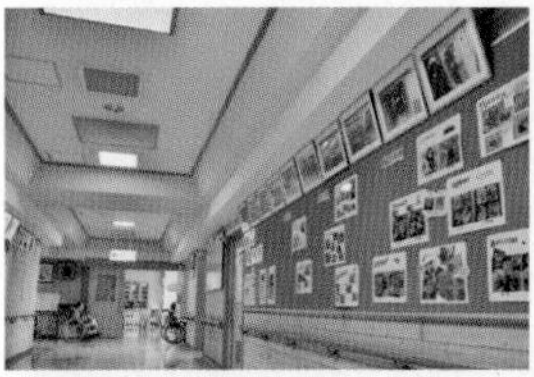
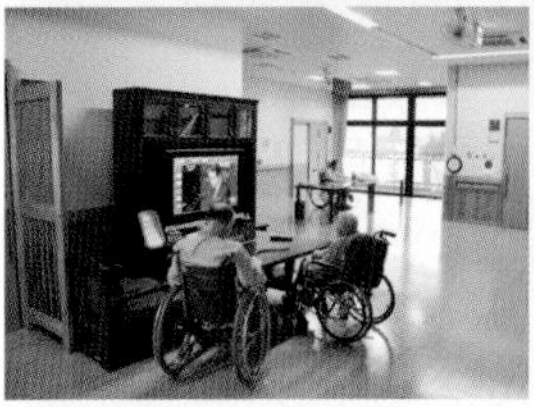
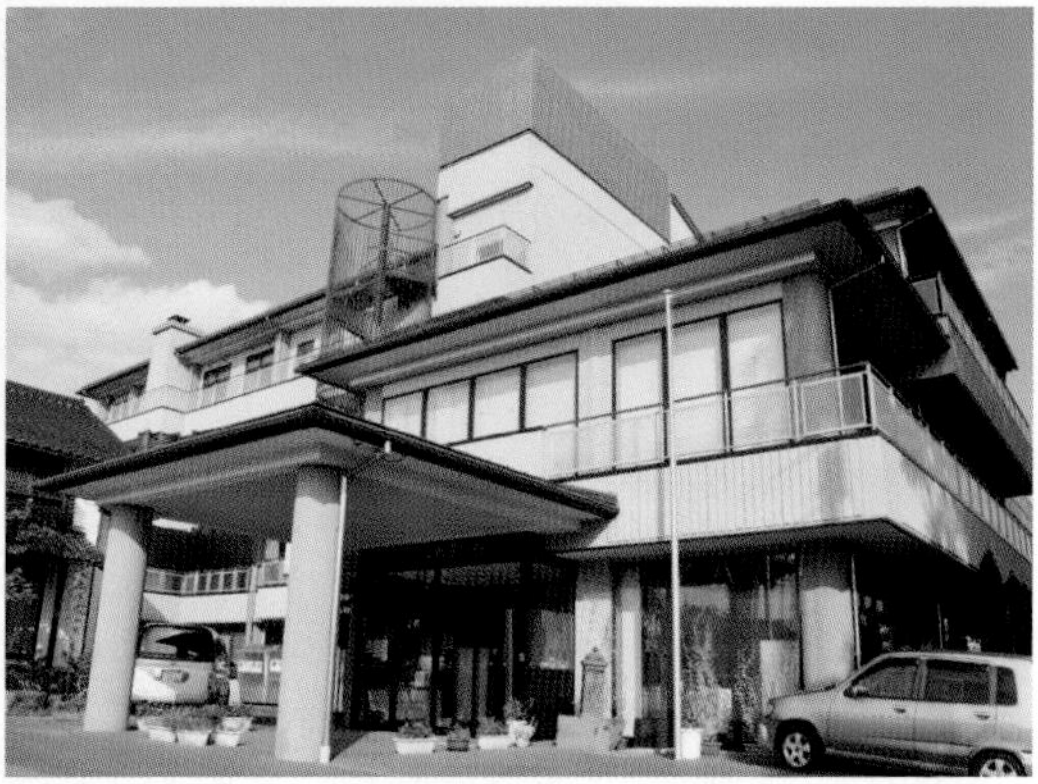

介護老人福祉施設・特別養護老人ホーム

身体上・精神上著しい障害があるため、常時介護が必要で、自宅での介護が困難な要介護者が入所生活を送ります。連携ネットワークの支援で急性期の治療なども受けられます。

（写真：特別養護老人ホーム ふれあい荘）

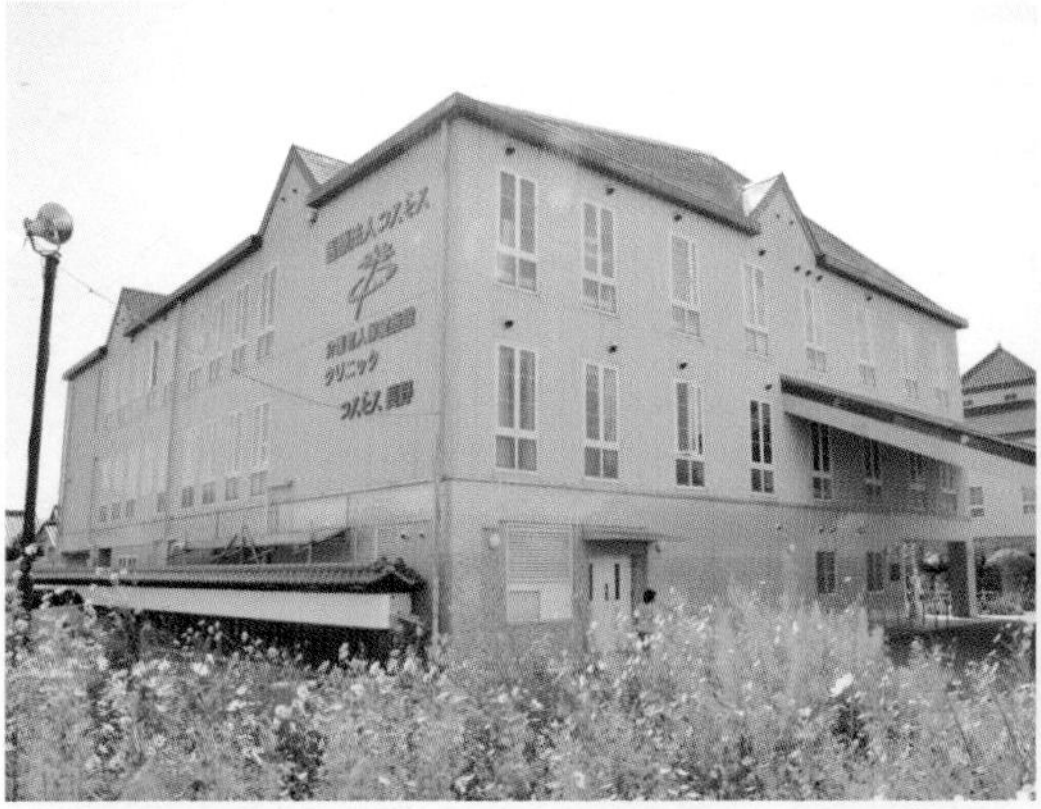
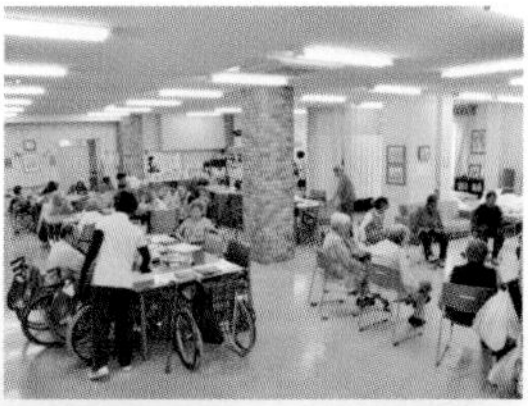
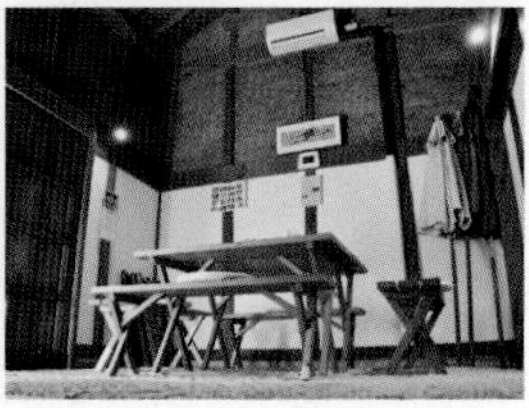

介護老人保健施設

病状が安定した要介護者が在宅復帰を目指し入所生活を送ります。医療的なケアが可能です。在宅復帰後は診療所を中心とした連携ネットワークの支援を受け、地域で暮らします。

（写真：介護老人保健施設 コスモス長野）

高度急性期・急性期病院の役割
～救急医療の充実～

（写真：長野松代総合病院）

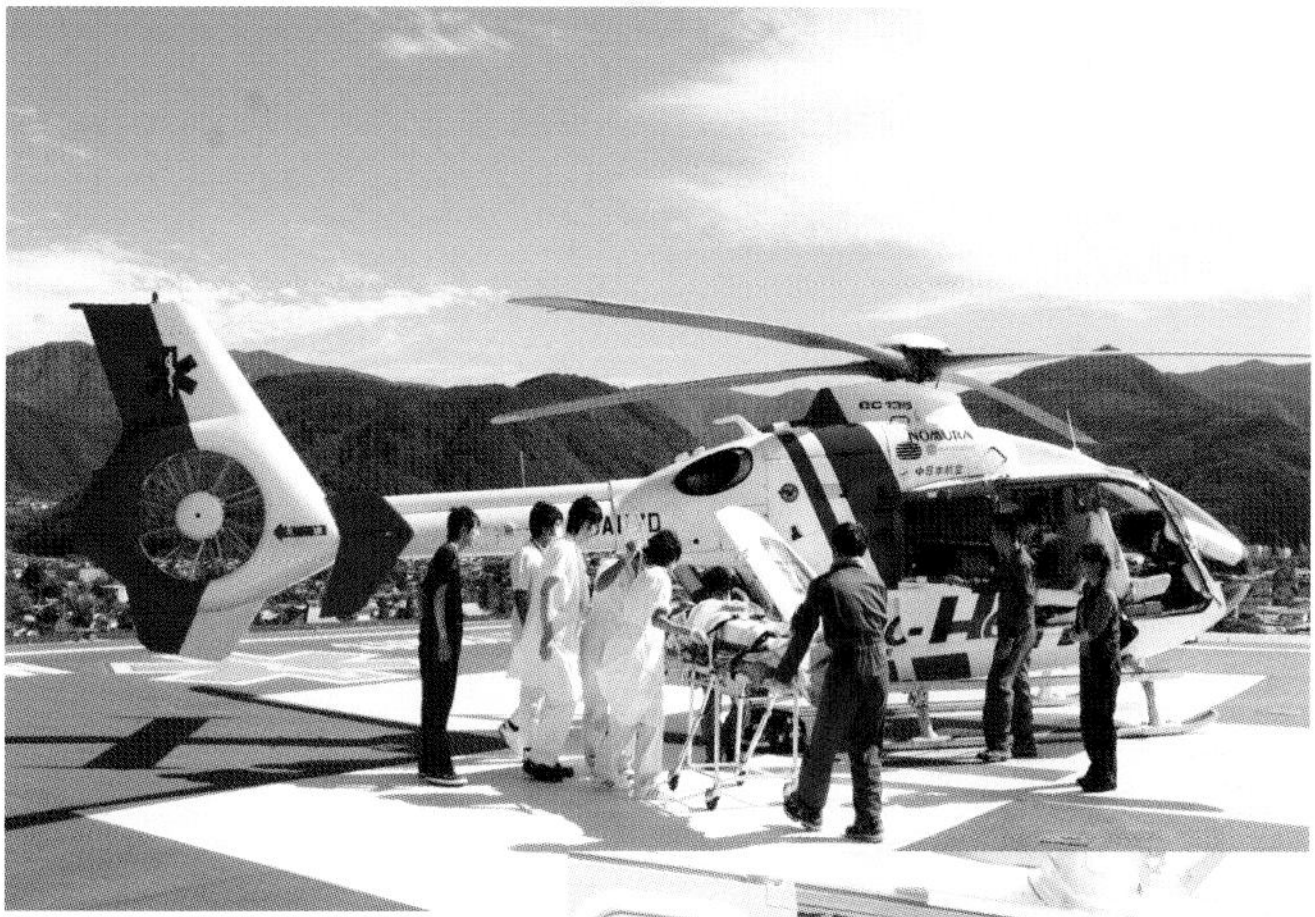

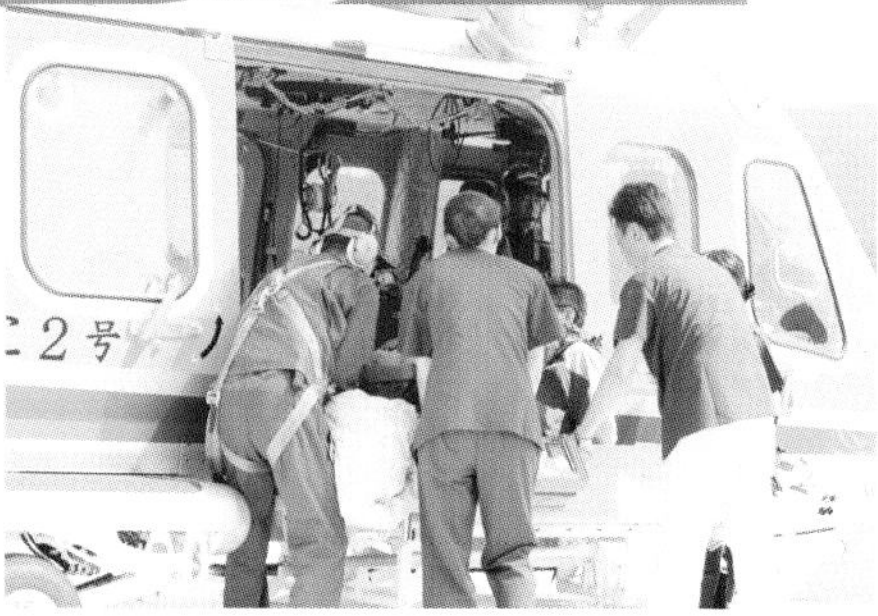

県内に２機のドクターヘリコプターが配備され、防災ヘリコプターも加えて重症患者を短時間で運んで救命率を上げたり、３次救急病院へ転送します。

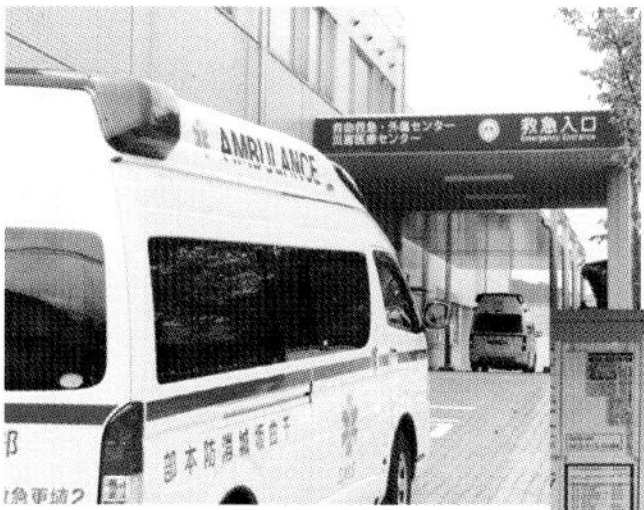

救命救急・外傷センター災害医療センター

救急車による搬送や時間外救急の対応、災害など有事の際の患者受け入れ機能を充実させています。

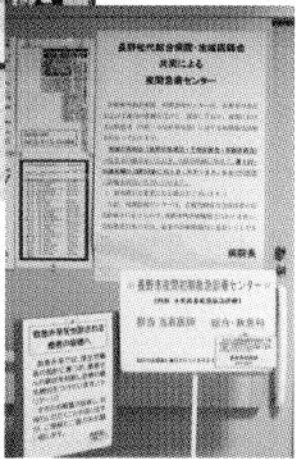

夜間急病センター

近隣の医師会の先生方も協力して運営されています。

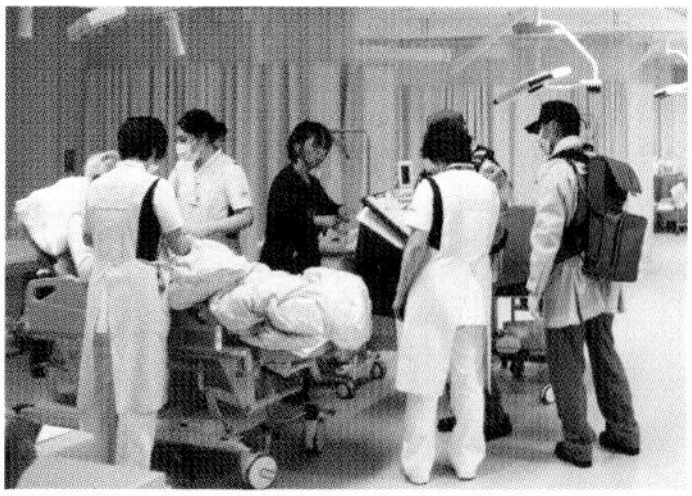

救急部外来（ER）

24時間体制で受け入れ可能です。

高度な急性期医療

質の高い医療を提供し、速やかにリハビリに移行するなどして在宅復帰の手助けをします。

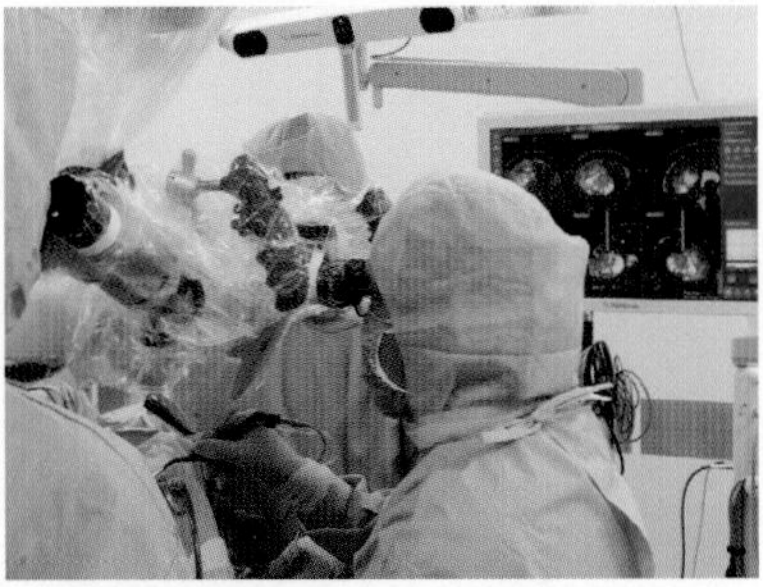

脳神経外科
ナビゲーションシステムを使用した脳神経外科手術

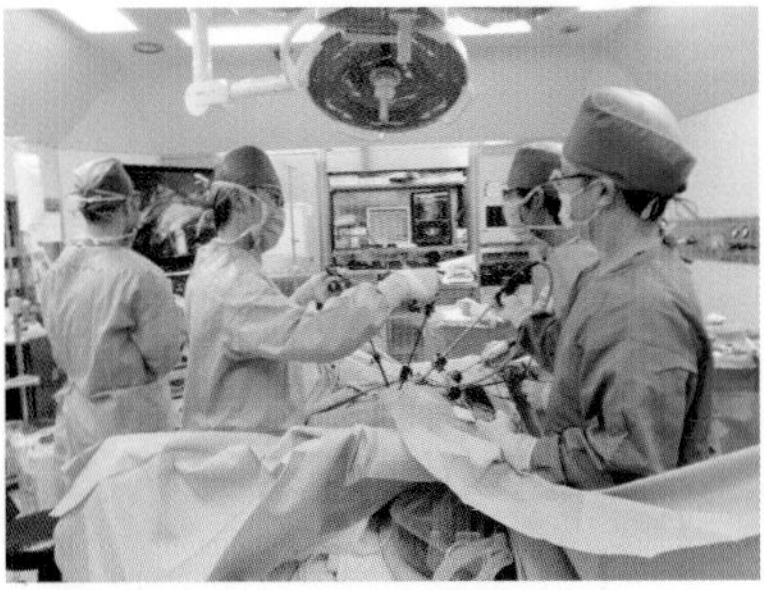

消化器外科
鼠径ヘルニアや胆石手術、胃・大腸などの悪性腫瘍に対する、傷の小さな内視鏡下手術

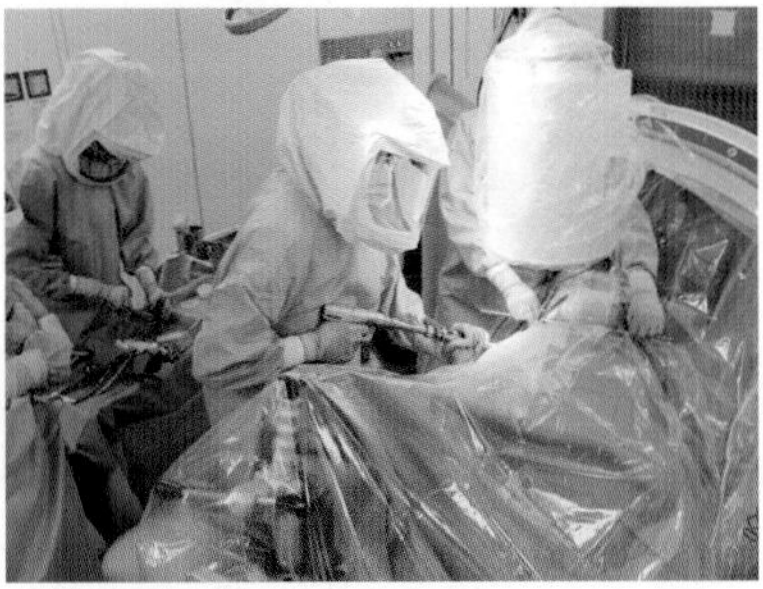

整形外科
透視下前方進入法による低侵襲（MIS）人工股関節置換術

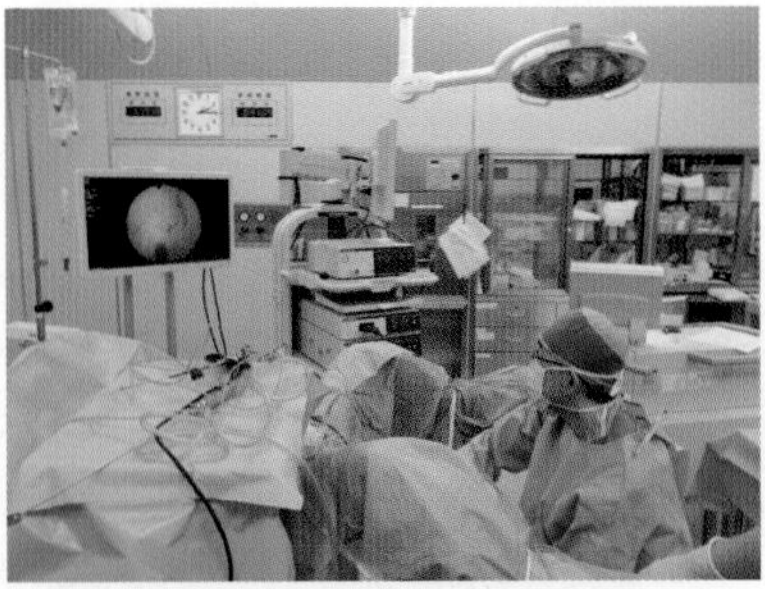

泌尿器科
レーザーを使用した前立腺切除術

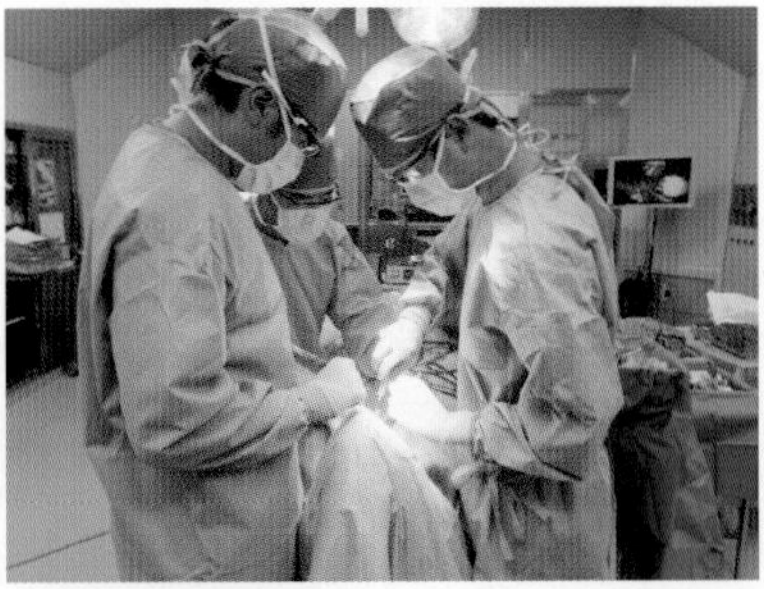

歯科口腔外科
顎変形症手術・抜歯手術

急性期医療を支える高度な医療機器・設備

（写真：長野松代総合病院）

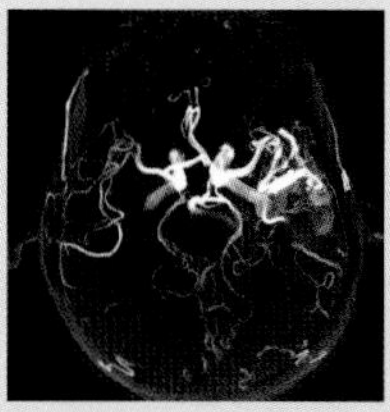

脳動脈瘤の立体MRA画像

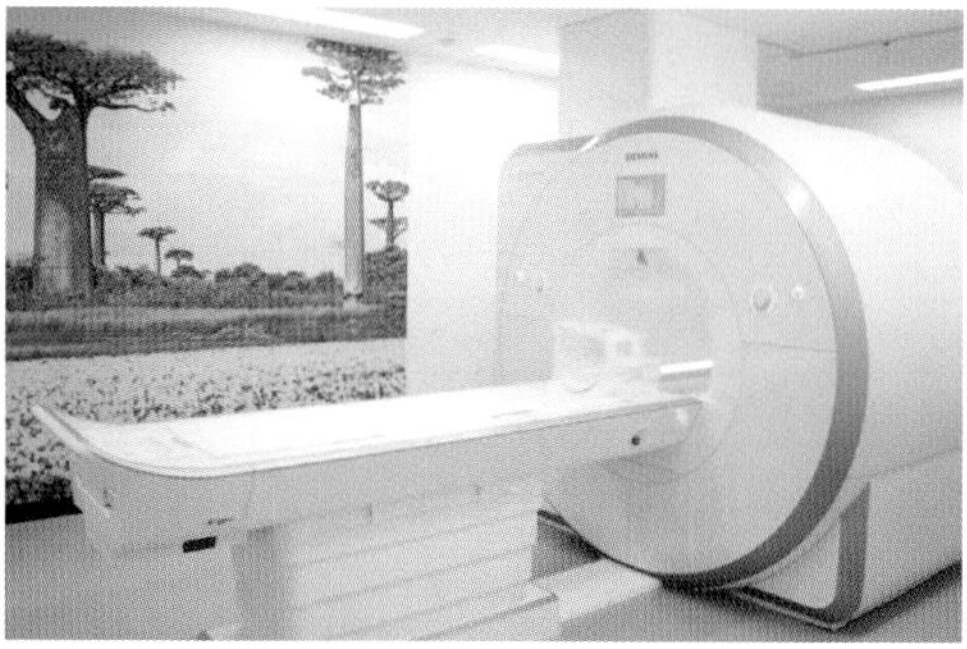

第2世代3.0テスラMRI（核磁気共鳴断層撮影装置）

短時間で撮像でき、脳動脈瘤の発見、脳梗塞や椎間板ヘルニア等の診断に有用です。

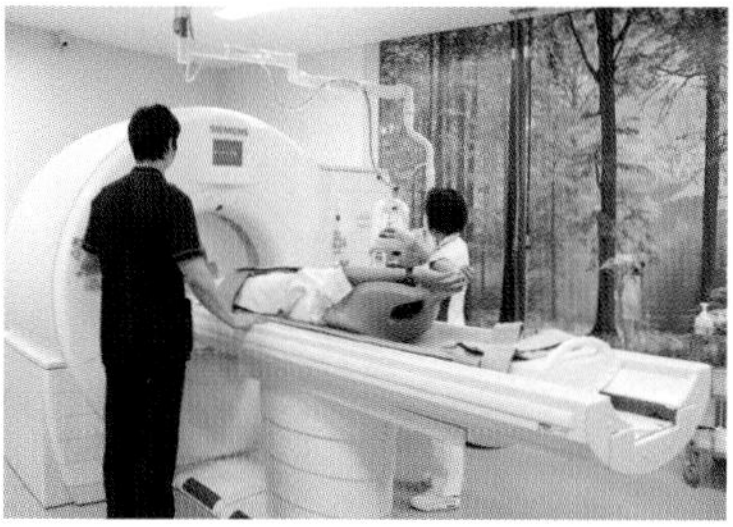

128列デュアル・ソースCT（実効256列）

短時間に被ばく量も少なく、広範囲で鮮鋭な輪切り画像を得ることができます。冠動脈疾患などに有用です。

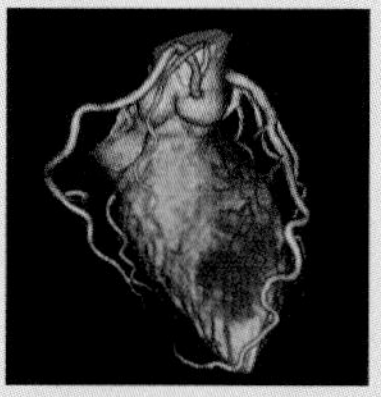

冠動脈（心臓の血管）の立体画像

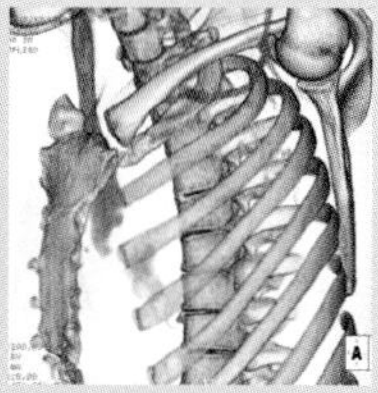

乳腺悪性腫瘍の立体画像

悪性腫瘍（桃色）と腋窩リンパ節（緑色）との関係が把握されます。

PET（ポジトロン断層撮影）

PET-CT 装置を使うと、全身の悪性腫瘍、虚血性疾患、てんかんなどの診断に有用です。

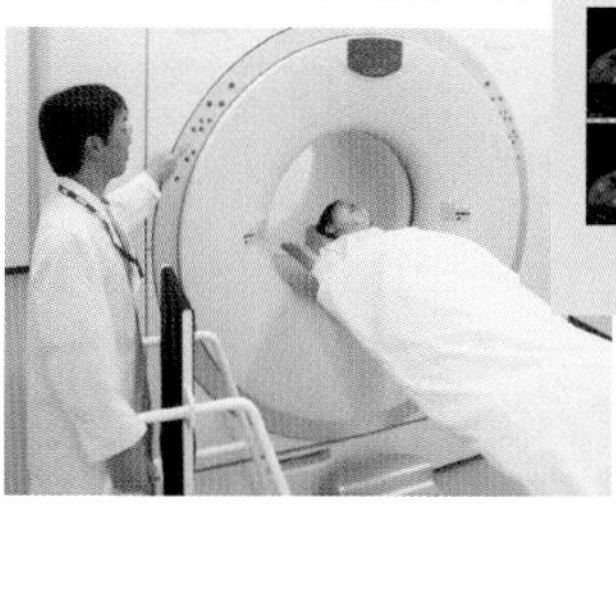

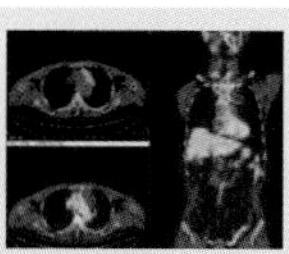

PET画像

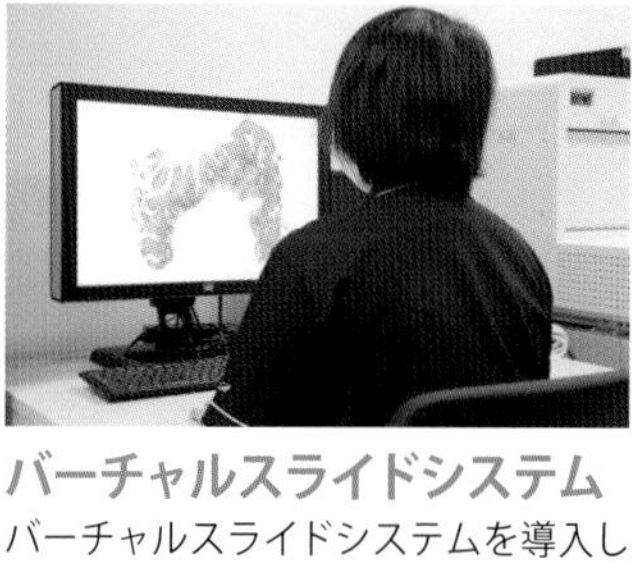

バーチャルスライドシステム

バーチャルスライドシステムを導入しており、大学病院の病理医による遠隔診断が可能です。手術中の迅速（緊急）検査にもリアルタイムで対応できます。

（写真：長野松代総合病院）

地域と一体化した医療人の教育・研修

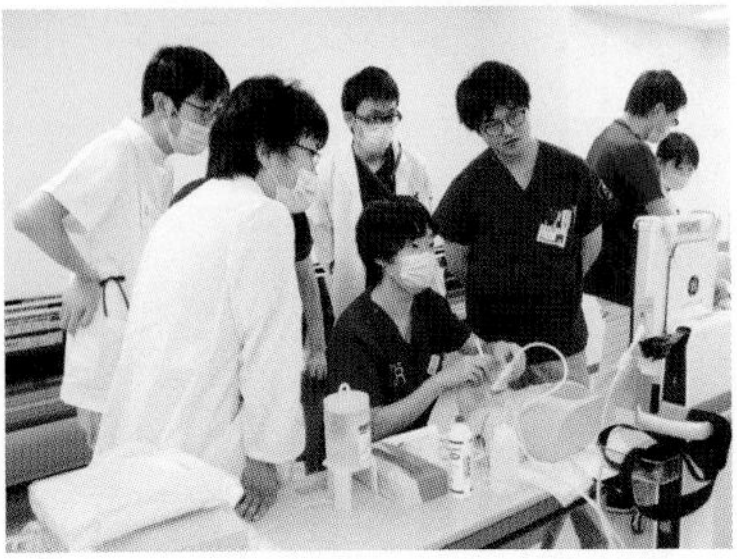

初期臨床研修医の教育

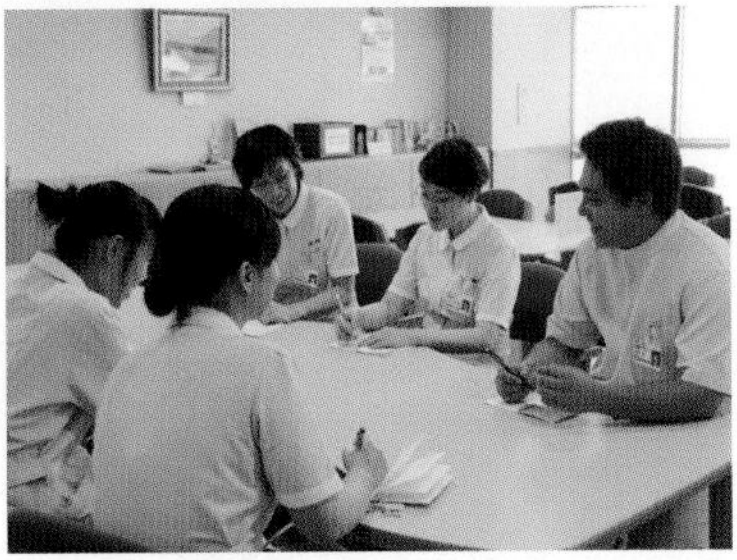

看護学生の臨床教育

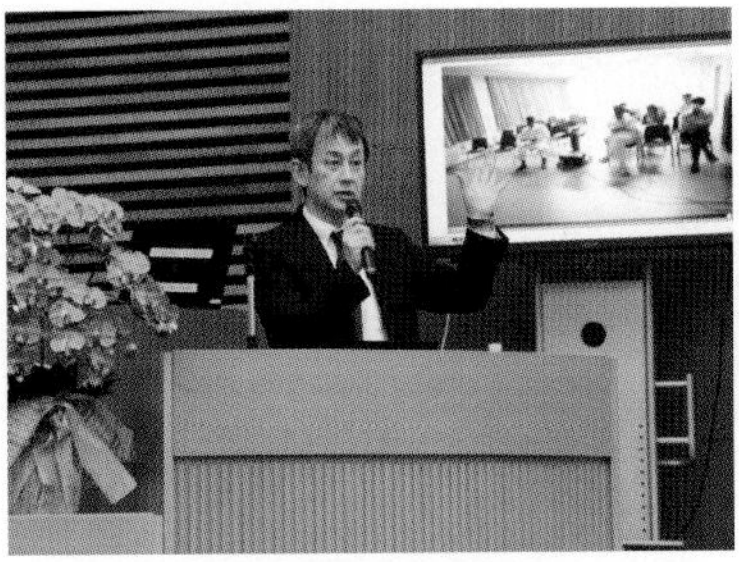

病診連携研修会

各分野のエキスパートの講演を聴きます。

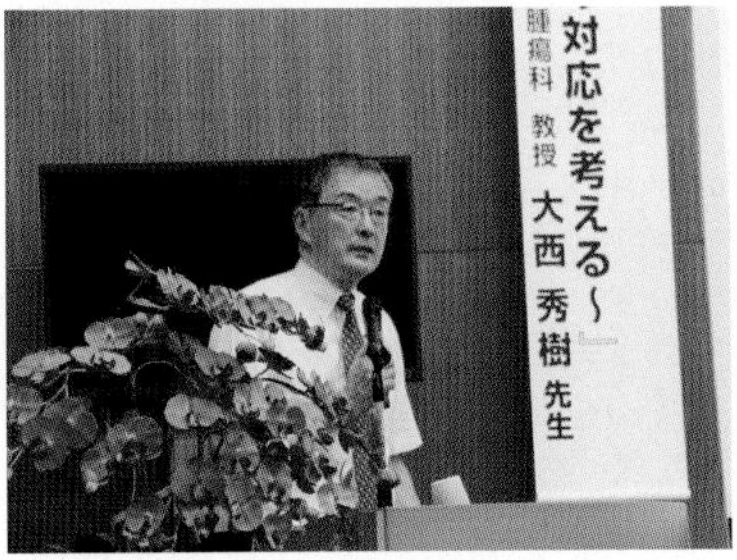

医療倫理研修会（市民公開講座）

死生観をはじめ、医療倫理について学びます。

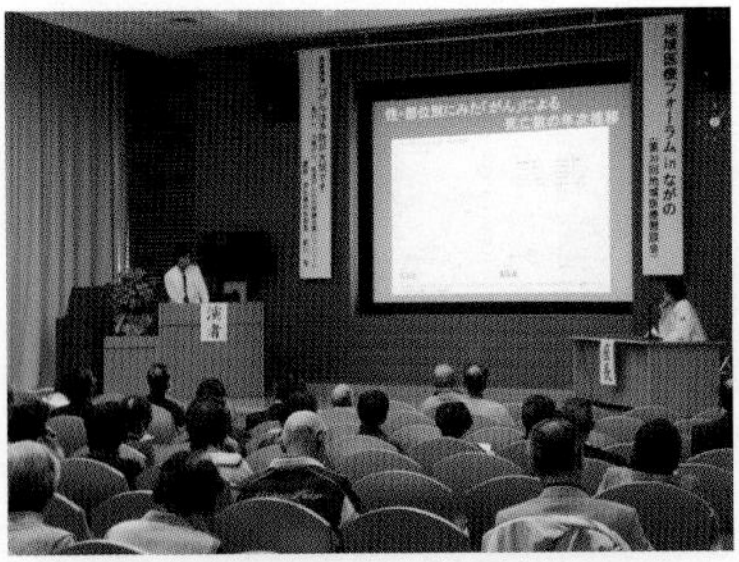

地域医療フォーラム

地域の住民と地域医療について話し合います。

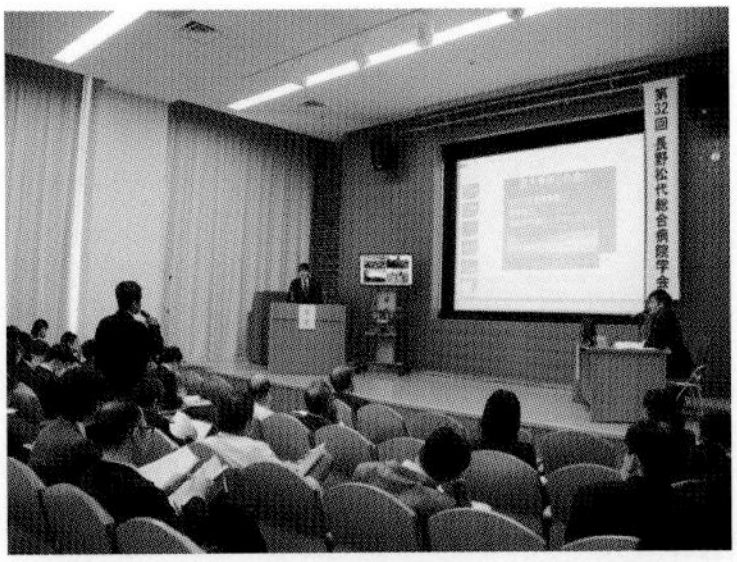

病院学会

各職種の職員による研究発表を行い、成果を共有します。

癒しの空間づくり

（写真：長野松代総合病院）

中庭

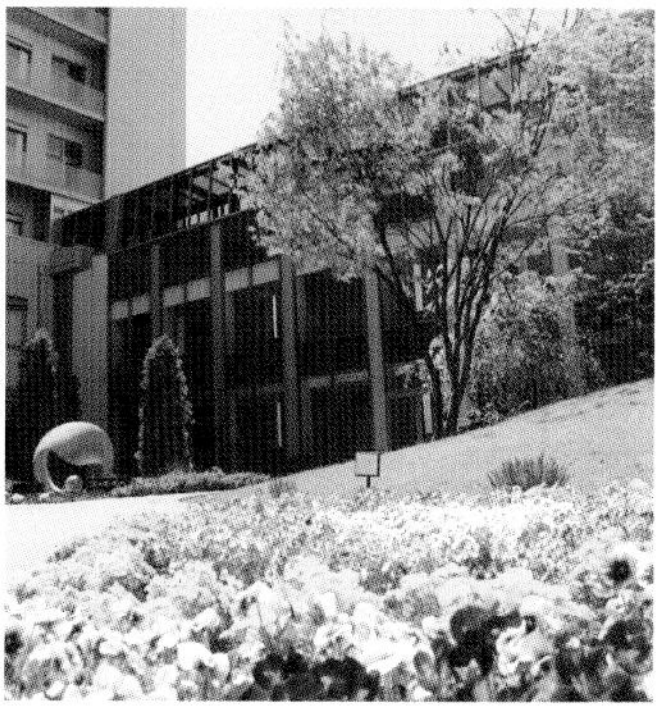

四季の移ろい

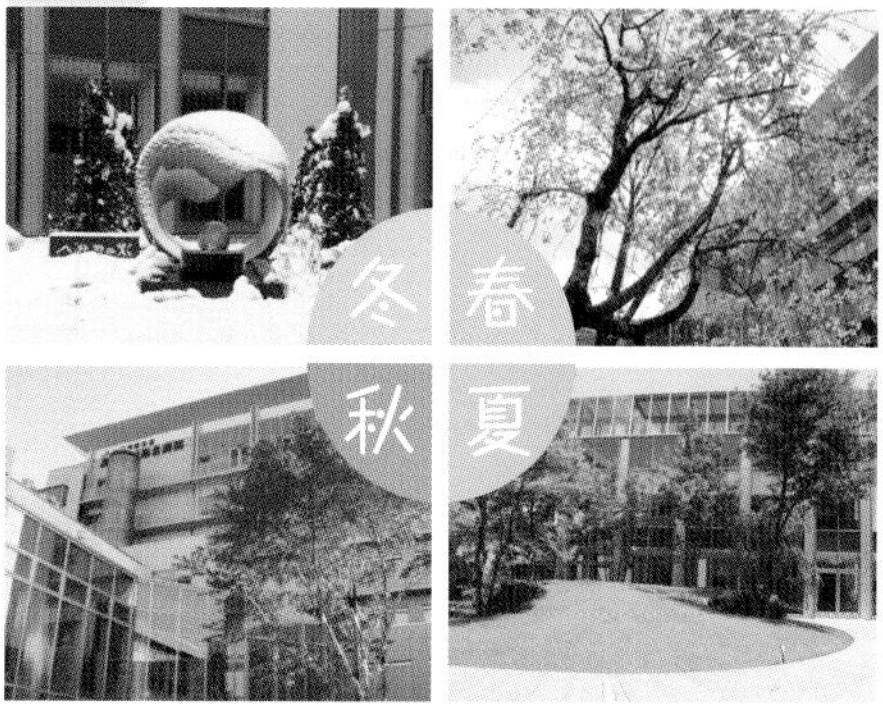

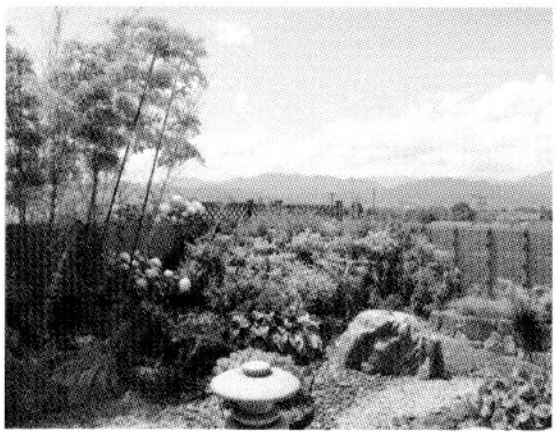

屋上庭園

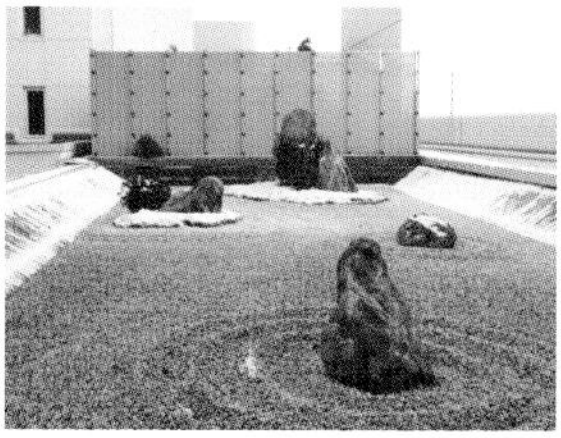

枯山水

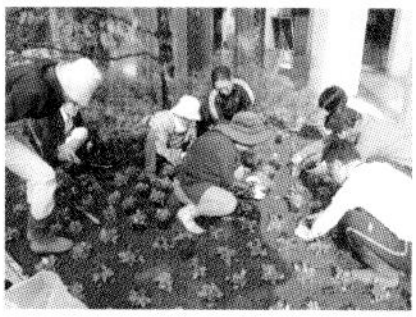

中庭の花壇は地域の園芸ボランティアの皆さんと当院職員による植え替えを年２回行っています。

ロビーコンサート

毎月、国内外で活躍する演奏家や地域の音楽団体の皆さんをお招きし、ロビーコンサートを開催しています。

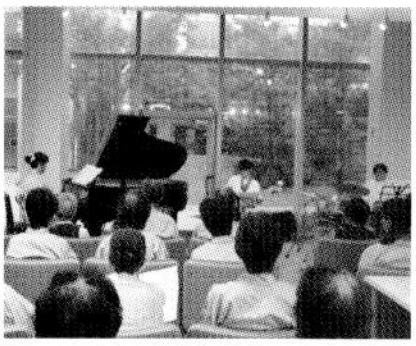

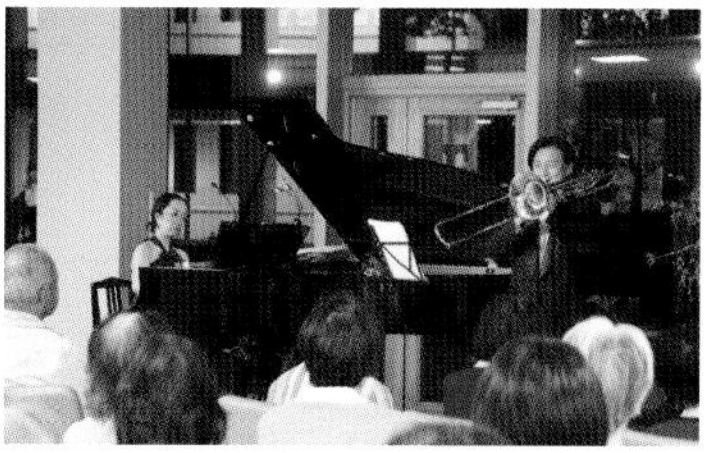

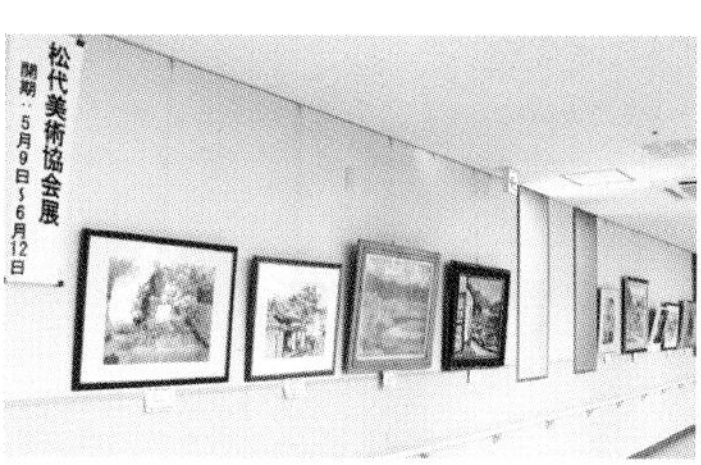

ギャラリー

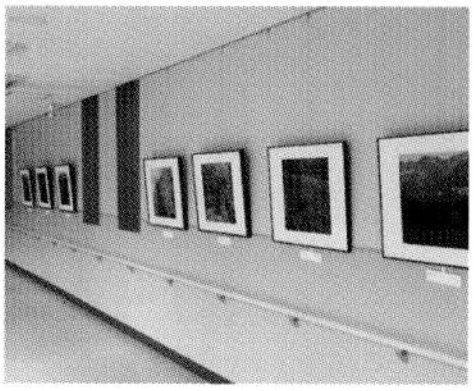

地域の美術団体の皆さんによる絵画展や写真展などを開催しています。

（写真：長野松代総合病院）

特色ある医療

美容診療

しみの治療、肌質改善のためのケミカルピーリング、イオン導入、レーザーによるいぼやほくろの除去を行います。

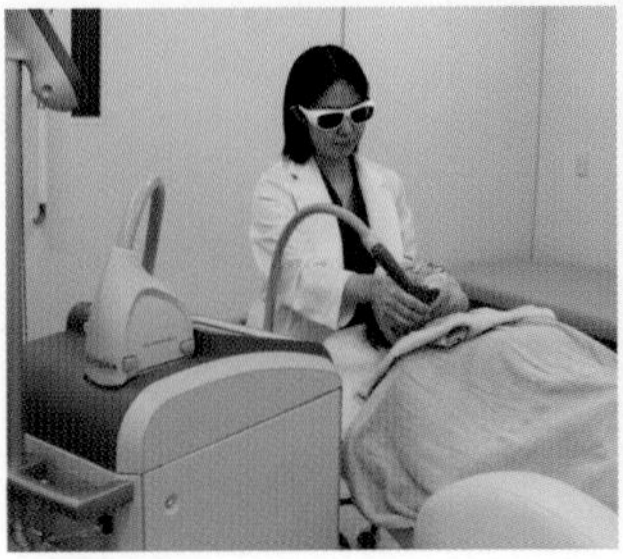

しみの治療
IPL（光治療）や中周波治療器によるしみの治療を行っています。

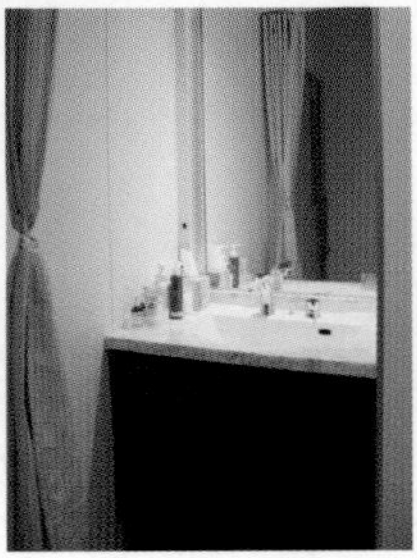

施術前後に洗顔、お化粧直しをしていただけるパウダールームを完備しています。

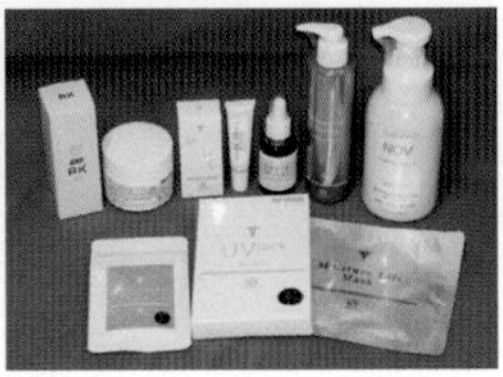

各種ホームケア用品を販売しています。

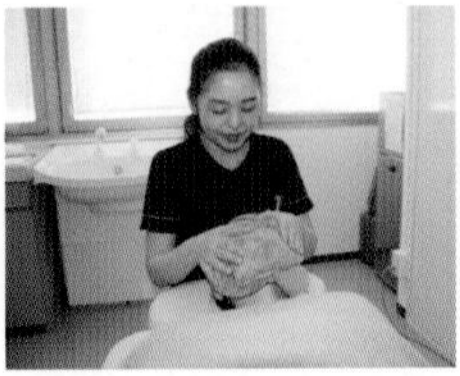

スキンケア指導
肌のお手入れの方法などを、講習を受けたスタッフが指導しています。

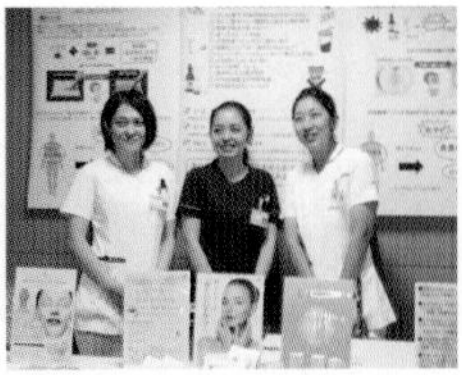

病院祭・医療展では特設コーナーを設けています。

ダイエット診療

7泊8日のダイエット教育入院では食事療法・行動療法・運動療法・薬物療法などを実践し、多職種のスタッフが肥満症患者さんの肥満改善・体重維持をサポートします。

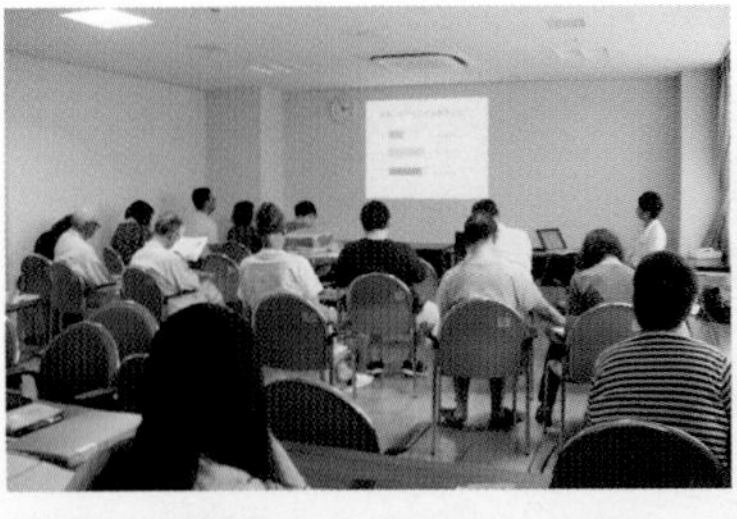

ダイエット講義
医師による講義で肥満改善について学びます。

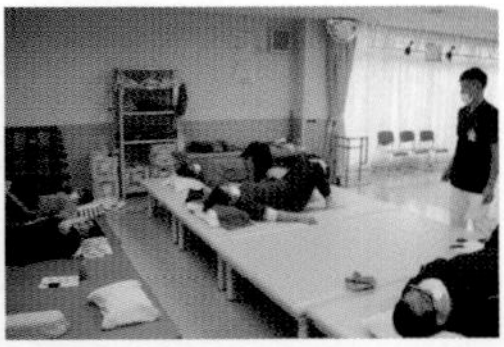

運動療法
理学療法士が肥満改善に効果的な運動を指導しています。

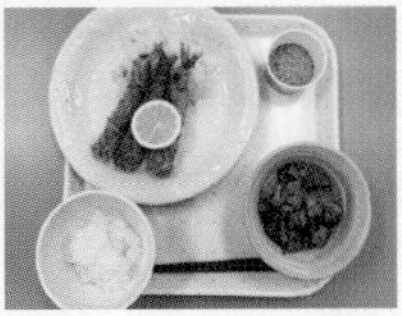

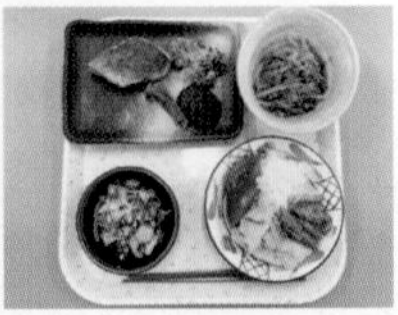

糖質制限食の一例（左：昼食、右：夕食）

他にも、食事療法だけでは理想体重に達しない高度肥満患者さんには、胃内にシリコン製バルーンを挿入する「内視鏡的胃内バルーン留置術」も行います。

New今必要な病気の知識　発刊にあたって

信濃毎日新聞のJA長野県「広報のページ」において、平成8年から「健康Q&A」の掲載を開始してから24年になります。連載は現在も続いています。これらの連載は、平成14年（今必要な病気の知識）、平成20年（続・今必要な病気の知識）、そして平成27年（新・今必要な病気の知識）にそれぞれ単行本として信濃毎日新聞社から刊行されました。県内の書店でも販売され、地域住民、長野県民の家庭の医学書として貢献してまいりました。

今年は新型コロナウイルス感染症（COVID－19）が世界的な流行を引き起こし、多くの感染者、死者が出ています。英国の首相や米国の大統領まで感染し、日本でも著名人が何人か亡くなられ、国内に衝撃が走りました。現在はまだワクチンもなく、感染者には隔離や、重症化を防ぐ効果があるとされる一部の薬剤の投与をすること、そして、厳しい感染予防策をとるのに精一杯です。前回のウイルス感染症の世界的流行は、約100年前の第1次世界大戦の頃の「スペイン風邪」ともいわれていますが、この時には数千万人が犠牲になったと伝えられています。現在わが国のCOVID－19感染者の死亡率は2～3％ですが、高齢者や基礎的疾患のある方を中心に亡くなる例が増えています。

医療が著しく進歩した現代社会において、ウイルス感染症を原因とした、誰もが想像すらしていなかった事態となったことに、多くの人が不便を感じていると思います。本書では、COVID－19について現在分かっていることを紹介していますが、早くワクチンができ、元の日常生活に戻ることを切望しています。

その他、進歩する医療制度や最近話題になっている「人生会議」や「フレイル」なども紹介しています。また各疾患に対しての進歩した検査や治療法などもあらためて紹介しています。興味のある項目を気軽に読んでいただき、さらに質問があれば、問い合わせていただきたいと思います。

本書は前3冊と同様、総合病院のそれぞれの専門医療を行っている現場の医師が、あらゆる分野の病気や健康さらに医療制度についての質問にお答えしたり、説明をしたりしています。家庭の医学書として大いに利用していただきたいと思います。自分や家族の病気克服のためや、健康保持に役立てていただければ幸いです。本書が健康で幸せな人生の一助となることを確信しています。

最後になりますが、24年以上にわたりこの企画を継続していただいた、JA長野中央会、長野県厚生農業協同組合連合会および信濃毎日新聞社に深謝いたします。

令和2年11月

JA長野厚生連長野松代総合病院 名誉院長　春日 好雄

もくじ

呼吸器の病 76

消化器の病 82

脳・神経の病 110

検診と検査 250

治療薬の費用が心配

Q 大腸がんで抗がん剤治療を受けることになりました。高い薬を使うようなので、医療費が払えるか心配です。(50代・男性)

A ## 負担を軽減する制度も

肺がん、乳がん、大腸がんなどでは、次々と新規抗がん剤や分子標的薬、免疫療法薬と呼ばれる新しいがん治療薬が保険適用となり、治療成績が向上する一方で「がんになっただけでもつらいのに、治療費が高くて負担が重過ぎる」など、医療費の支払いに負担を感じるがん患者さんが増えています。

高額療養費制度という、所得に応じて一定限度額以上の医療費が免除される制度があります。事前に限度額認定証を病院に提出することで、保険医療費の窓口負担が限度額内で済むようになります。後から高額療養費の支給申請をする場合は、医療機関や薬局で支払った金額が一定額を超えた場合に、後日支給を受けることができます。この時、領収書が必要にな

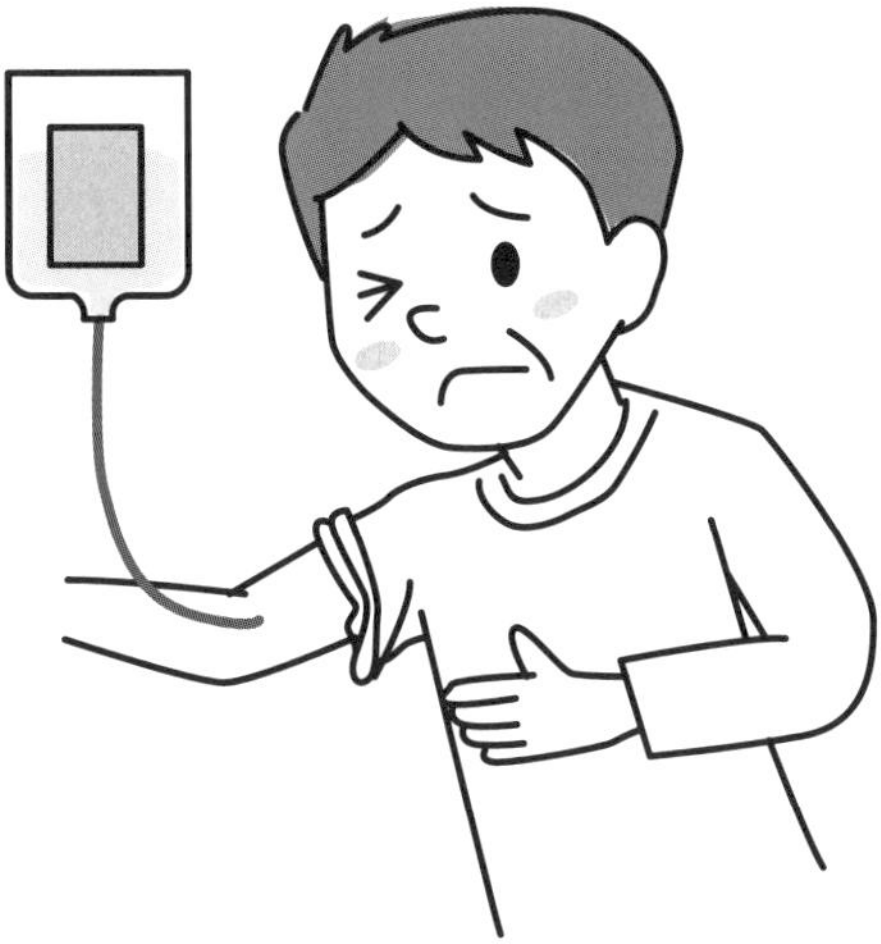

りますので保管しておきましょう。
　就労中の方は、仕事を4日以上連続して休業した場合、疾病手当金を療養中の生活保障として受給できる可能性があります。勤務先の福利厚生担当者、加入している健康保険事務所、あるいは自治体の保険窓口に相談してみてください。
　介護用ベッド、訪問看護などの介護保険サービスを受けることもできます。病院内の**がんサポートセンター**ならびに**地域包括支援センター**に相談してください。不明な点など詳しく説明します。
　1人で悩まず、経済的負担によって治療をあきらめる前に、活用できる支援、サービスについて相談をしてみましょう。

●診療部長　中田 岳成

療養病床とは

Q 療養病床について教えてください。（60代・男性）

A **慢性期に対応し在宅医療や介護連携につなぐ**

ご質問の療養病床は、附属若穂病院で**医療療養病床**として開設しています。医療法によって病床は大きく分類して①結核病床②精神病床③感染症病床④一般病床⑤療養病床――の五つの種類に分類されています。医療が必要で、入院が必要な**慢性期の患者さん**が入るのが療養病床です。

具体的には、**脳卒中**や**骨折等さまざまな病気の急性期が過ぎ、落ち着いている状態**で急性期病院から転院します。

その他に**がんなどの手術後のリハビリ**や、**認知症があり食事をとることが難しい方**も入院します。それぞれ急性期病院の主治医の先生から紹介されて転院してきます。

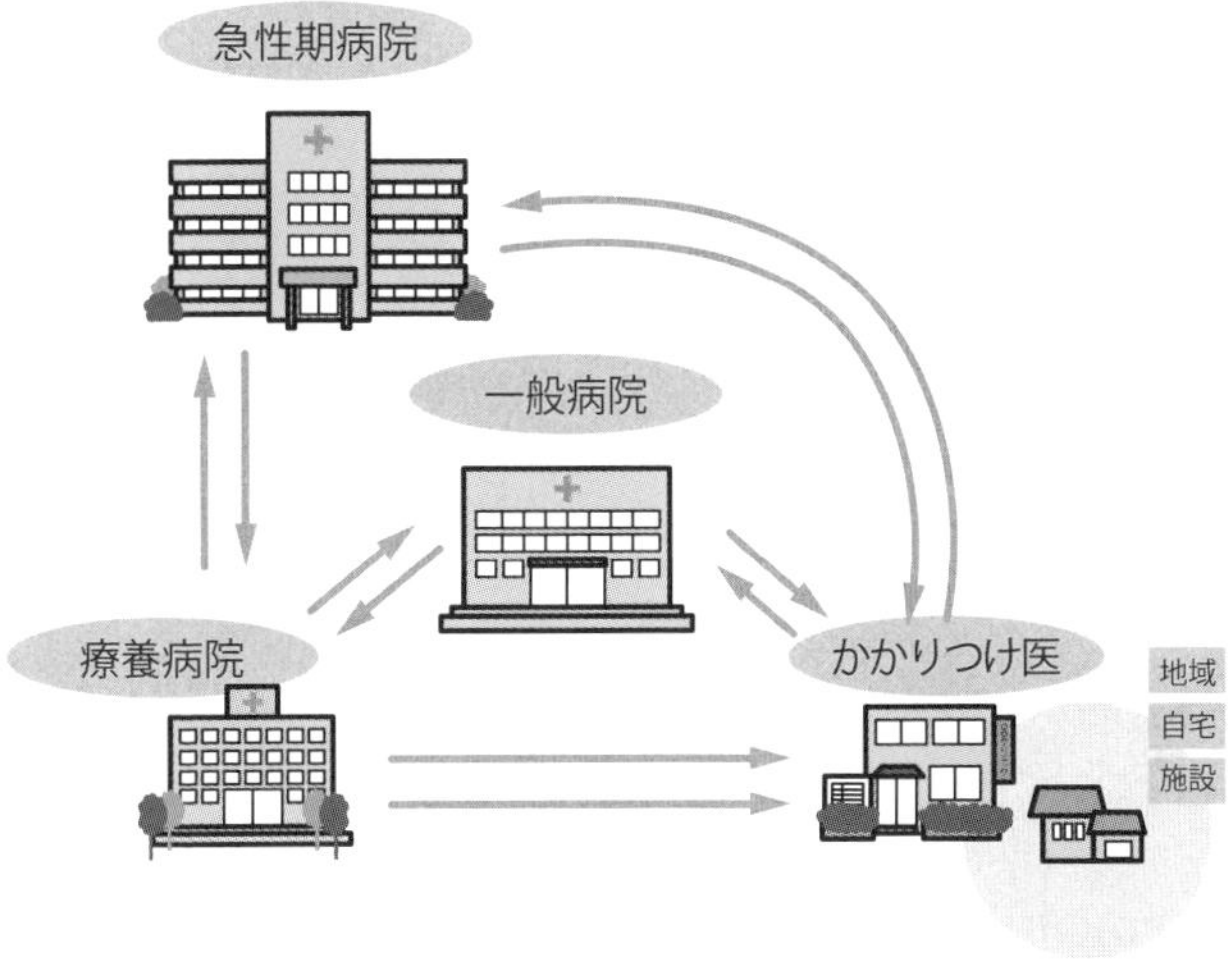

入院後は医療の必要に応じて細かい区分があり、それに沿って入院期間等にも調整を加え、自宅を含めて社会復帰等を目指します。

療養病床は、高齢化社会と人口減少を踏まえ、**高齢者が、住み慣れた地域で自分らしい暮らしを人生の最後まで続けることができるよう、在宅医療、介護連携などにつなげる前の中間に位置し、大切な役割を期待されている病床**という位置づけです。

大切な医療資源である療養病床をみんなで上手に使い、住みやすい世の中にすることが今後求められていると思います。

●若穂病院長　熊木 俊成

母の退院後の介護が心配

Q

私は83歳の父親、79歳の母親と3人暮らしです。先日、母親が脳梗塞で入院しました。主治医から「麻痺《まひ》が残るかもしれないので、退院後のことを早めに考えるように」と説明がありました。私は仕事で昼間は家におらず、父親も高齢で無理はできません。どうすればよいでしょうか。（50代・男性）

A

まず病院や地域の支援窓口で相談を

総合病院など比較的大きな規模の病院には医療福祉相談室、地域医療連携課のような名称で**医療相談窓口**があり、**社会福祉士や看護師など**が患者さんの退院に向けて準備する家族を**支援**しています。まずはそういった窓口に相談するとよいでしょう。

支援の内容はさまざまですが、患者さんが安心して退院し生活していくために利用できる各種制度（介護保険・障害福祉制度など）の案内や、他の医療機関・介護サービス事業者などと連絡調整しています。

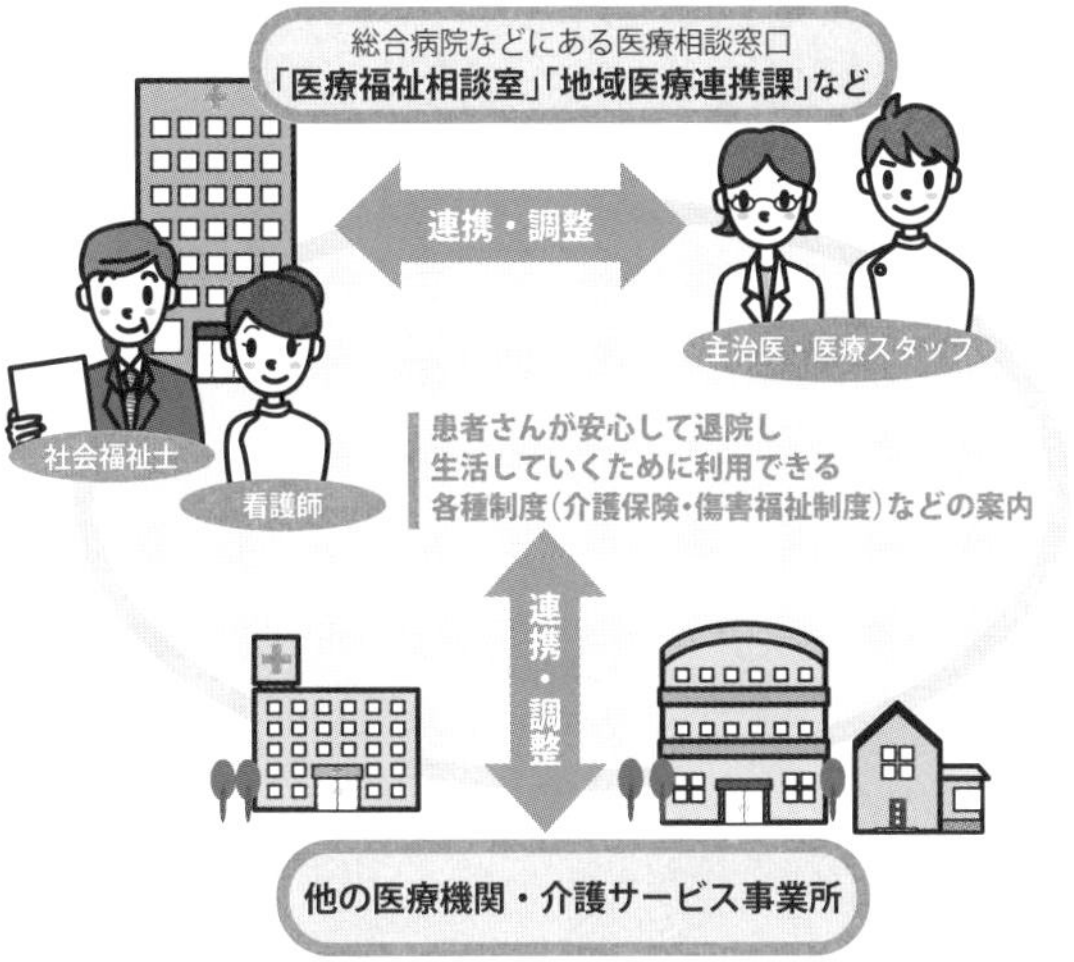

患者さんの身体の状況（病状・どの程度の介護が必要か）や収入などによって利用できる内容が違いますので、支援担当者は主治医をはじめとした、入院中の病院の医療スタッフと連携しながら相談を行います。

病院の医療相談窓口のほかに、地域の身近な相談窓口である**地域包括支援センター**や**在宅介護支援センター**に相談することもできます。

老いや病は誰にでも訪れます。不安や心配ごとを抱え込まず、万が一のときはどうしたらよいか、日頃からご家族とよく相談しておくことをお勧めします。

●地域医療連携課長　滝澤　秀敏

訪問看護について

Q 近所の人から「訪問看護さんが来てくれる」と聞きました。訪問看護はどんなことをしてくれるのですか。また、どうすれば来てもらえますか。（80代・女性）

A **医師などと連携し被介護者と家族を支援**

訪問看護とは、**主治医（かかりつけ医師）の指示書**に基づいて**家を訪問**し、安心して療養生活を送れるように、医師や関係する職種の人と連携をとりながら、療養上のお世話と必要な診療の補助、介護されるご家族の相談など、**専門的立場から支援するサービス**です。

具体的には、血圧や脈拍などの測定を行い、体調の観察をして、医療と生活の両方を合わせて判断し、病気の悪化防止や生活障がいの予防、健康管理やリハビリテーションなどを行います。

体調によって、医師の指示の下に点滴や注射、傷や床ずれの処置、胃ろうなどの栄養管理や吸引などの呼吸管理、薬の管理や下剤の調整なども行います。また、認知症の方やがん末

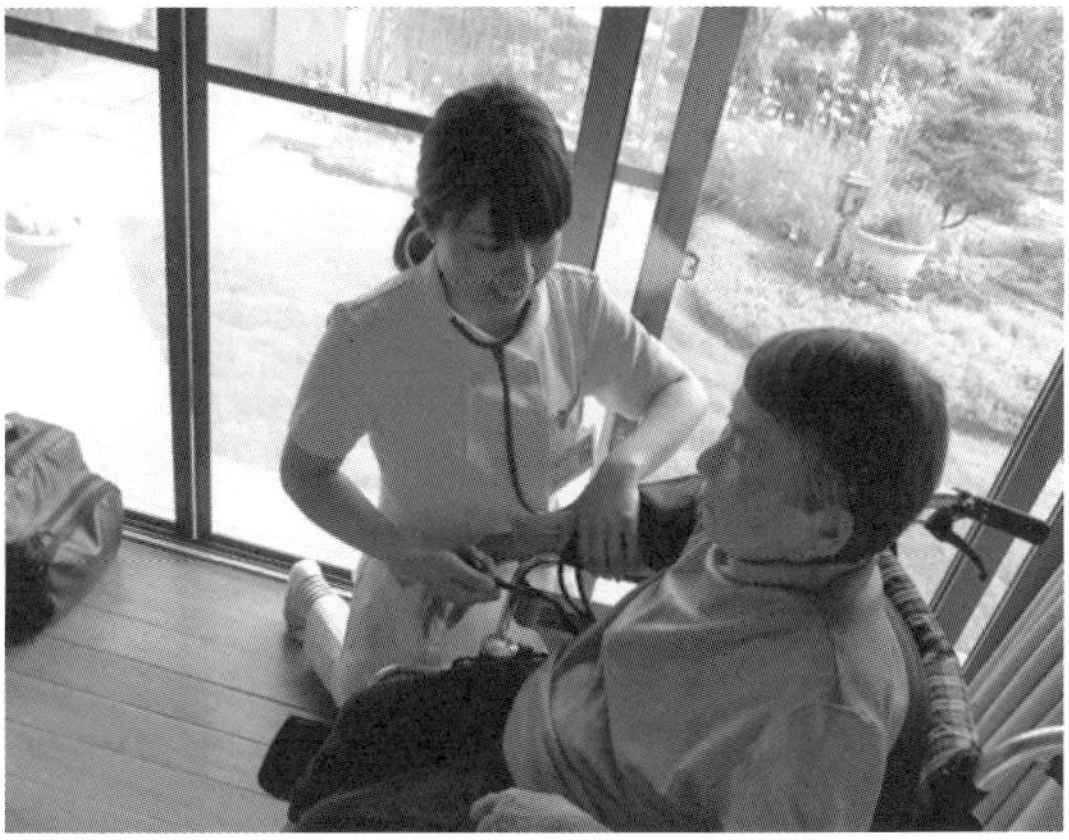

患者さんの自宅での訪問看護の様子。主治医の指示に基づいて療養上必要な支援をしています

期の方など、さまざまな方に対する介護方法の指導や相談も行っています。

訪問看護の利用を希望される場合は、まずはかかりつけ医に相談してください。介護保険を利用している方の相談先は、**介護支援専門員（ケアマネジャー）**となります。

多くの訪問看護ステーションは、**365日24時間の緊急対応**ができる体制を整えています。ステーションごとに訪問できる地域範囲を定めているので、利用する場合は確認してください。

●訪問看護ステーションまつしろ所長

酒井 孝子

回復期リハビリテーションについて

Q 回復期リハビリテーションは、どんなことを行うのですか。（50代・女性）

A **急性期治療に継続して機能の回復や職場復帰を図る**

入院医療は、病院の医療機能や、入院患者さんの状態に応じて適切に提供されるよう、いくつかに分類されています。

その一つは、病気やけが等で最初に入院する高度な医療や集中的治療、専門的な医療を提供することができる急性期病院です。急性期病院での治療が終わると多くの人が退院しますが、人によっては身体機能や精神機能の低下により、入院前に可能であった歩行や日常生活の動作が困難になったり、場合によっては職場復帰に支障を来たすことがあります。

このような場合に、低下している機能の回復や職場復帰を図るために入院する施設が、回復期リハビリテーション病院（病棟）です。

入院から退院までの流れ

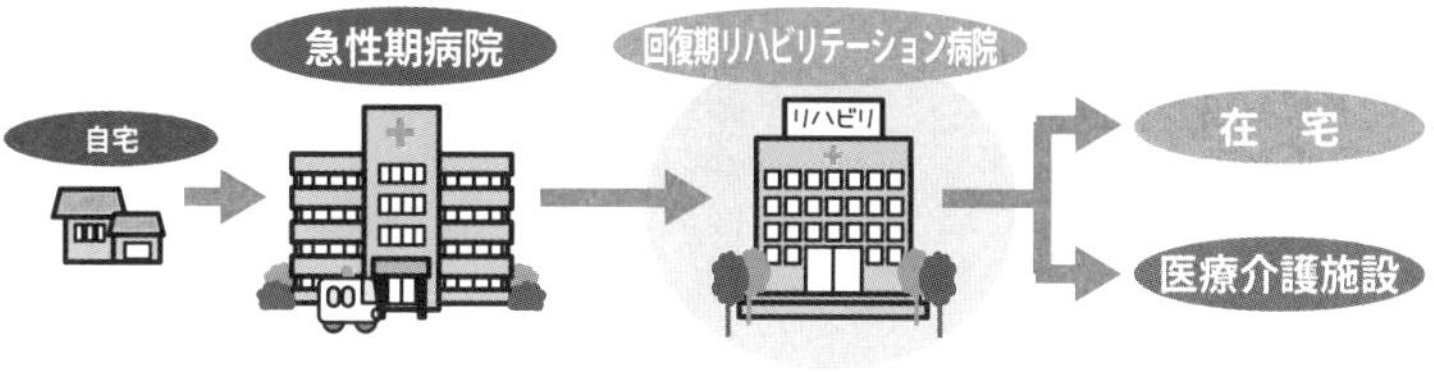

回復期リハビリテーション病院（病棟）では、**在宅および社会生活への復帰**を目標に、身体的な治療のみでなく、日常生活動作や**生活の質の向上**が得られ、かつ、生活の維持ができるような環境整備（家屋調査、住宅改修への助言、各種社会サービス利用、各種訓練施設への紹介など）に対し、さまざまな視点で提案できる**多職種スタッフ**による医療チームで取り組みが行われています。

回復期リハビリテーション病院（病棟）に入院するには制限があり、誰でも入院できるわけではありません。また入院期間も診断名などにより制限があります。

急性期病院に入院し、退院後の生活に不安や不明な点がある場合は、早めに医師や病院スタッフに相談してください。

●リハビリテーション部技師長　松井　克明

脳梗塞退院後のリハビリ継続

Q

脳梗塞で入院しました。リハビリの成果で、つえで歩けるようになりましたが、近々退院となります。まだ回復の見込みがあり、リハビリを継続したいのですが、どうすればよいのでしょうか。（70代・男性）

A

急性期退院後のケア、転院や通所、訪問リハも

脳梗塞などの病気になった場合は、その多くの方が急性期病院に入院します。急性期病院は、国の政策等により長期の入院治療が困難です。急性期を過ぎて回復期の段階になると急性期病院は退院となります。

退院後にリハビリテーションを継続する主な方法には、以下の方法があります。

①回復期病院への転院　リハビリを中心とした回復期病院への転院です。

②療養型病院への転院　入院してリハビリを行います。頻度と時間は、回復期と比べれば多くの場合で減少します（状態により日数制限があります）。

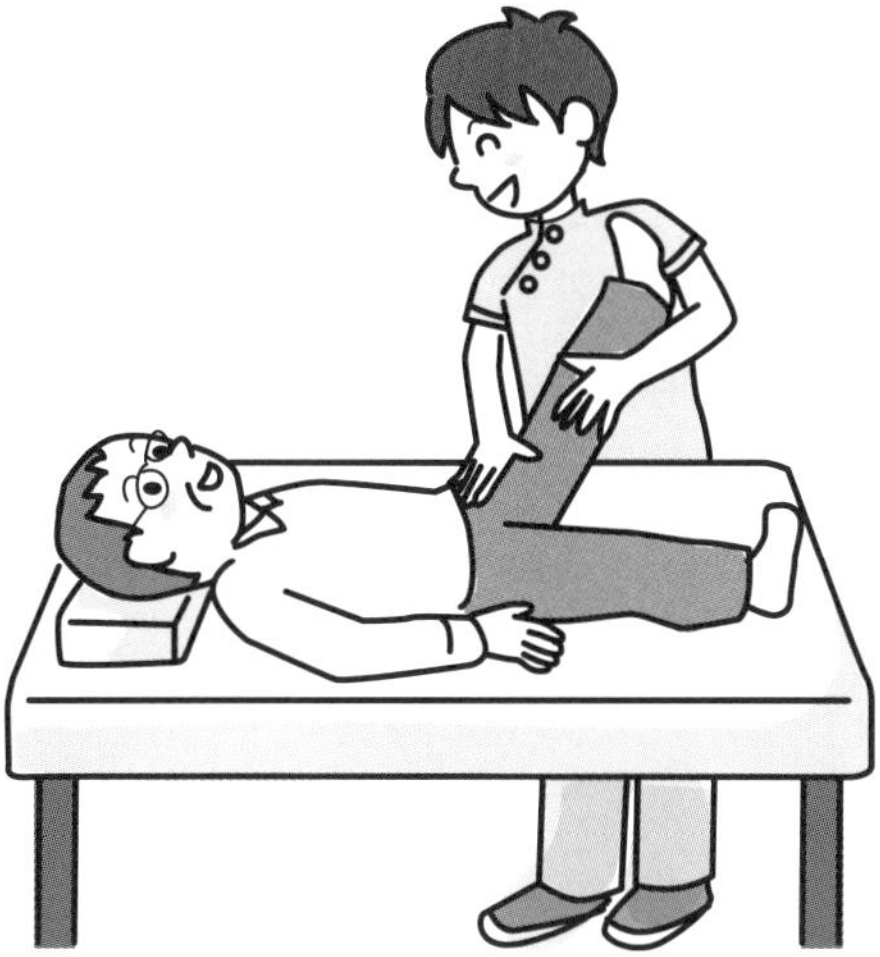

③外来での通院リハビリ　病院へ通院し外来でリハビリを継続します。

④訪問リハビリ　自宅やそれに該当する施設に担当者が訪問し、リハビリを行います。

⑤通所リハビリ（デイケア、デイサービス）　介護保険を利用してサービスが提供される場所へ通いリハビリを行います。

どの方法を選択するにしても、手続きが必要となるため、急性期病院に入院したらすぐに退院後の計画を立てる必要があります。それぞれの担当スタッフに早めに相談してください。

●リハビリテーション部技師長　松井 克明

人生会議とは

Q 「人生会議」について教えてください。（80代・女性）

A **終末期のケア計画を早期に準備する**

最近しばしば耳にするようになった**人生会議**ですが、これはAdvance care planning（アドバンス・ケア・プランニング＝**ACP**）の日本語訳として厚生労働省が名付けました。アドバンスは「事前の」の意味で、ACPは人生の終末期における自己決定を主軸としたケアの計画を、死の直前でなく、準備できる頃に行おうとする考え方で、自分が抱えている病気に対する治療の選択なども含まれています。末期がんに対する緩和医療の導入なども、広い意味でACPの一部といえるでしょう。

人生会議と名付けたのは、ACPにはEnd of life discussion（エンド・オブ・ライフ・ディスカッション＝**人生終末期の議論**）の意味も含まれているためと考えられます。終末期、意思表示が困難な本人を前に、医療側と家族が話し合って決めることがしばしばありましたが、ＡＣＰでは、意思表示ができる頃に家族などの代理権者や医療者を交えて話し合い、書面にまとめておくことを基本としています。

とはいえ、意思は変わりうるものなので、たびたび相談することも必要となります。ある程度事前に複数回の話し合いを持つことで、本人はもちろんのこと、家族や医療者も本人の意思を推定することができ、治療に対する満足度が上がるとされています。

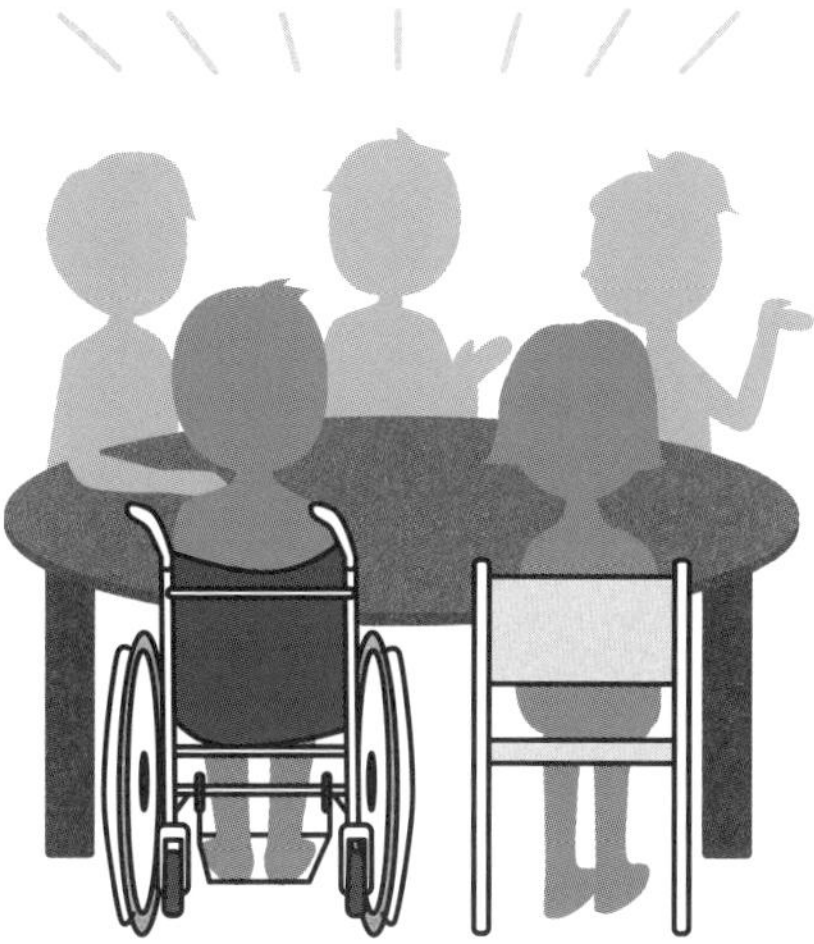

ただ、ＡＣＰをあまりに早期に始めると死が想起されにくいために、表明される意思が抽象的になりやすく、実際の治療で役に立たないことがあるほか、治療意欲の減退などの影響が出ることも心配されます。いきなり人生会議を考えるのではなく、さまざまな機会を捉え、死生観などについて家族などで話し合っておくことも大切なのではないでしょうか。

●診療部長　瀧澤　好廣

インフルエンザの予防法

Q 受験生です。試験期間中のインフルエンザの流行が心配です。予防方法を教えてください。
（10代・女性）

A **ワクチン接種が最も効果的。マスクとうがいも有効**

インフルエンザの最も効果的な予防は、**ワクチン接種**です。インフルエンザワクチンの感染予防に関する有効率は70％と報告されています。これは、ワクチンを接種しないでインフルエンザになった人が10人いた場合、そのうち7人はワクチンを接種すれば感染しなかったということです。

予防接種ガイドラインでは、その効果が十分に持続する期間は約5ヵ月間とされています。原則2回接種ですが、13歳以上は1回でもよいことになっています。その他、昔からの予防法として、**マスク**と**うがい**があります。

マスクの予防効果に関しては、２００７年にある大学と企業が東京の小学校で行った研究

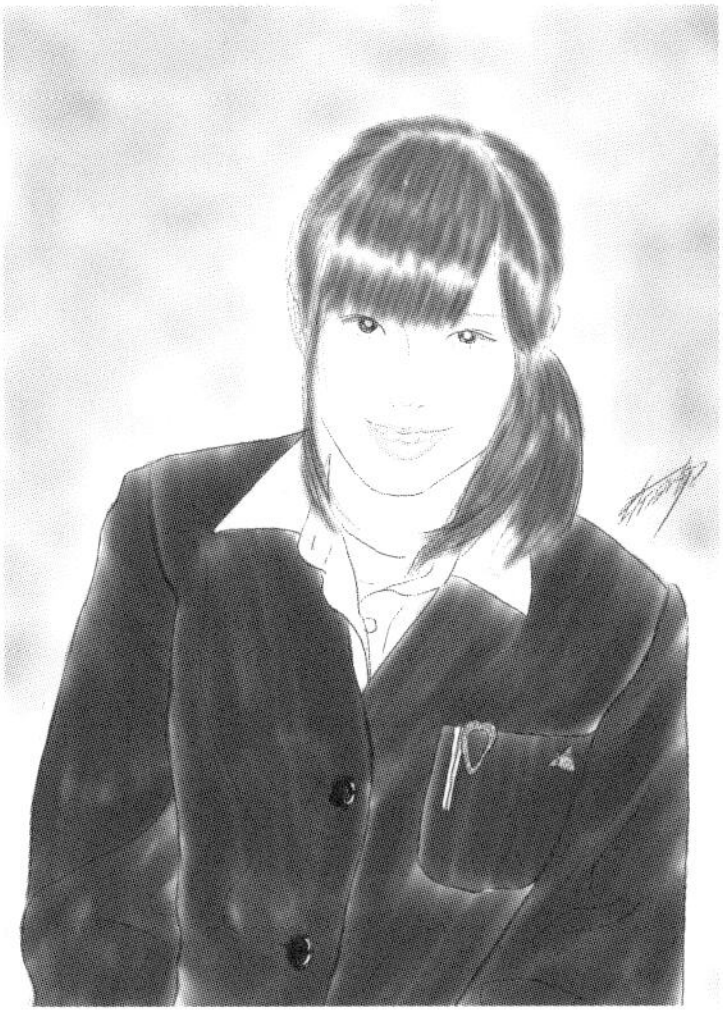

イラスト　池野一秀

が参考になります。児童２５４人を対象に調査したところ、インフルエンザ流行期にマスクを着けずに過ごした１０３人のうち、かかった子どもは10人、発症率は９・７％。一方、マスクを着けた１５１人のうち、かかった子どもは３人、発症率は２・０％。マスクの着用で発症率は約５分の１に減りました。

うがいについては、京都大学が中心となり、３８７人を対象に、１日３回水うがいをする、薬でうがいをする、うがいをしない――の３群に分け、１ヵ月あたりで風邪をひく率を調べています。結果、うがいをしないと１００人あたり26・４人が風邪をひきましたが、水うがいでは同17人しか風邪をひきませんでした。これは、うがいによって風邪をひく率が36％も下がったということです。

●小児科部長　池野一秀

10代の患者に抗インフルエンザ薬

Q 今まで子どもに使うことができなかったインフルエンザの薬が使えるようになった——とニュースで見ましたが、どういうことでしょうか。(40代・女性)

A **異常行動とは無関係と判明**

正確に言うと「**10代の患者に抗インフルエンザ薬の使用が認められた**」ということになります。

通常、病院では5種類の抗インフルエンザ薬——タミフル、リレンザ、イナビル、ラピアクタ、ゾフルーザが使用されています。

2001年に発売されたタミフルは、当初は年齢に関係なく使用されていましたが、04年に薬を内服した中学生が突然マンションから飛び降りて死亡するという事故が起きて以降、薬の投与後に**異常行動**を起こすという例が何度もありました。

そこで厚生労働省は07年「抗インフルエンザ薬の10代患者への投与を原則禁止とする」と

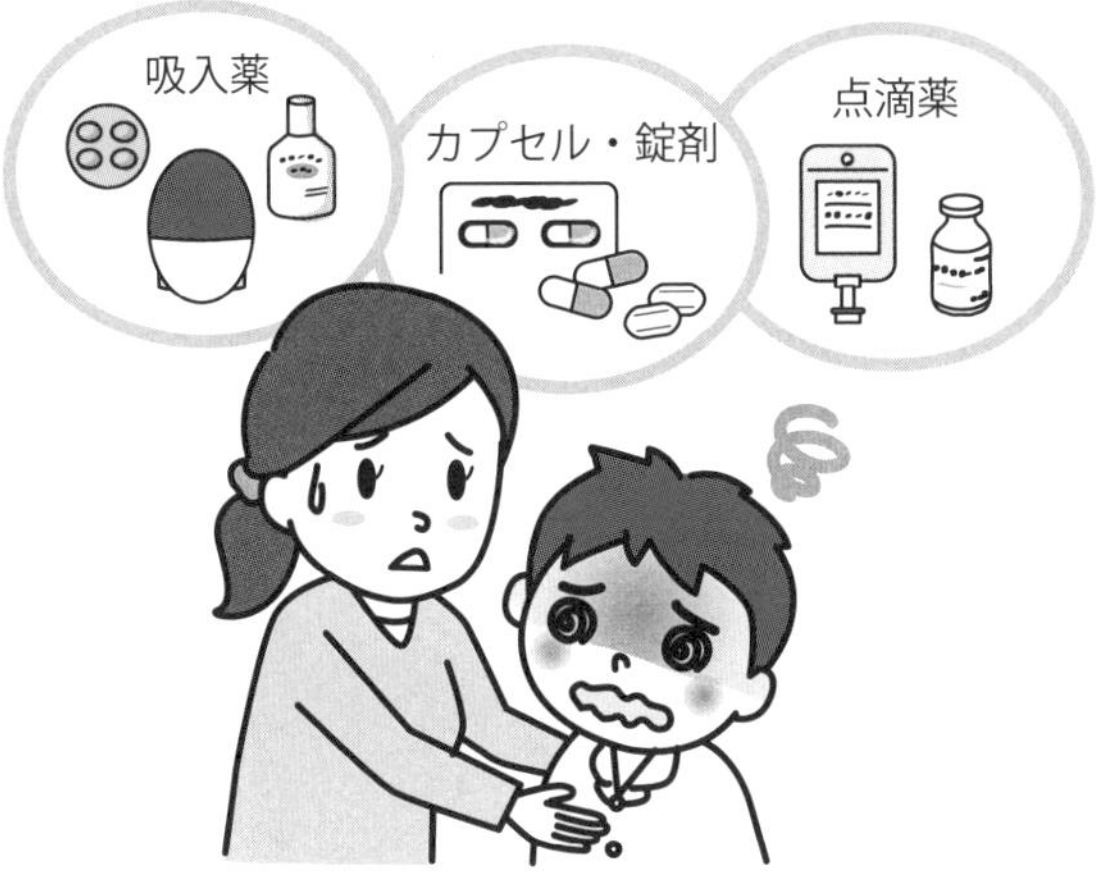

いう判断を下し、国内の病院では10代の患者への投与を行わなくなりました。

ただ、その後も医師の間では「抗インフルエンザ薬が本当に異常行動の原因になっているのか？」との議論が続き、薬と異常行動についての研究が続けられてきました。

その結果、インフルエンザ自体に異常行動を来たす可能性があり、薬の投与は関係ないということがわかりました。18年8月、抗インフルエンザ薬の10代への投与が認められるようになりました。

これまで受験生がインフルエンザになっても、普通の風邪薬などで対処せざるを得なかったのですが、これで改善されました。10代の子どもさんがいる親御さんも、多少安心できるのではないでしょうか。

●感染症内科部長　田中　俊憲

抗生物質の効かない細菌

Q

母が肺炎で入院しているのですが、医師の説明で「抗生剤の効かない細菌が原因なので、治療に時間がかかっている」と言われました。本人の調子はだんだん良くなっているようですが、大丈夫なのでしょうか。（40代・女性）

A

薬剤耐性菌か。抗生剤選択で治療は可能

具体的な細菌の名前が分からないので正確に答えられませんが、抗生剤が全く効かないわけではないと思います。おそらく抗生剤に耐性のある**薬剤耐性菌**と呼ばれる細菌が検出されたものと思われます。

耐性菌でも全く治療を受け付けないものはまだ少なく、これまで当院で検出された耐性菌であれば、抗生剤を選ぶことで治療は可能です。本人の調子が良さそうということであれば、その細菌に合った抗生剤で治療を受けているものと思われますので、治る可能性は十分あります。

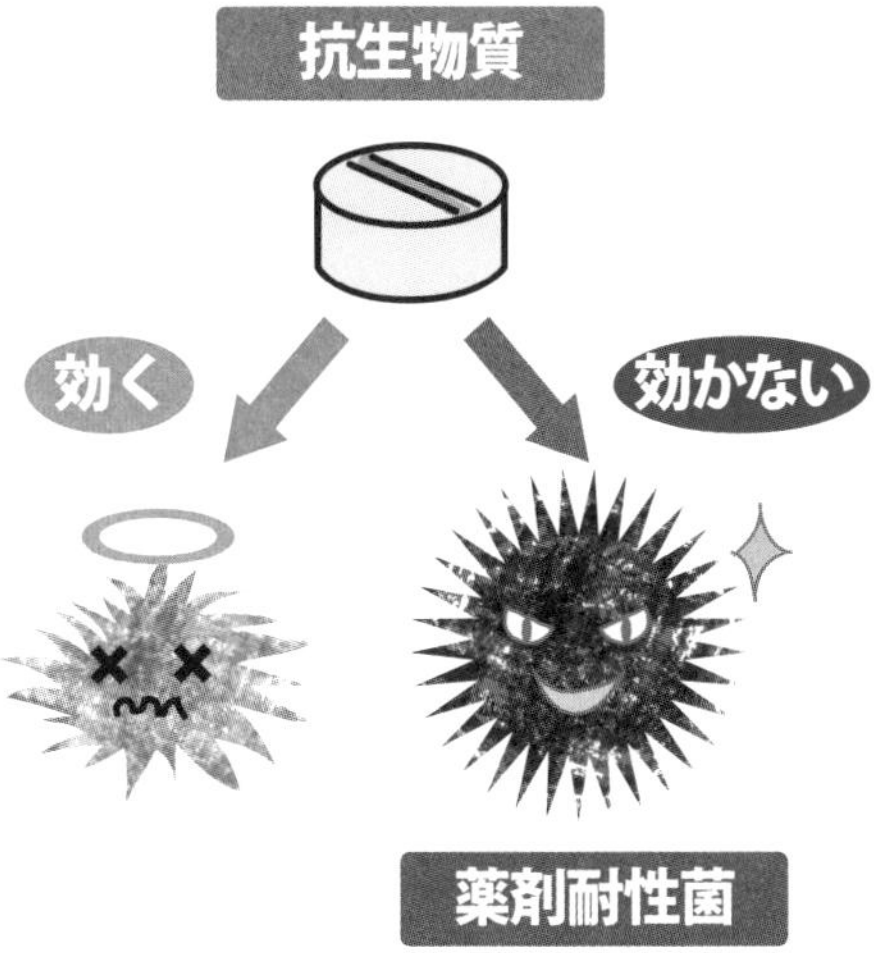

　薬剤耐性菌は、もう何十年も前からわれわれ医師にとって大きな脅威でした。20世紀には新しい抗生剤が次々と開発され、それまで薬の効かなかった細菌でも治療することが可能となってきましたが、次第に新しい抗生剤の開発が困難となってきており、ごく一部に抗生剤が全く効かない恐ろしい耐性菌も検出されるようになってきました。

　抗生剤の乱用が耐性菌の出現を招くと考えられており、当院では一部の抗生剤に使用制限を設けるなど工夫をしています。ただ、抗生剤の適切な使用法については個々の病院だけでなく、日本あるいは世界全体で考えていくべきものと考えています。

●感染症内科部長　田中 俊憲

デング熱が心配

Q 以前東京で騒ぎになったデング熱が、今後も流行することはあるのでしょうか。仕事の関係上、東京への出張もあるため心配です。（30代・女性）

A **2度目以降の感染を特に防ごう**

流行する可能性はあります。

2014年夏に東京・代々木公園から全国に広がったデング熱ですが、**蚊を介した伝染**であるため、同年10月以降は蚊の活動が停止して流行は終息しました。これでデング熱ウイルスを持った蚊はいなくなったのですが、その蚊の卵は残ります。

ウイルスを持った蚊が産卵した場合、卵の約10％にはウイルスが感染していると考えられています。生まれてくる蚊の中に、ウイルスを持った蚊が混じっている可能性は十分にあります。厚生労働省によると、16年には海外帰国者が**デング出血熱**を発症して死亡する事例が発生したほか、19年にも国内感染例が報告されています。

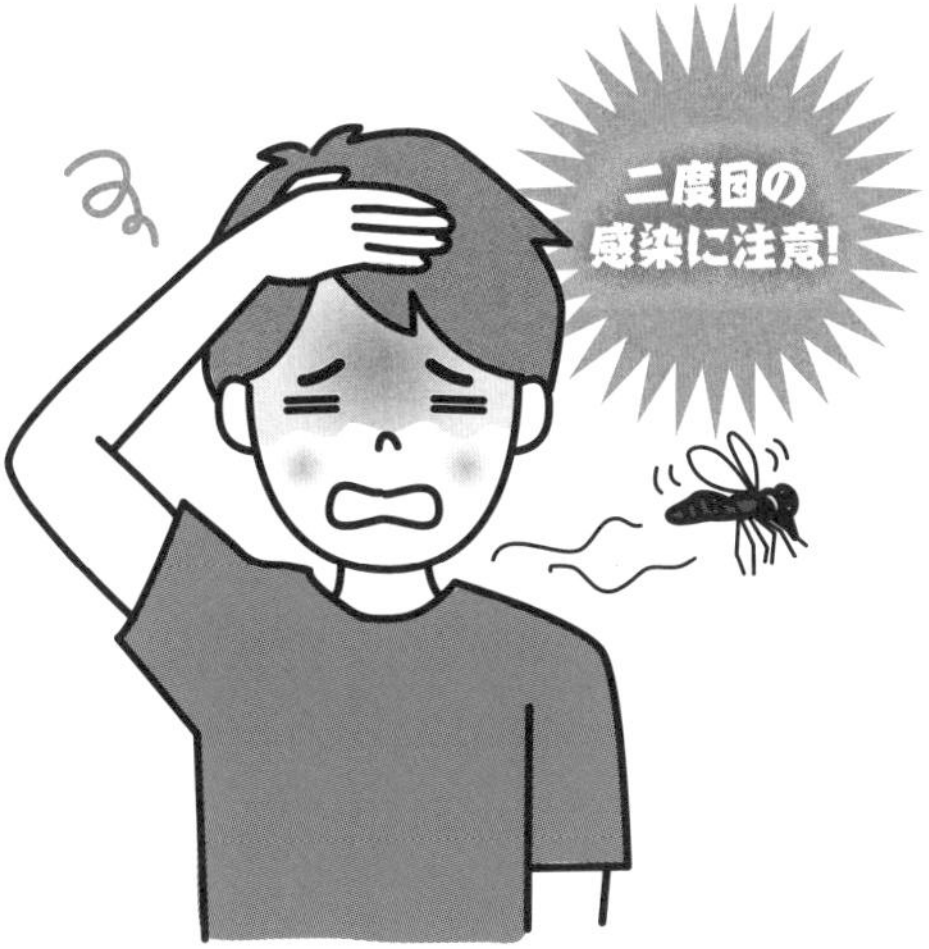

厚労省も診療ガイドラインを全国に通達しています。必要以上に恐れる心配はありませんが、蚊が出てきそうな公園などには近づかない方が安全です。できるだけ肌を露出せず、虫よけ剤を使用するなど、蚊に刺されないよう注意してください。長野市周辺ではまだデング熱の発症例が報告されていないので、今のところ大きな心配はないと考えてよいでしょう。

デング熱に初めて感染した場合、ほとんどが軽症で済みますが、2度目以降の感染では**デング出血熱**という重篤な状態になりやすいといわれています。その意味でも流行を抑え、2度目の感染を防ぐことが大変重要です。

●感染症内科部長　田中 俊憲

輸入感染症とは

Q 最近の報道で「輸入感染症」という言葉を聞きましたが、どのような病気を指すのでしょうか。（50代・男性）

A **国外から持ち込まれた感染症。症例・原因さまざま**

輸入感染症は**旅行者感染症**とも言いますが、従来は「日本では日常的に見ることがない、主に熱帯地域の風土病としての伝染病が、旅行者や輸入食品などにより国内に持ち込まれた場合」を意味していました。

しかし、昨今では輸入感染症は**国外で感染し、国内に持ち込まれた感染症**を広く指すようになりました。

そのため、かつては国内で日常的に症例が見られていたにもかかわらず、のちにこれらの発症例が激減した**細菌性赤痢**や**腸チフス**のような急性感染症以外に、**性感染症**（ＳＴＤ）も感染の状況によっては輸入感染症に含まれるようになりました。また近年、輸入動物由来の

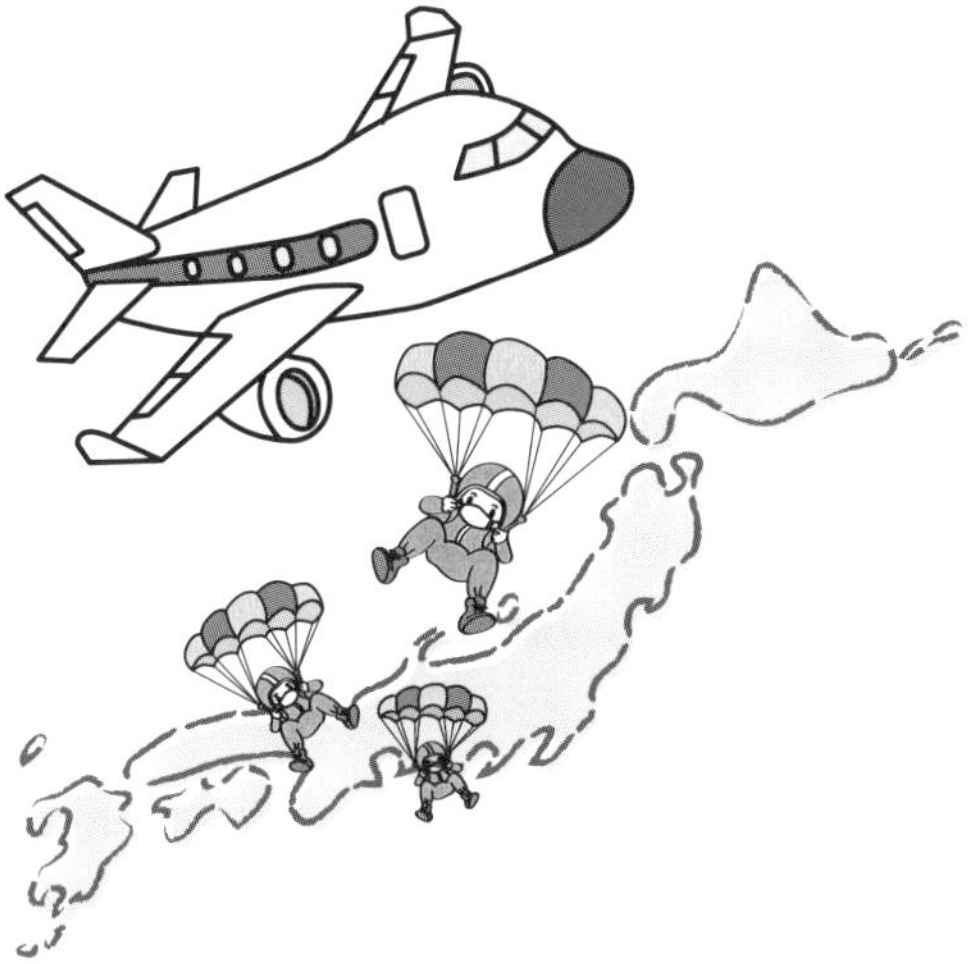

感染症も話題となってきています。

現状では、熱帯地方への旅行者で問題になるのは**旅行者下痢症**が最も高頻度で、次いでマラリア、急性呼吸器感染症、消化器感染症、性感染症などが多く見られます。

最近よく耳にする**デング熱**は輸入感染症ですが、アフリカで流行しているエボラ出血熱も国内に持ち込まれれば輸入感染症になります。

いずれにしても海外旅行に行く時には、その地域の感染症流行の現状について知識を持つことが重要です。ワクチン接種が必要な疾患に対しては予防接種を受ける必要があります。

●前若穂病院長／若穂病院内科医師
北澤 邦彦

新型コロナウイルス感染症について

Q 新型コロナウイルス感染症について教えてください。（60代・男性）

A **共存の時代へ──まずは予防の徹底を**

２０１９年12月、中国で確認された**新型コロナウイルス感染症**（ＣＯＶＩＤ−19）は、世界各地で感染が拡大し、２０２０年10月上旬の時点で患者数は全世界で３６４０万人、日本国内でも８万７千人に感染しています。

コロナウイルスは、内部に遺伝情報をもつＲＮＡを、エンベロープという膜で囲んだ構造をしています。その表面にスパイクという突起があり、ウイルスが細胞内に侵入する役割を果たします。気道の細胞内にウイルスが侵入すると、その細胞が複製する過程を利用して増殖し、増えたウイルスは咳、くしゃみで飛び散る**飛沫感染**と、触れることによる接触感染を起こします。

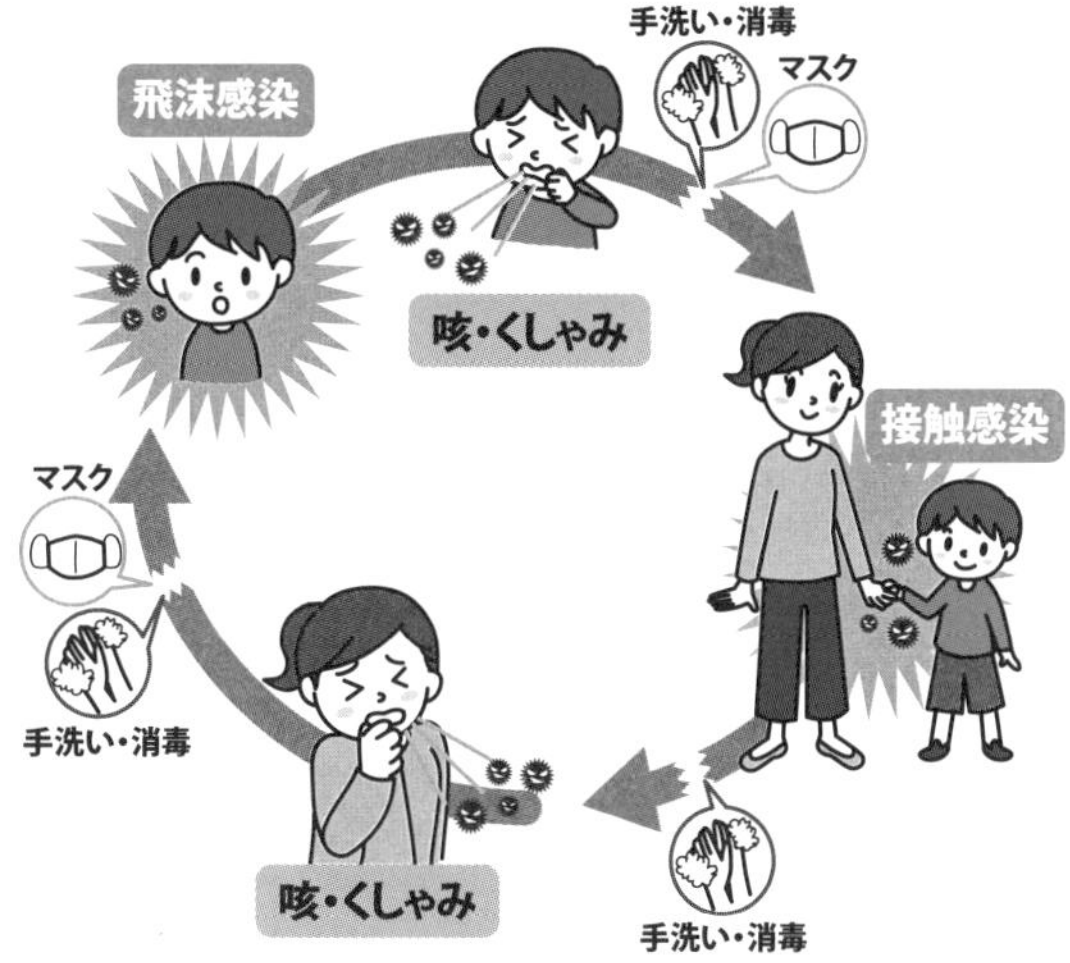

診断は、鼻咽頭ぬぐい液を使ってウイルス自体を同定する「**PCR法**」「LAMP法」「抗原検査」と、血液で調べる「抗体検査」があり、唾液も使用可能となりました。ただし、一番精度の高い「PCR法」でも、精度は100％ではありません。

症状は無症状、一般の感冒様の症状から、重症の肺炎、死亡まで幅広く見られます。味覚・嗅覚の異常も話題に上りましたが、COVID―19に特徴的な症状とは言えません。

感染後の潜伏期は平均4～6日ですが、この期間中に熱などの症状が現れる2日前からウイルスを排出しています。そのため感染経路が不明という症例が見られます。この理由から、予防のために日頃から**マスクの着用**と、**人同士の間隔（ソーシャル・ディスタンス）**確保の徹底、

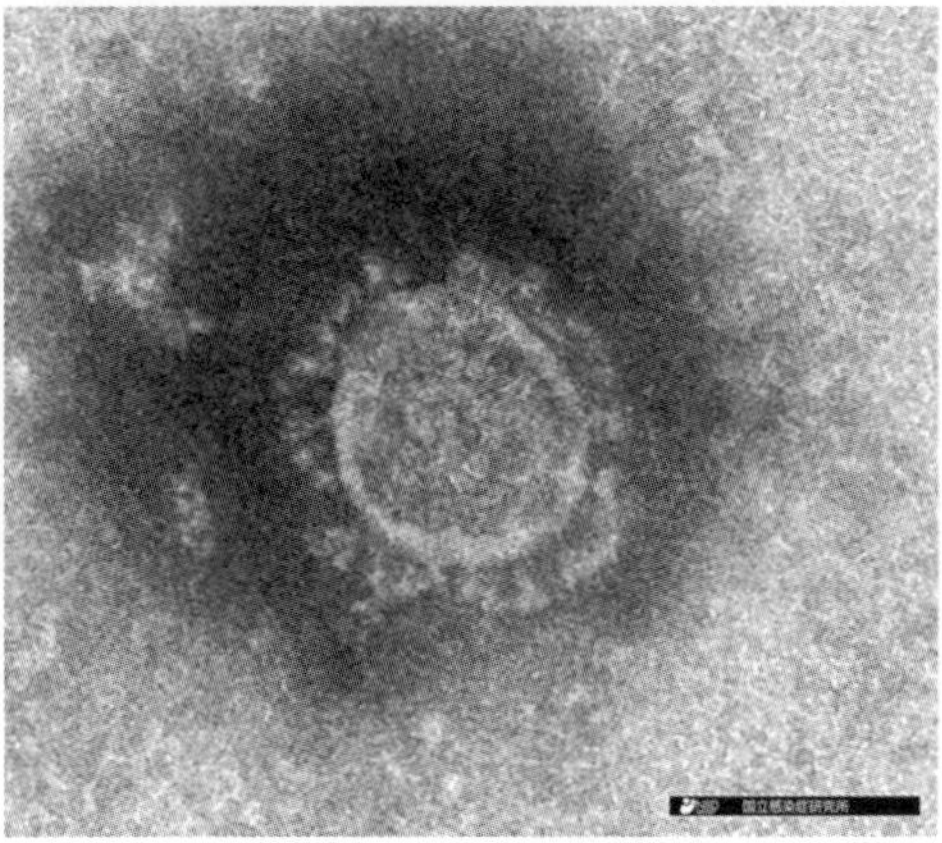

分離された新型コロナウイルスの電子顕微鏡写真
（国立感染症研究所提供）

3密（密閉・密集・密接）回避が必要となります。飛沫は2メートルほど飛びます。マスクを着用した同士の会話は、濃厚接触にはなりません。ドアノブなどに付着したウイルスはいずれ死滅しますが、手指の衛生を心がける必要があります。

治療、予防（ワクチン）は、現時点で確実なものはありません。予防を徹底し、感染拡大地域への訪問を控えることは大切ですが、経済活動もしていかなければなりません。

今後は**新しい生活様式**を取り入れ、新しいウイルスと共存する時代になるかもしれません。難しい問題ですが、大切なことは▽各自ができることを行う▽根拠のない情報には十分注意する▽感染者、医療従事者に対する偏見、誹謗中傷をしない―ことが大切です。

●副院長／内科統括責任者　宮原　隆成

熱中症とは

Q 夏によく聞く熱中症ですが、どのような病気なのでしょうか。（70代・女性）

A **高温・多湿環境による症状の総称。室内発症で重症化も**

毎年夏になると、ニュースで頻繁に**熱中症**という単語が登場します。以前は日射病、熱射病などと呼ばれることが多かった病気ですが2000年代以降、**高温・多湿な環境に起因する症状の総称**として熱中症が使われています。

熱中症には、国際的に以前から使われていた症状による分類（熱けいれん、熱失神、熱疲労、熱射病）と、国内で現在多く使われている**重症度による分類**（Ⅰ度、Ⅱ度、Ⅲ度）とがあります。大まかな分類と対処法は表の通りですが、全ての症状がそろわないことも多く、症状は刻々と変化するため注意が必要です。

熱中症の発症に影響を与える要素として、**気温、湿度、風速、日射（太陽光）、輻射《ふくしゃ》（「照**

熱中症の重症度と症状・治療法

	症　状	重症度	治　療	症状分類
Ⅰ度	めまい、大量の発汗、欠神、筋肉痛、筋肉の硬直（こむら返り）		**通常は入院不要** ▶冷所での安静、体表を冷ます、水分やナトリウムの経口補給など	熱けいれん 熱失神
Ⅱ度	頭痛、嘔吐、倦怠感、虚脱感、集中力や判断力の低下		**診察・入院が必要** ▶体温管理、安静、十分な水分やナトリウムの補給	熱疲労
Ⅲ度（重症）	下記3症状のうちどれか一つ ①中枢神経症状（意識障害、小脳症状、けいれん発作） ②肝・腎機能障害（要入院） ③血液凝固異常		**入院加療が必要**（集中治療の場合も） ▶体温管理（体表・体内冷却）、呼吸・循環管理など	熱射病

※日本救急医学会「熱中症診療ガイドライン 2015」を基に作成

り返し」など）があります。**高温・多湿だけが原因ではない**ということが大切です。

熱中症と聞くと、屋外での労働や運動などを思い浮かべる方も多いでしょう。これら**労作性熱中症**は若年者に多く、症状が短時間で出現して誰でも比較的容易に気づけるため、早期治療で重症化が少ないのが特徴です。

一方、最近は室内に過ごしていたにも関わらず熱中症にかかる方が増えています。こうした**非労作性熱中症**は高齢者など基礎疾患を持った方に多く、**発見の遅れやさまざまな病態の合併などにより、重症化しやすい**とされています。実際、熱中症を疑われて当院へ救急搬送される高齢の患者さんでは、多くが尿路感染症や誤嚥性肺炎、体動困難による横紋筋融解症などの併発で、亡くなる方も少なくありません。

熱中症は予防ができ、意識することで命を守ることができます。起こしやすい環境を避けることはもちろん、**こまめな水分・塩分摂取、休憩時間の確保、屋内での適切な冷房機器の使用**などを心がけましょう。特に高齢者は**家族や地域の気配り**が非常に大切です。

また、熱中症は気づかないうちに重症化する恐れがあります。少しでも熱中症の可能性があると感じたら、その場でできる適切な応急処置をとりつつ、必要に応じて受診を検討してください。

●総合診療科主任医師　新井 浩朗

熱中症の予防

Q 熱中症の予防には、何をどれくらい飲めばよいでしょうか。（80代・男性）

A **塩分と糖分をバランスよく。市販の経口補水液の活用も**

2020年夏は例年以上に暑く、発熱やだるさ、意識障害など、いわゆる熱中症の症状で受診する人が増えました。新型コロナウイルス感染症予防のマスクによって、口内の渇きを感じづらくなったことも原因の一つかもしれません。特に、**脱水に気づきにくい高齢の方**に水分摂取を指導すると、よくこの質問をされます。

年齢や体重、持病によって違いますので、一概には言えません。食事をとれる人には、次のようにご説明しています。

汗をかくことで体からは水分だけでなく塩分も同時に失われます。そのため、熱中症予防の水分摂取には、**同時に塩分をとることが大切**です。点滴だと生理食塩水（1ℓあたり9g

の塩分を加えた水）を投与しますが、経口摂取の場合、小腸で塩分を吸収するためには、同時に糖分をとる必要があります。一番簡単なのは、市販の**経口補水液**です。塩分や糖分が体に吸収しやすい濃度で含まれているため、**1日あたり500㎖から1ℓ程度**飲むことが望ましいとされています。

食事の際には、糖分は主食から十分にとることができますので、付け合わせにみそ汁やスープ、梅昆布茶など塩分を含むお茶を飲むのもよいかもしれません。

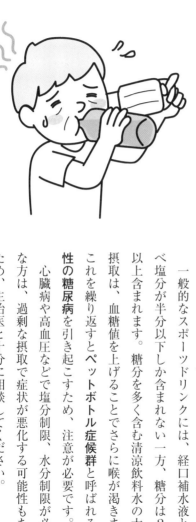

一般的なスポーツドリンクには、経口補水液と比べ塩分が半分以下しか含まれない一方、糖分は2倍以上含まれます。糖分を多く含む清涼飲料水の大量摂取は、血糖値を上げることでさらに喉が渇きます。これを繰り返すと**ペットボトル症候群**と呼ばれる**急性の糖尿病**を引き起こすため、注意が必要です。

心臓病や高血圧などで塩分制限、水分制限が必要な方は、過剰な摂取で症状が悪化する可能性もあるため、主治医と十分に相談してください。

●総合診療科主任医師　新井 浩朗

糖尿病の疑いを指摘された

Q 健康診断で糖尿病の疑いと言われました。詳しく教えてください。(40代・男性)

A 自ら学び、治療課題を共に考えよう

空腹時血糖値126㎎/dL以上、随時血糖200㎎/dL以上、HbA1c 6・5％以上のいずれかの場合、糖尿病と診断されます。医療機関を受診し、糖負荷試験などの精密検査を受けましょう。

血糖値上昇している原因には二つの要素が考えられます。一つはインスリン抵抗性です。これは貯蓄された内臓脂肪や脂肪肝により、体から出たインスリンの効果が減弱する状況です。もう一つは、体内からのインスリン分泌能低下です。

この二つの要素に基づいて治療方法が決められます。最も根本的かつ効果的なのは食事療法と運動療法です。インスリン抵抗性が高い方は、インスリン抵抗性を下げる治療や、食欲

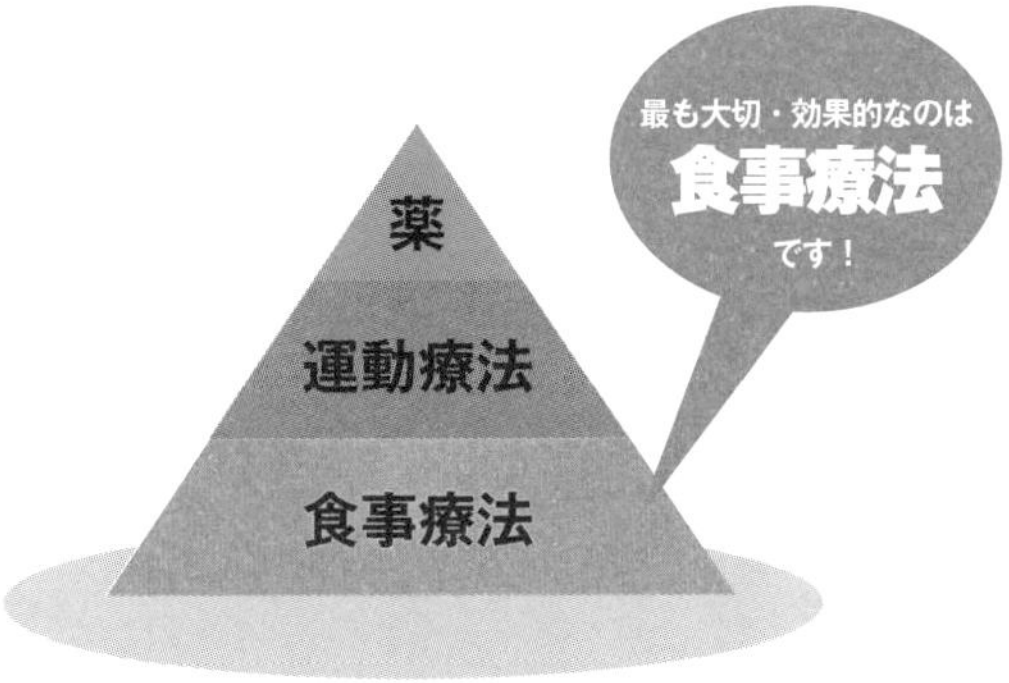

を抑える作用のある治療、体重減少の作用のある治療の追加が効果的です。インスリン分泌能低下が強い方の場合、インスリン分泌刺激薬あるいはインスリン注射治療が有効です。

一般的に、遅い夕食習慣や飲酒習慣は長期的な体重増加を来たし、インスリン抵抗性の増大をもたらします。慣習を変更するのは「痛みを伴う改革」であり、たやすいことではありません。大人の行動は、無関心期・関心期・計画期・実行期・維持期といったステージを経て変化していきます。家族も医療者も、治療に取り組む人がどのステージにあるかを意識した関わりが重要です。

相談の方は、健診で異常を指摘されたことで、無関心期から関心期に移っていくことでしょう。病院を受診し、正しい病気の知識や治療意義を医療者から得て、自らも学ぶことで治療課題を共に考えることが治療への最短ルートといえます。

●総合診療科副部長　石津 富久恵

肥満や糖尿病に糖質制限食は有効？

Q 最近、肥満や糖尿病に対して、糖質制限食が有効だという話と、危険だという話がマスメディアで報道されていますが、どちらが本当なのでしょうか。（40代・女性）

A **短期的には問題なし。精密検査の上で実践を**

肥満、糖尿病の食事療法としてカロリー制限食が一般的に行われていますが、全体の食事量を減らす治療のため苦痛を伴うことが多く、不成功に終わる場合が多いです。そこで最近注目されているのが**糖質制限食**です。

糖質制限食とは、糖質を一定以下に制限するものの、タンパク質、脂質は制限しない食事療法です。１９９０年代から欧米で注目され、近年わが国でもマスメディアなどを通じて賛否両論が展開されています。

糖質制限食は、肉や魚、炒め物や揚げ物などの食品や料理を、制限せずに食べることができ、また、糖質のみに注意すれば良いという取り組みやすさのため、流行しつつあります。

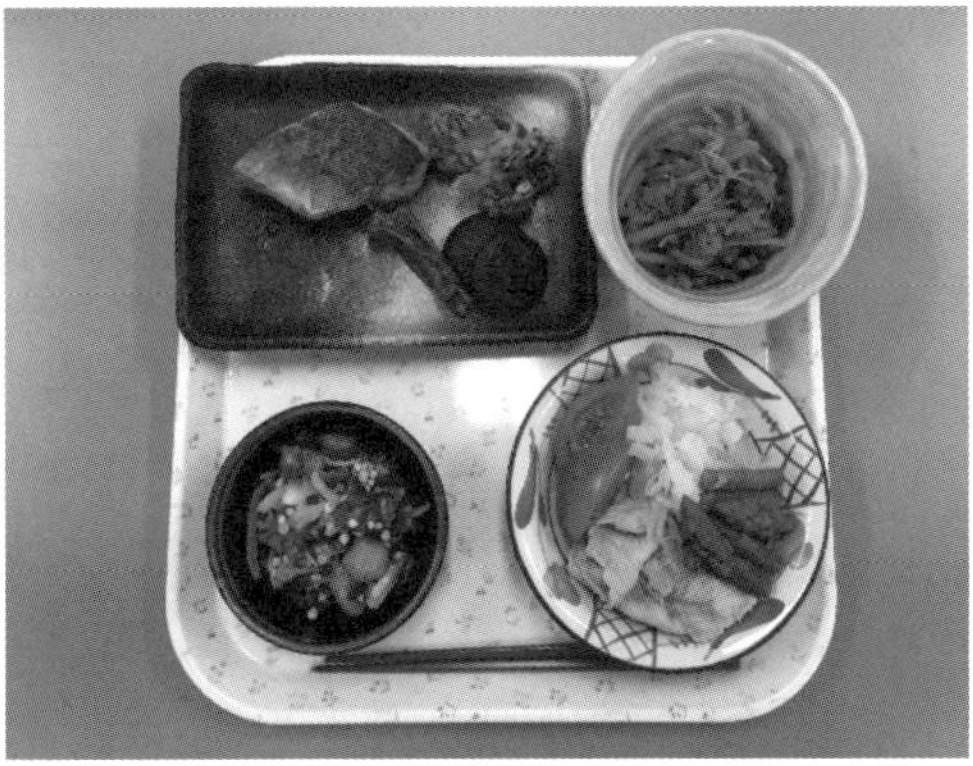

糖質制限食　夕食の一例

さて、質問の内容ですが、私自身10年くらい前から糖質制限食による食事指導を行っており、研究論文などを通じて、糖質制限食の有効性を示してきました。短期的には糖質制限食は、肥満や糖尿病にかなり有効であり、特に問題となるようなことは起こっていません。長期的には未知数ですが、それはカロリー制限食も同様です。

ただし、糖質制限食を行う場合は、医療機関を通じて精密検査を受けた上で実践した方が安全だと思います。当院ダイエット科のホームページでも詳しく記載していますので、参照してください。

●消化器内科部長　前川 智

橋本病とは

Q 顔のむくみと寒がりで医療機関を受診したところ「橋本病」と言われました。どういう病気でしょうか。（60代・女性）

A まれな病気ではないが、専門医で検査を

橋本病は日本人の名前のついた頸部《けいぶ》にある甲状腺という、**甲状腺ホルモン**を作り出す臓器の病気で、自己免疫性甲状腺疾患の一つです。**慢性甲状腺炎**とも呼ばれています。50歳以上の女性の10％に発症するとの報告もあり、まれな病気ではありません。

原因は、免疫系の異常によって、リンパ球で甲状腺に対する**自己抗体**（抗サイログロブリン抗体または抗ＴＰＯ抗体）ができることです。自己抗体が甲状腺組織を攻撃し、甲状腺が破壊進行した場合には、甲状腺機能低下症になります。

甲状腺ホルモンは全身の細胞の新陳代謝に影響を及ぼしている、ヒトにはなくてはならないホルモンですので、欠乏した時の症状は多彩です。むくみ、寒がりのほか、体重増加、疲

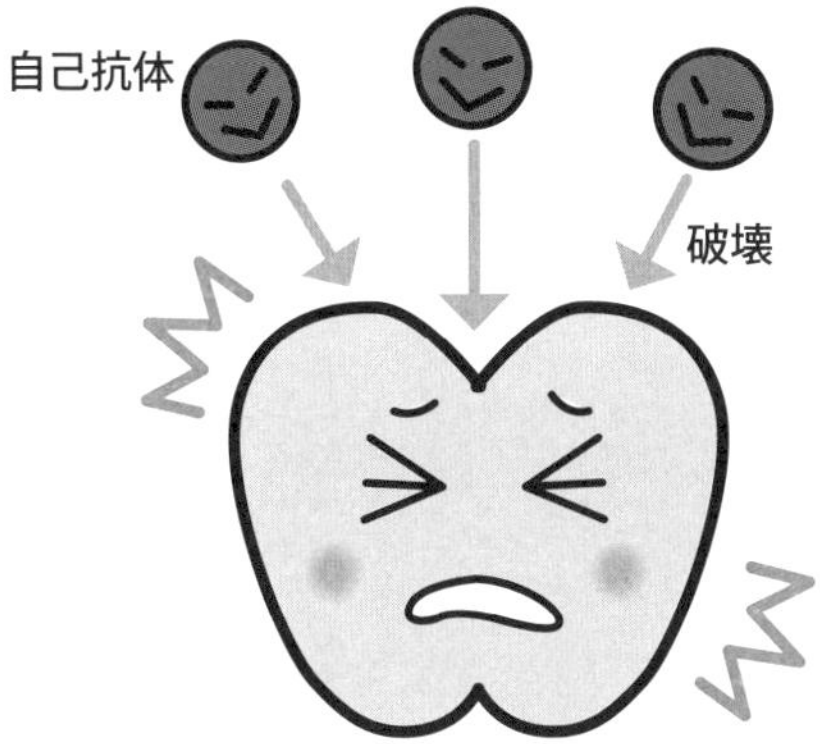

れ、うつ状態、記憶力の減退、便秘、足のこむら返り、脱毛、皮膚の乾燥、不妊、流産、異常乳汁分泌、高コレステロール血症などです。

血液検査で、甲状腺に対する自己抗体があれば橋本病と診断できます。甲状腺ホルモンが低下している場合には、合成の甲状腺ホルモン剤を内服します。低下していない時は6ヵ月から1年ごとに検査を受けて甲状腺機能の状態を見ていく必要があります。

甲状腺ホルモン剤を内服して、甲状腺機能が正常に保たれていれば今後の生活等に問題ありません。専門医での治療をお勧めします。

●名誉院長／乳腺内分泌外科医師
春日　好雄

分子標的治療とは

Q 妻が甲状腺進行がんと診断されましたが、手術はできないので、薬物療法として分子標的治療薬を使用すると言われました。どんな治療でしょうか。（70代・男性）

A

低分化・未分化がんに一定の効果

甲状腺進行がんには、比較的進行が遅い高分化の乳頭がんや濾胞《ろほう》がんが、リンパ節、気管、食道、肺、骨などの他臓器へ転移、浸潤している場合と、悪性度が高く進行が極めて速い未分化がんや低分化がんの場合があります。

前者の高分化の乳頭がんや濾胞がんでは、放射性ヨード剤を投与してがんへの取り込みがあれば、放射線治療としての効果を認めますので、くり返し治療が可能です。

しかし、放射性ヨード剤ががんに取り込まれなくなった場合や、初めから取り込みがない低分化のがんに対しては、２０１４年6月から**分子標的治療**薬が初めて保険適用になり、一定の効果が認められるようになりました。

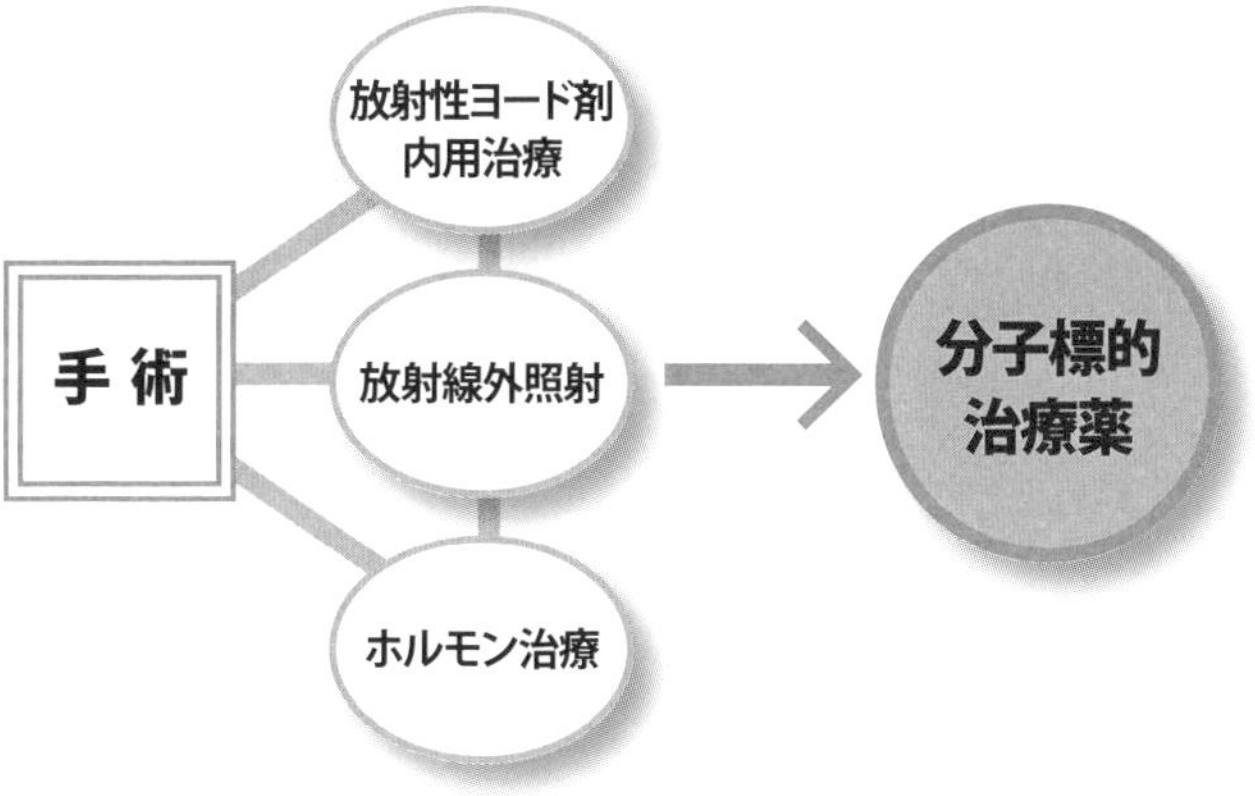

一方、未分化がんに対しても、適応がある分子標的治療薬が15年5月に保険適用になりました。

分子標的治療薬は、作用機序が従来の殺細胞性抗がん薬と異なり、腫瘍に対する効果だけでなく副作用も特徴的です。高血圧、手足症候群は重篤になるものがあり、注意が必要です。一般的には、投与開始1～2週間は入院して副作用の予防や管理が必要です。適切な治療開始時期を見極めるため、専門医の指示の下での治療が必要ですので、指示に従ってください。

●名誉院長／乳腺内分泌外科医師
春日 好雄

孫が「はやり目」になった

Q

保育園児の孫が「はやり目」と診断を受け、1週間程度休むように言われました。どのような病気で、どんなことに注意したらいいですか。(60代・女性)

A

小まめに手洗い、タオルなどの共有避けて

はやり目は、アデノウイルスの感染による**流行性角結膜炎**のことです。

症状としては、目が真っ赤に充血し、まぶたがくっつくほどの目やにが出て、ゴロゴロ感や痛みが出ます。耳前リンパ節が腫れ、発熱やだるさなど風邪のような症状が出ることもあります。幼児や高齢者では、強い結膜炎症状が出た際に結膜に**偽膜**が張ることもあり要注意です。

また、結膜炎症状が治りかける時期に**角膜混濁**が認められることがあります。光がまぶしくなり、目がかすむなど、**視力に影響が現れる**場合があります。

治療では、細菌の二次感染を避ける目的で抗菌点眼薬を使用し、抗炎症作用のある点眼薬

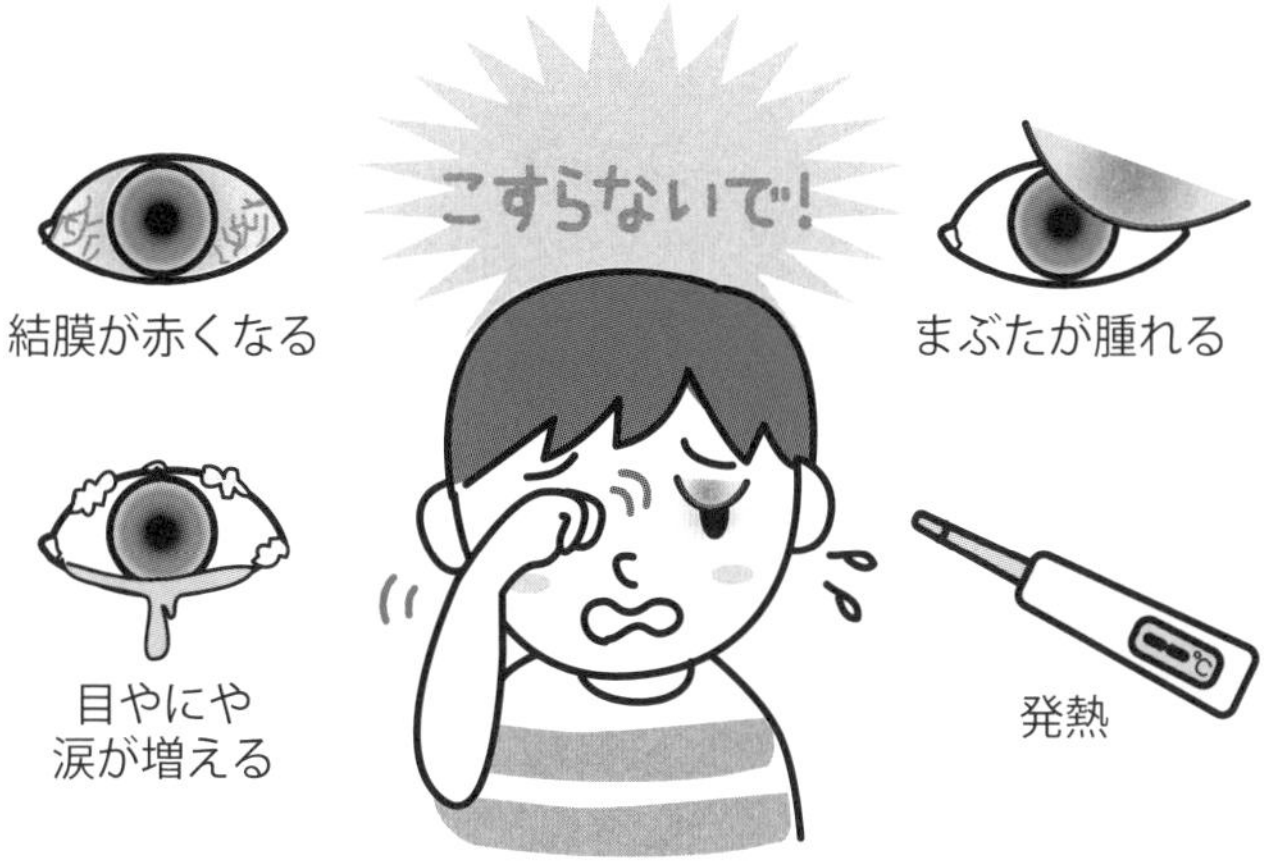

を併用します。

はやり目は、その名の通り感染力が強く、保育園や学校、職場、施設や病院で集団発生することがあります。アデノウイルスが付着した物に触れた手で目をこすることや、汚染された物が目に触れることで感染します。対策として、小まめに**手洗い・うがい**を行い、目やにや涙は、ティッシュペーパーなどで拭いて捨てるよう心掛けてください。家族間ではタオルや洗面器などの共有を避け、お風呂も最後に入ると良いでしょう。

以前は夏に流行することが多かったのですが、最近は一年中認められるようになりました。治療はもちろんですが、周囲への感染予防対策がとても重要です。疑わしい症状がある場合は、学校医に相談するか眼科を受診してください。

●眼科部長　長田 ひろみ

免疫力を高める食事

Q 最近、風邪をひきやすくなりました。感染症に負けない免疫力を高める食事について教えてください。（50代・女性）

A 主食・主菜・副菜をそろえ、栄養バランスのよい食事を

感染症に負けないよう身体の免疫力を高めるためには、体を動かすエネルギーとなる「糖質」や「脂質」、体をつくる「たんぱく質」、体の調子を整える「ビタミン」や「ミネラル」を食事で過不足なく摂取することが重要です。

そのためには毎食、主食（ご飯、パン、麺類）、主菜（肉、魚、卵、大豆料理）、副菜（野菜、きのこ、海藻料理）をそろえて食べることに加え、乳製品、果物をそれぞれ1日200gずつ摂取するとよいとされています。

簡単なことと思われるかもしれませんが、2018年の国民健康・栄養調査結果では、主食、主菜、副菜を組み合わせた食事を1日2回以上食べる人の割合は男女ともに50％未満で

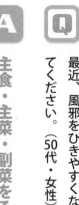

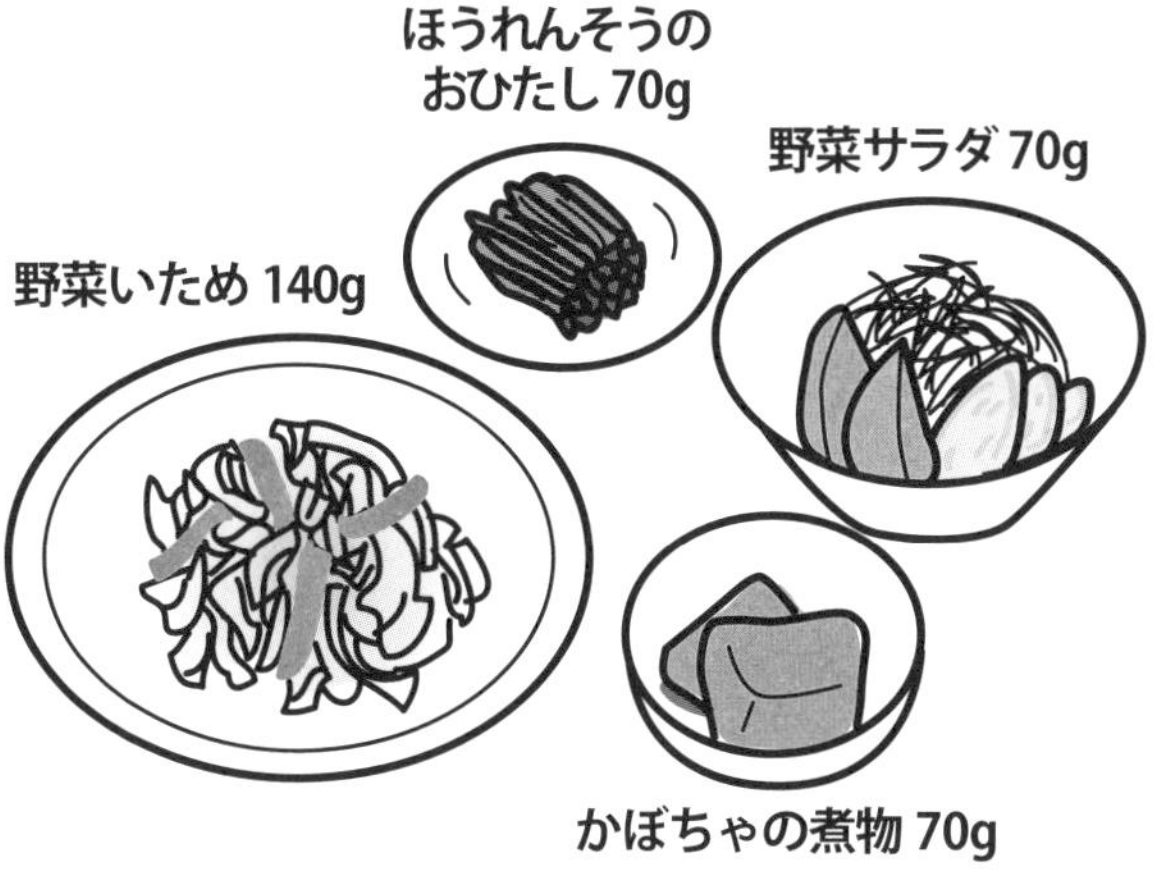

す。その中で、野菜の平均摂取量は２８０ｇ程度であり、１日の目標量である３５０ｇに対して、70g（小鉢1品）不足しているのが現状です。野菜には体の調子を整える「ビタミン」が多く含まれます。毎日の食事で、野菜料理プラス１皿を心がけましょう。

また、体格でも「痩《や》せ（低栄養）」や「肥満」では免疫力が低下して、感染症にかかりやすいといわれています。**適正体重の維持**、**栄養バランスのよい食事**で、感染症に負けない体をつくりましょう。

●管理栄養士　腰原 裕之

高血圧症の降圧目標は？

Q 高血圧症と言われ、降圧薬を内服しています。目標値はどのくらいを目指せばよいのでしょうか。（60代・男性）

A 年齢や疾患の有無などで異なる数値

高血圧症の治療指針は5年ごとに改訂されています。2019年4月、日本高血圧学会より新しい「高血圧治療ガイドライン2019」が発表されました。

高血圧症の診断は、**診察室血圧** 収縮期140／拡張期90 mmHg 以上、**家庭血圧**135／85 mmHg 以上と2014年のガイドラインと変更はありません。**正常血圧**は120／80 mmHg 未満となりました。この間の血圧も上昇するごとに脳心血管リスクが上昇することが報告され、注意が喚起されています。

降圧目標は、心筋梗塞、脳卒中発生を予防する観点から、**到達血圧**は14年のガイドラインより、10 mmHg ずつ引き下げられました。

降圧目標

**75歳未満および75歳以上でも
下記の疾患があり忍容性のある方**

130/80mmHg 未満、
家庭血圧 125/75mmHg 未満

脳血管障害（両側頸動脈狭窄や脳主幹動脈の閉塞がない場合）
冠動脈疾患（心筋梗塞、狭心症など）
慢性腎臓病（尿蛋白陽性）
糖尿病
抗血栓薬（抗血小板薬、抗凝固薬）服用中

75歳以上および下記の疾患のある方

140/90mmHg 未満、
家庭血圧 135/85mmHg 未満

脳血管障害（両側頸動脈狭窄や脳主幹動脈の閉塞がある場合）
慢性腎臓病（尿蛋白陰性）

また、生活習慣の是正としては、減塩、減量、運動、節酒、禁煙、食事（野菜、果物、低脂肪乳製品の摂取、コレステロールを控える）などが挙げられています。詳しくは、循環器内科専門外来で相談してください。

●循環器内科部長　三澤 卓夫

血圧が高いと言われた

Q 健康診断で血圧が高いと言われました。普段は低いのですが、時々上がるようです。どうしたらいいでしょうか。(50代・男性)

A **家庭血圧が高ければ相談を**

人間の血圧や脈拍は、本人が意図せずに自律神経やホルモンの働きで自動調整されています。緊張すると自律神経が高ぶり、脈拍が速くなり血圧も上昇します。健康診断や、診察室などで測定すると、緊張のせいで普段より高い血圧測定値が出る人は少なからずいるようです。これを**白衣高血圧**といいます。

高血圧は、長期間続くと血管内壁を厚くし、動脈硬化を招き、ひいては脳卒中や心筋梗塞、慢性腎臓病などの原因となるといわれています。研究結果から、普段は高くないが時々血圧が上昇する白衣高血圧の方と、正常の方との間には、心血管病(脳卒中や心筋梗塞)の発症リスクに差がないといわれていますから、まずは様子をみてよいでしょう。

様子をみる……というのはどういうことか。時々家庭で血圧測定をしてみる、ということです。白衣高血圧の方は、将来治療が必要な高血圧症になる確率が高いからです。起床後、排尿を済ませ、座って測定してみましょう。

家庭血圧が135／85 mmHgを超えているようなら、医療機関で相談するとよいでしょう。早めに高血圧を見つければ、動脈硬化が進まないうちに、食事指導や運動などで管理できることもあります。治療開始となってからも、家庭血圧は最も参考になる指標になります。

●総合診療科副部長　石津 富久恵

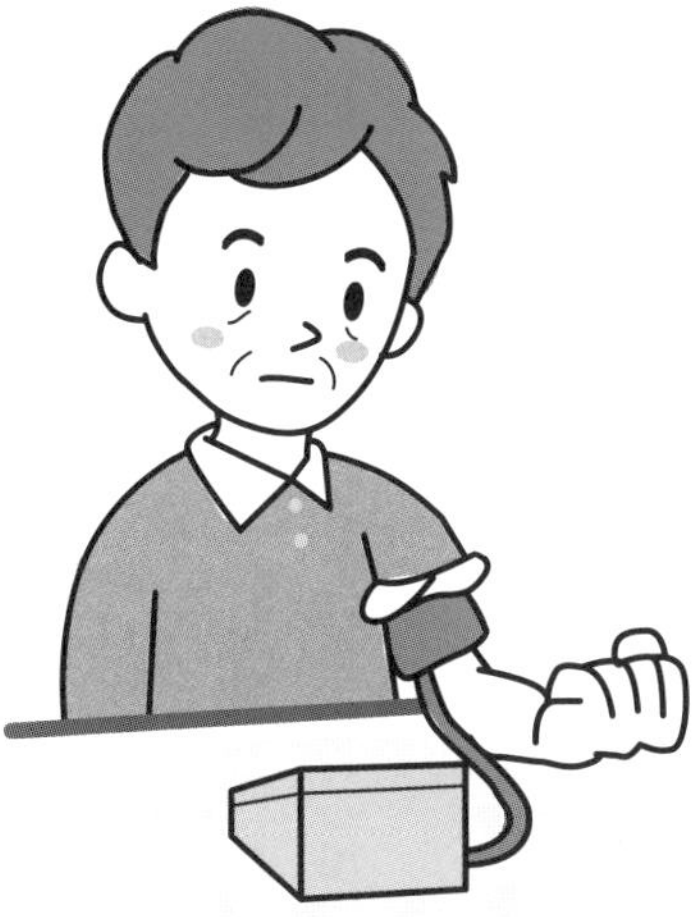

高血圧で通院中、カリウムが高いと言われた

Q

高血圧で通院中です。定期血液検査で「カリウムが高いので注意するように」と言われました。どういうことでしょうか。（70代・女性）

A

腎臓の機能低下か。降圧薬や痛み止めの影響も

主に生野菜や果物に多く含まれているカリウムは、私たちの体の維持に必要不可欠な電解質の一つです。カリウムは、ナトリウムとともに血液の浸透圧を調整したり、尿へのナトリウム排泄《はいせつ》を促進し、血圧を下げたり、筋肉の働きをよくしたりする作用があります。

カリウムは、通常の食生活では過不足を起こすことはありません。しかし、夏場に大量の汗とともに失われて不足することが、夏バテの原因といわれています。

食事で摂取したカリウムは、尿中に排泄されています。腎臓の機能が低下すると、カリウムの排泄量が減少し、**高カリウム血症**を起こすことがあります。高カリウム血症は、致死性不整脈の原因となることがあるため、極度に増加した場合は入院治療が必要となります。

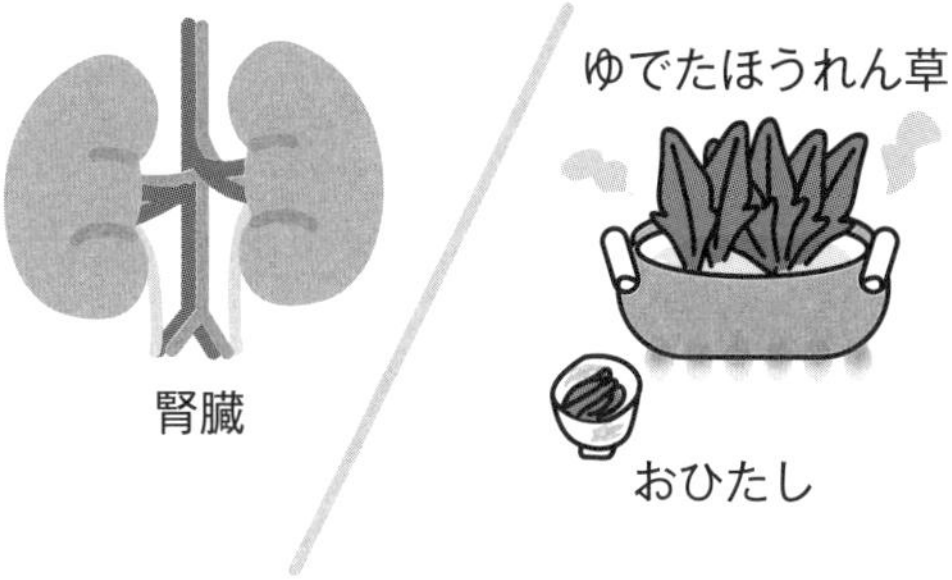

高血圧で治療中の人には、高血圧性の腎硬化症による慢性腎臓病が潜んでいる可能性があります。加えて、降圧薬の中のある種のものや痛み止めなどにより、腎臓からのカリウム排泄量が減少することがあり、高カリウム血症を来たす方がいます。治療の第一は、水分摂取とカリウム摂取制限です。それでも高いままの場合は、薬剤による治療をします。

カリウム制限食の基本は、生野菜はゆでこぼし温野菜で食べることや、生の果物の摂取を控えることです。

●総合診療科副部長　石津 富久恵

悪玉コレステロールが高い

Q 検診で悪玉コレステロールが高いと言われました。動脈硬化を防ぐため、どのような点に注意すればよいでしょうか。（60代・女性）

A **魚油の摂取を増やすなど食事療法から**

２０１７年に改訂された**動脈硬化性疾患予防ガイドライン**に従い、空腹時（10時間以上の絶食後）の採血で**悪玉コレステロール（ＬＤＬコレステロール）**が１４０㎎／dL以上を高ＬＤＬコレステロール血症、１２０〜１３９が境界域ＬＤＬコレステロール血症――と判断されます。冠動脈疾患（狭心症や心筋梗塞）の既往がある場合には、１００未満、そして急性発症の場合には、70未満に下げることが推奨されています。

また、冠動脈疾患の既往のない場合には、糖尿病、慢性腎臓病、非心原性脳梗塞、末梢動脈疾患（閉塞性動脈硬化症）の有無、さらに、年齢、喫煙、高血圧症、低善玉コレステロール（低ＨＤＬコレステロール）血症、家族歴の有無などにより、冠動脈疾患発症の確率の程

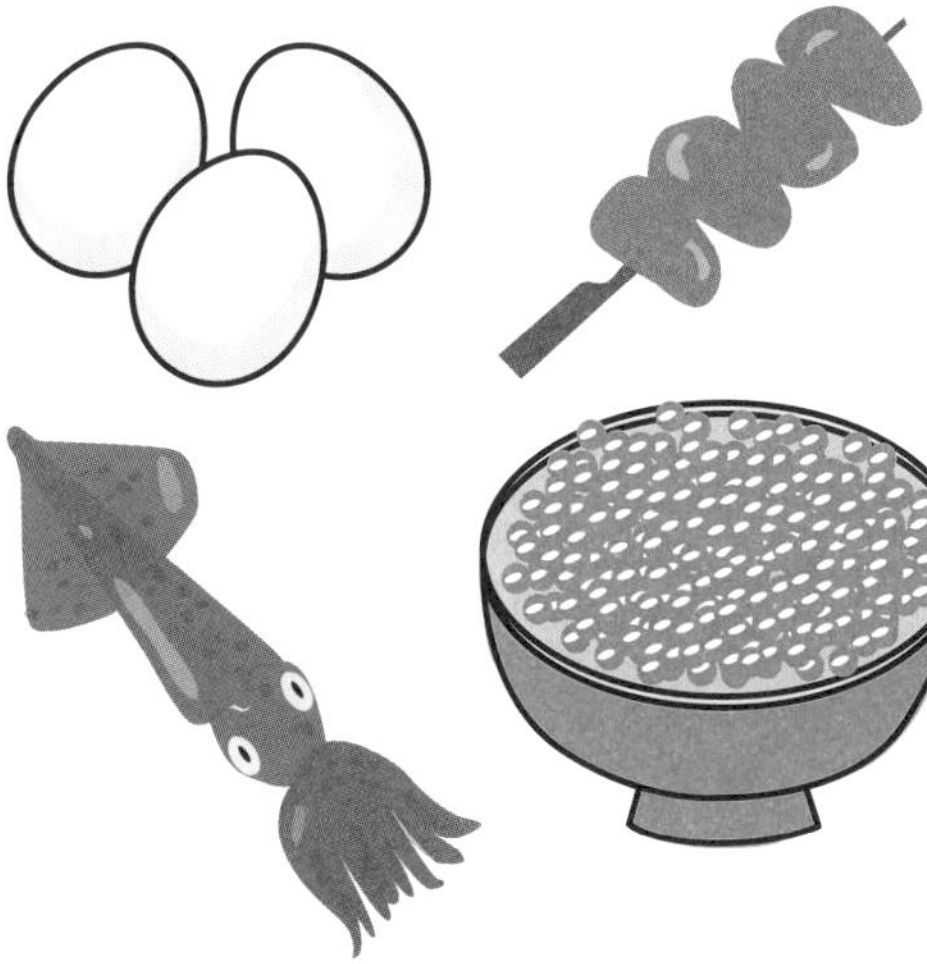

度を高リスク群、中等度リスク群、低リスク群に分けています。高リスク群では100未満、中等度リスク群では140未満、低リスク群では160未満となるよう推奨されています。

治療はまず食事治療となりますが、特に魚油の摂取を増やし、工業用トランス脂肪酸を用いた揚げ物や菓子を控えることが必要といわれています。LDLコレステロールが180以上の場合には、薬物治療を行った方がよいとされています。

●循環器内科部長　三澤 卓夫

下肢の浮き出た血管に痛みや腫れ

Q

出産後から下肢の血管が浮き出てきました。徐々に悪化して気になっていたのですが、先日急に痛みが出ました。少し赤く腫れましたが、1週間ほどで自然に良くなりました。このまま様子を見ていても大丈夫でしょうか。（50代・女性）

A

エコノミークラス症候群の危険因子

下肢静脈瘤《じょうみゃくりゅう》に伴う**血栓性静脈炎**と思われます。静脈瘤内に**血栓**（**血の塊**）ができて、炎症を起こし、痛みが出て腫れたと考えられます。炎症が治まると痛みはなくなります。血栓は自然に溶けてなくなってしまうこともありますし、残っている場合もあります。この血栓が剥《は》がれて体の方に移動し、問題となることはそれほど多くありません。

しかしながら、血栓ができる場所や範囲によっては、**静脈血栓塞栓症**《そくせん》――いわゆる**エコノミークラス症候群**の原因となることがあるので注意が必要です。これは足などの深部静脈にできた血栓が移動し、肺動脈に詰まって起こります。肺の働きが悪くなり、場合により死亡

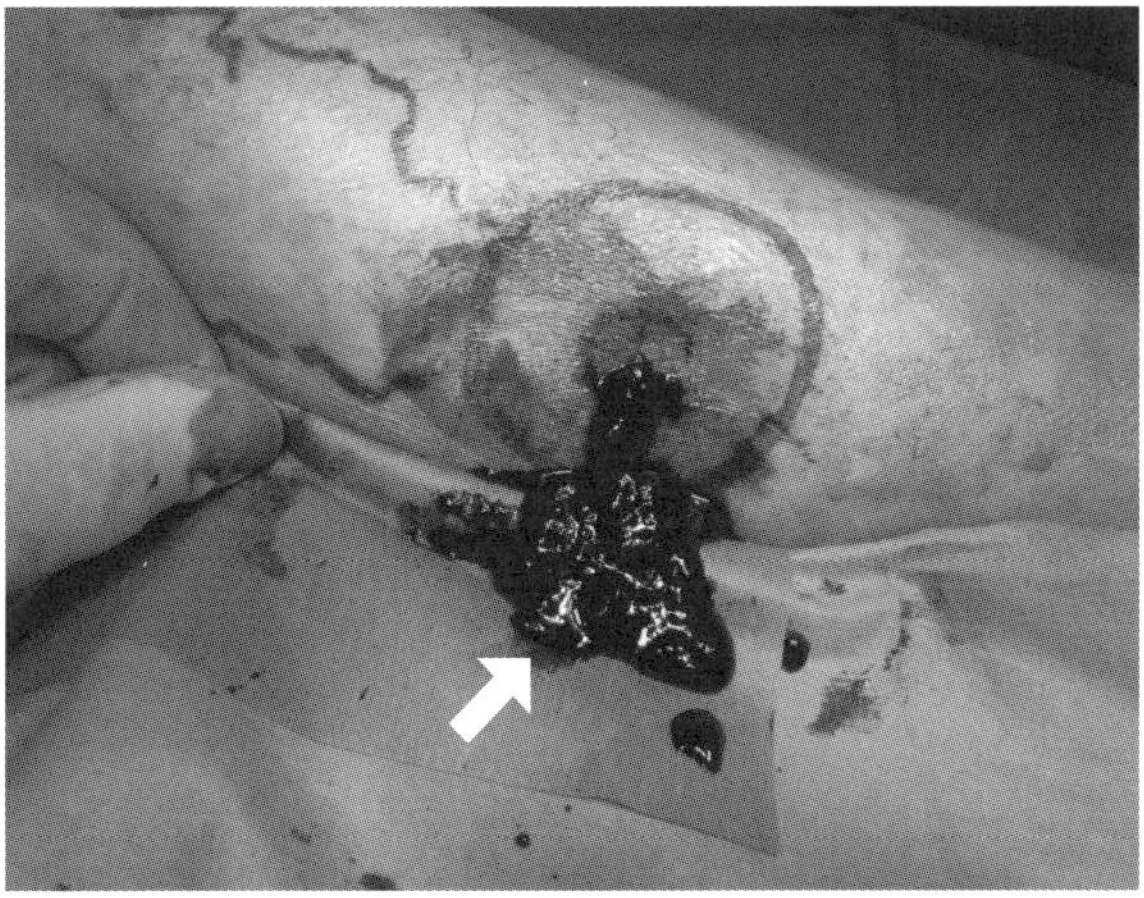

血栓性静脈炎。静脈瘤を切開して、血栓（矢印）を除去したところ

することがあります。

下肢静脈瘤はエコノミークラス症候群の危険因子として知られていますが、すべて治療が必要とは限りません。ただし、このように血栓性静脈炎を起こした方は、早めの専門医受診をお勧めします。下肢静脈瘤の治療は最近、レーザーや高周波を使って治す血管内治療が普及しています。

●心臓血管外科医師　清水　剛

歩くとふくらはぎが痛む

Q 最近、歩き出して5分くらいすると右足のふくらはぎが痛くなり、立ち止まってしまいます。少し休むとまた歩けますが、また5分くらいで同じような症状が出ます。どのような病気が考えられますか。（70代・男性）

A **動脈硬化が原因か。早急に受診を**

下肢血流障害の初発症状として最も多いのは、このような症状です。原因の多くは動脈硬化です。動脈硬化によって、下肢へ血液を送っている動脈が徐々に詰まり、血流障害を引き起こすのです。これを**閉塞性《へいそく》動脈硬化症**と呼びます。このような症状は**間歇性跛行《かんけつせいはこう》**と呼ばれ、腰の神経が圧迫される腰部脊柱管狭窄症《きょうさく》でも似たような症状が出ます。一定の運動量で症状が出るのが血流障害の特徴です。

この病気では、腕の血圧に比べて、患肢《かんし》の足首の血圧が低下することが多いので、ABI（足関節上腕血圧比）検査などで比較的容易に病気を選別できます。この病気にかかる人は、

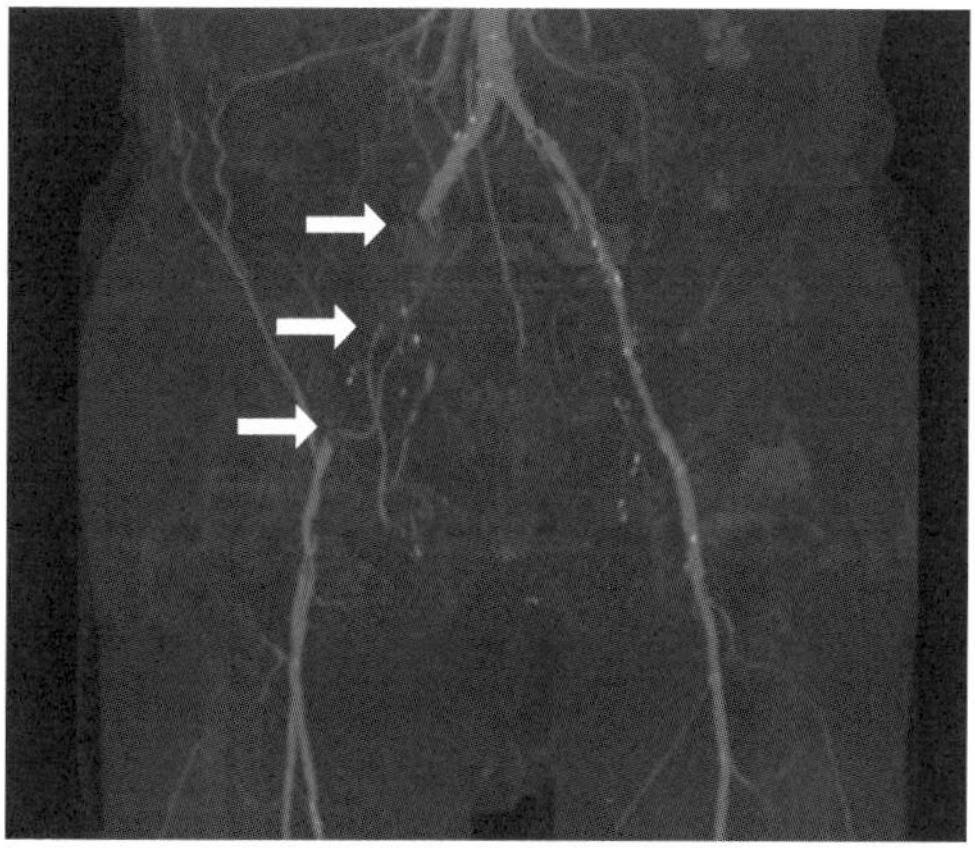

閉塞性動脈硬化症の造影 CT 画像。右足に行く動脈（右腸骨動脈）が→のところで詰まっています

全身の動脈硬化が進んでいることが多いため、心臓や脳など、他の重要臓器への血流も調べる必要があります。

下肢の血流障害に関しては、薬物や運動療法、経皮的血管拡張術（カテーテル治療）、バイパス手術などの治療法があります。放置すると、下肢切断や死に至ることもありますので、心当たりの方は医師に相談してください。

●心臓血管外科医師　清水剛

腹部に脈を打つしこり

Q

最近、おへそのあたりに心臓の拍動に合わせてドキドキと脈を打つしこりに触れるようになりました。体調は良好で、痛みはありません。様子を見ていても大丈夫でしょうか。

（70代・男性）

A

腹部大動脈瘤の可能性

腹部大動脈瘤《りゅう》の可能性があります。大動脈は心臓から出た血液を送る太い動脈で、腹部では太さ2センチほどあります。腹部大動脈が、動脈硬化などの原因でコブのように大きく膨らんでくると腹部大動脈瘤と診断されます。

質問者のように**拍動性腫瘤《しゅりゅう》**を自覚することもありますが、むしろ健診や人間ドック、他の病気の検査中にたまたま見つかるなど、自覚症状はほとんどないことが多い病気です。腹部大動脈瘤は大きさや形によって治療方針が異なりますが、ある程度大きくなると**破裂する危険**があります。

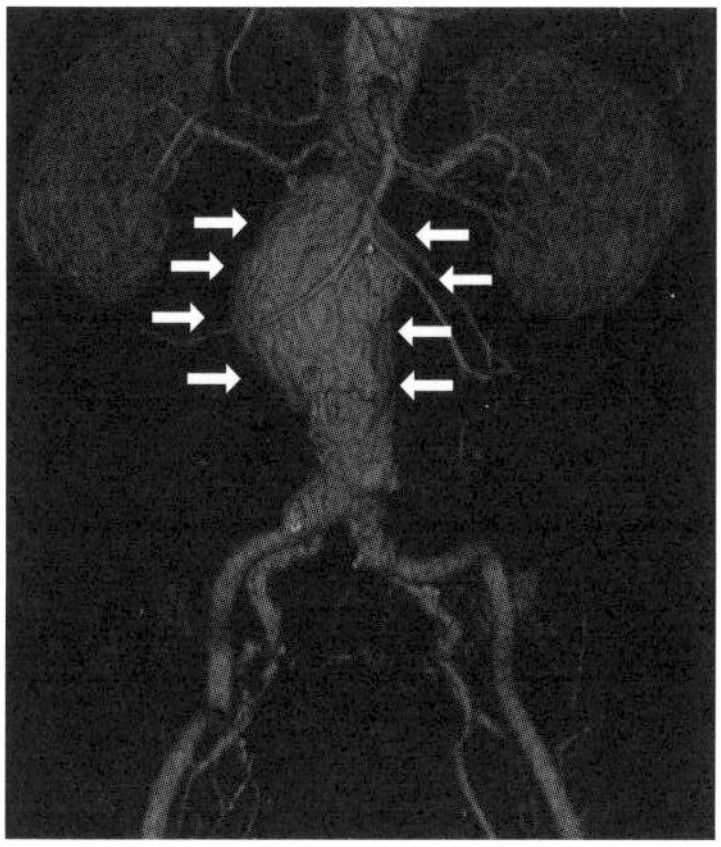

腹部大動脈瘤。3DCT 検査で腹部大動脈瘤（→）が認められる

破裂した場合の死亡率は高率ですので、破裂前に手術が必要となります。通常太さが4センチ未満の場合は、半年から1年の超音波検査やCT（コンピューター断層撮影）検査などで拡大がないか経過を見ます。5センチを超える場合や、急速に拡大傾向がある場合には手術となります。

手術には開腹して大動脈瘤を人工血管で置き換える方法と、足の付け根の動脈からバネ状の金属を取り付けた人工血管を大動脈瘤に内挿《ないそう》する方法があります。後者の手術は、高齢であることや、他の病気を併存しているために前者の手術が危険な人に行うのが基本です。動脈瘤の位置や形などが後者の手術に不向きな場合もあります。

●心臓血管外科医師　清水　剛

心筋梗塞後の無理のない運動

Q

心筋梗塞のためステント治療を受けて退院しました。無理のない範囲で運動するよう指導を受けましたが、どの程度の運動が可能でしょうか。（70代・男性）

A

30分以上続けられる運動を目安に。正確には検査を

心筋梗塞後は、適切な運動療法を継続すると**死亡率が低下**することが知られています。質問は運動の強度についてですが、楽な運動では効果が得られない一方、激しすぎると容態を悪化させる危険性もあります。運動療法には最大強度の**有酸素運動**が理想的です。

運動に必要なエネルギーは酸素を利用して作られますが、呼吸で取り込める酸素の量には限界があります。この限界を超えない範囲での運動が有酸素運動です。限界を超えると、酸素なしでエネルギーを作る仕組みも使って運動します。これが無酸素運動で、短時間しか続けられません。また交感神経が活性化するため、心臓に悪影響を与える場合があります。

適切な運動強度を決めるためには**心肺運動負荷試験**が必要です。マスクを着けて呼気中の

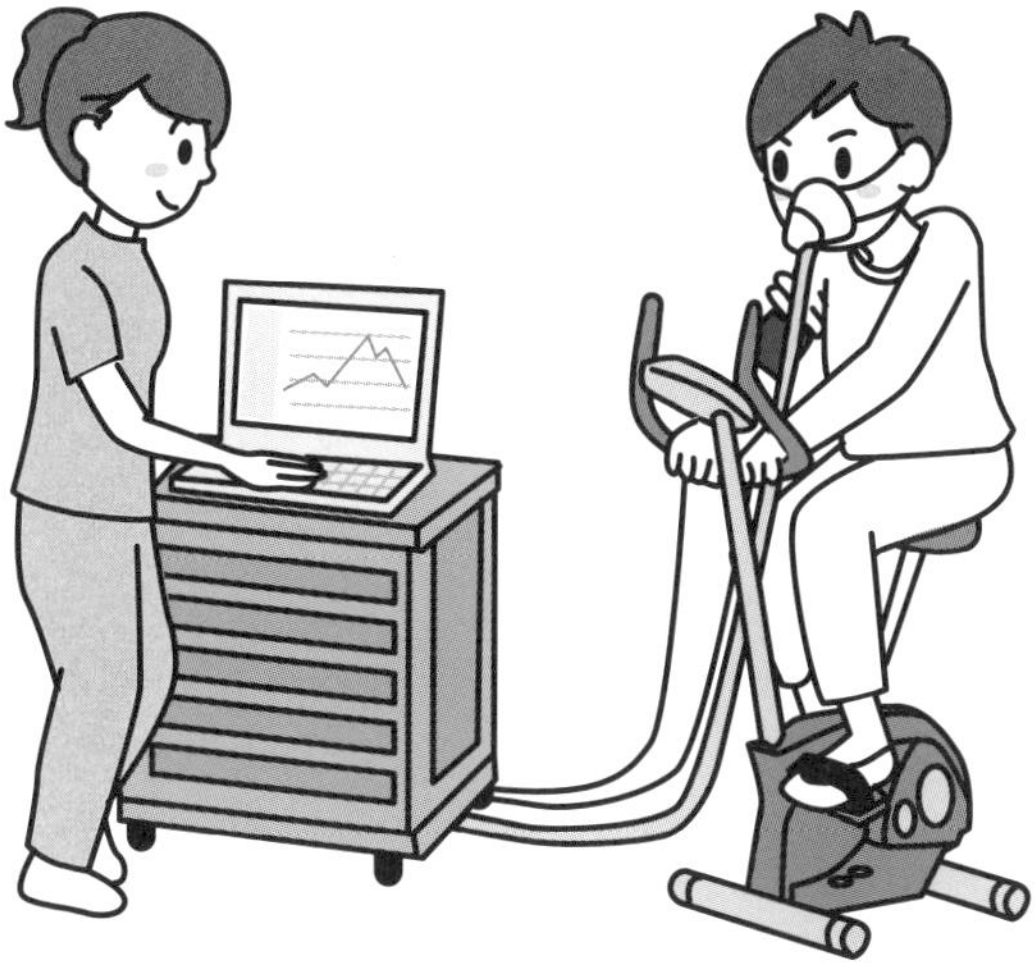

酸素と二酸化炭素濃度を測定しながらサイクリングマシンをこぐ検査です。当院では、その後は理学療法士の指導を受けながら実際に運動療法を経験してもらい、自宅で継続するよう指導しています。十分な効果を得るためには、1回20分以上、**週に3回以上**の運動療法が必要です。なお、必ず10分程度の準備体操をしてください。

心肺運動負荷試験を受けていない場合は、ややきついが30分以上続けられる運動（早歩きなど）を目安にしてください。

●診療部長/循環器内科統括部長
百瀬　智康

心臓リハビリの効果

Q 心筋梗塞後のため内服治療中です。心臓リハビリテーションを勧められ、外来通院で運動療法を始めました。ストレッチと軽い自転車こぎで、医療費もそこそこかかりますが、どの程度効果があるのでしょうか。（60代・男性）

A **適切な運動療法は効果絶大**

これまで心筋梗塞後の患者さんの外来治療は、内服薬と食事療法が中心でしたが、近年では運動療法を軸とした**心臓リハビリテーション**の有効性が注目されています。

心筋梗塞後の患者さんは動脈硬化が進行しており、心機能も低下している場合が多いので、心筋梗塞を発症していない人と比べると生存率が低くなります。しかし適切な運動療法を継続すると、**心筋梗塞を発症していない人と同等の生存率**になり、再入院も減らせます。また狭心症や心不全の患者さんに対しても、**運動療法は再入院や死亡率を減らす効果**があります。

ただし、運動がきつ過ぎると逆に心臓の負担になり、足腰を傷める心配もあります。この

心筋梗塞患者の心臓リハビリ効果（厚生省研究班による）

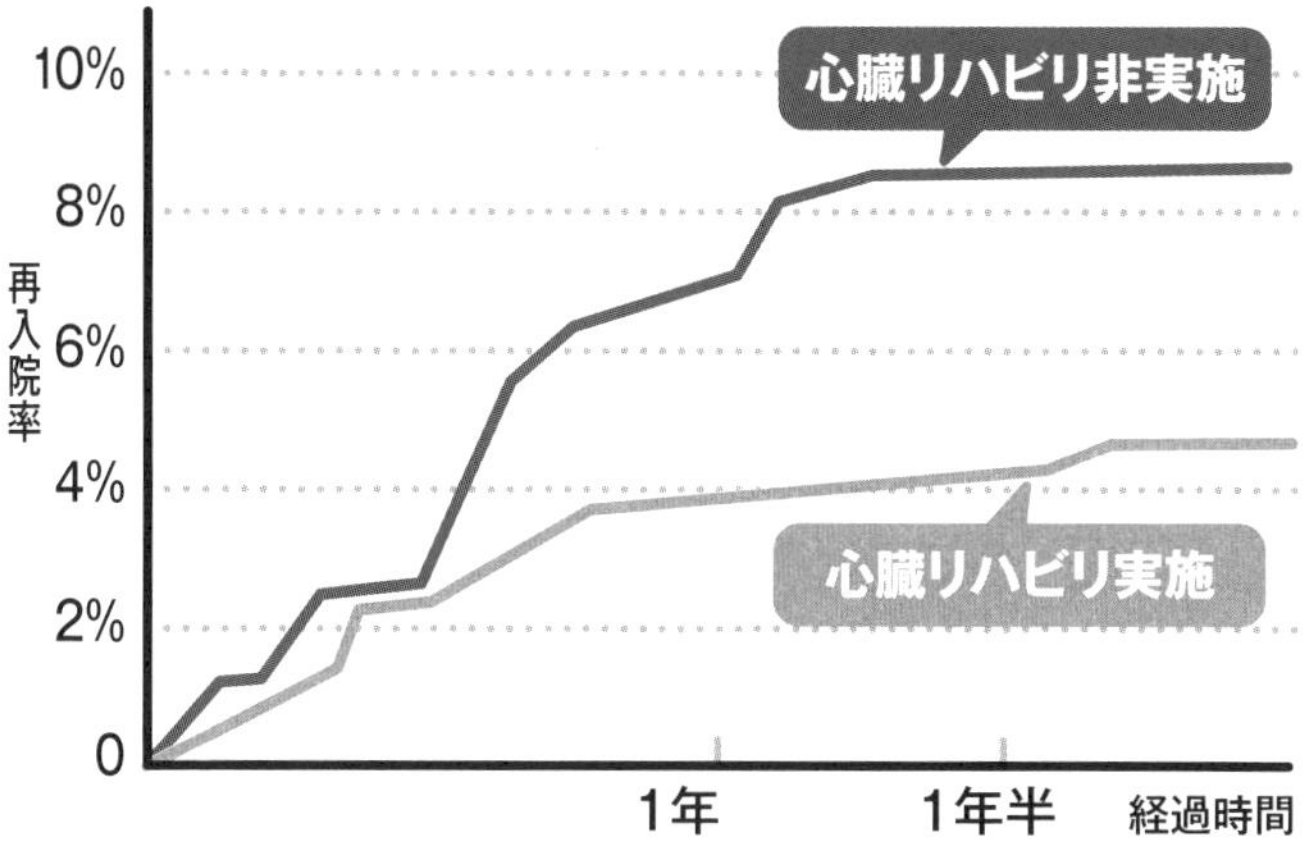

ため事前に運動負荷試験を行い、医師が適切な運動量を決めて、理学療法士の指導の下で運動療法を行います。

運動療法は**週3回以上**行わないと効果がありません。ただし、外来で運動療法を週に3回行うと医療費が6000円以上かかります（3割負担の場合）。数週間通院リハビリテーションを行って適切な運動量を覚え、その後は自宅で実施してもよいでしょう。心臓病に対する運動療法は効果絶大ですから、ぜひ継続してください。

●診療部長／循環器内科統括部長
百瀬 智康

高齢で手術を迷う大動脈弁狭窄症

Q

急ぎ足で歩くと息切れがあり、たまに胸が痛くなります。大動脈弁狭《きょう》窄《さく》症が見つかり新しい弁に換える以外に効果的な治療がないと言われました。高齢なので手術を受けるか迷っています。（80代・女性）

A

持病や生活年齢を考えて

大動脈弁狭《きょう》窄《さく》症は弁膜症の一種で、心臓の出口にある大動脈弁の開放が障害されて狭くなる進行性の病気です。主要な原因は加齢による弁の機能の低下で、高齢化の進行とともに近年増加している病気です。

症状を伴うほどに進行すると、近い将来、息切れが悪化して日常生活が困難になること、最悪の場合突然死に至ることもあります。薬での有効な治療はなく、狭窄した弁を新しい**人工弁**に換える以外に有効な治療はありません。

大動脈弁置換術が標準的な治療で、開胸や人工心肺（一時的に心臓を止める）を要する外

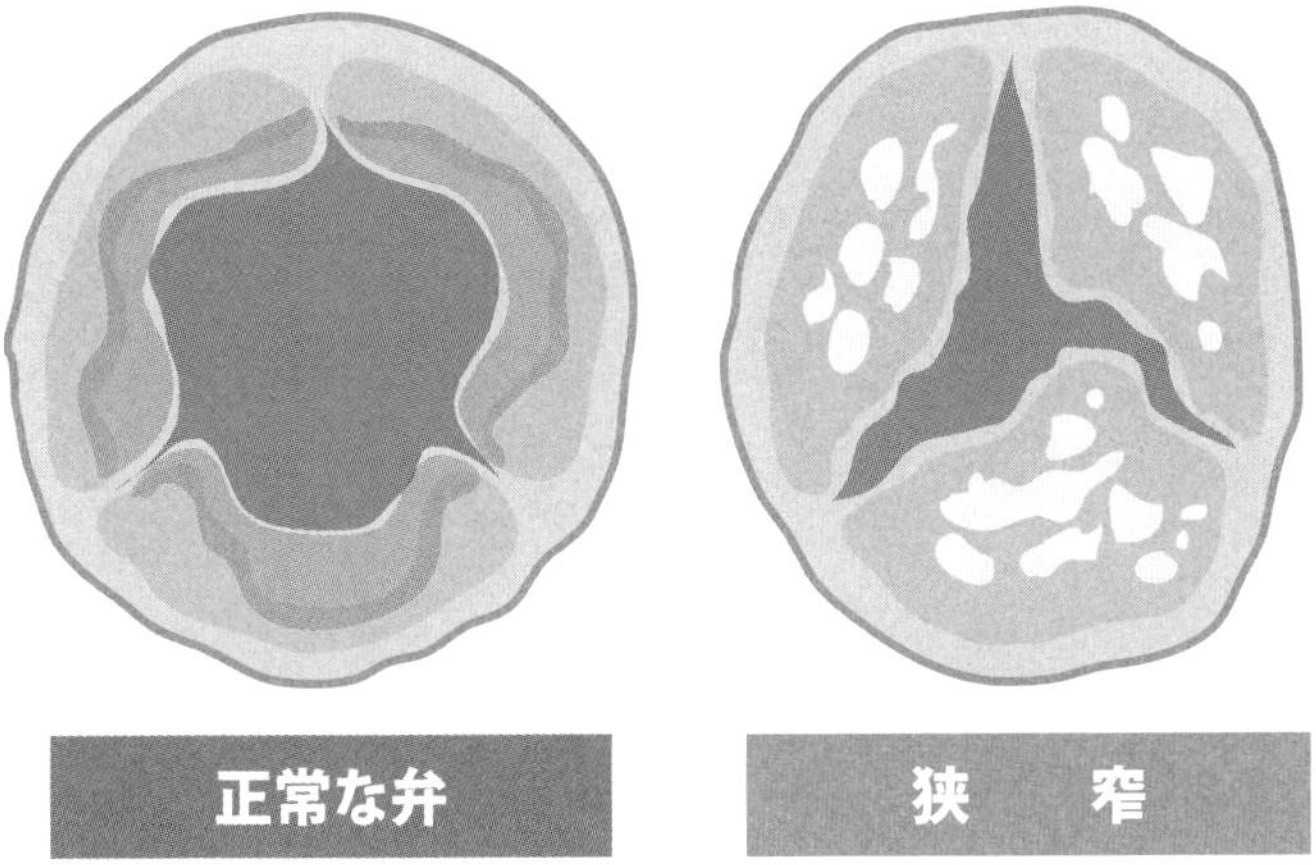

科的手術です。手術や周術期管理の進歩により、年齢が80代であっても、他の持病や生活年齢を考慮の上で、大動脈弁置換術が行われることも現在では珍しくありません。最近は、開胸や人工心肺を使用しない**経カテーテル的大動脈弁置換術**も普及し始めています。従来の手術が難しかったご高齢の方や、持病をお持ちの方にも治療が可能です。

大動脈弁狭窄症で自覚症状が出始めると、数年先に現在のように元気でいられることは難しいと考えられます。循環器内科または心臓血管外科の医師によく相談してください。

●循環器内科副部長　中嶋 博幸

MRI対応のペースメーカー

Q 主治医からMRI対応のペースメーカーを勧められています。どのようなものでしょうか。（60代・女性）

A **耐磁力型。安全施行へ主治医に相談を**

洞機能不全症候群、完全房室ブロック、徐脈性心房細動などで、脈がゆっくりになってしまい、失神やめまいなどの、脳貧血症状を起こす状態（アダムス－ストークス症候群）では、ペースメーカー植え込みが行われています。

MRI（磁気共鳴画像装置）は特に、整形外科や脳神経外科疾患で診断や治療に有用ですが、強い磁力を発生するために、従来のペースメーカーではMRI撮影が行えませんでした。この点を改良したのが**MRI対応型ペースメーカー**です。

植え込み方法は、従来のペースメーカーと同様で、左上胸部に5センチ程度の小切開を加え、右心房および右心室、あるいは右心室のみにリード（電線）を留置します。植え込み後

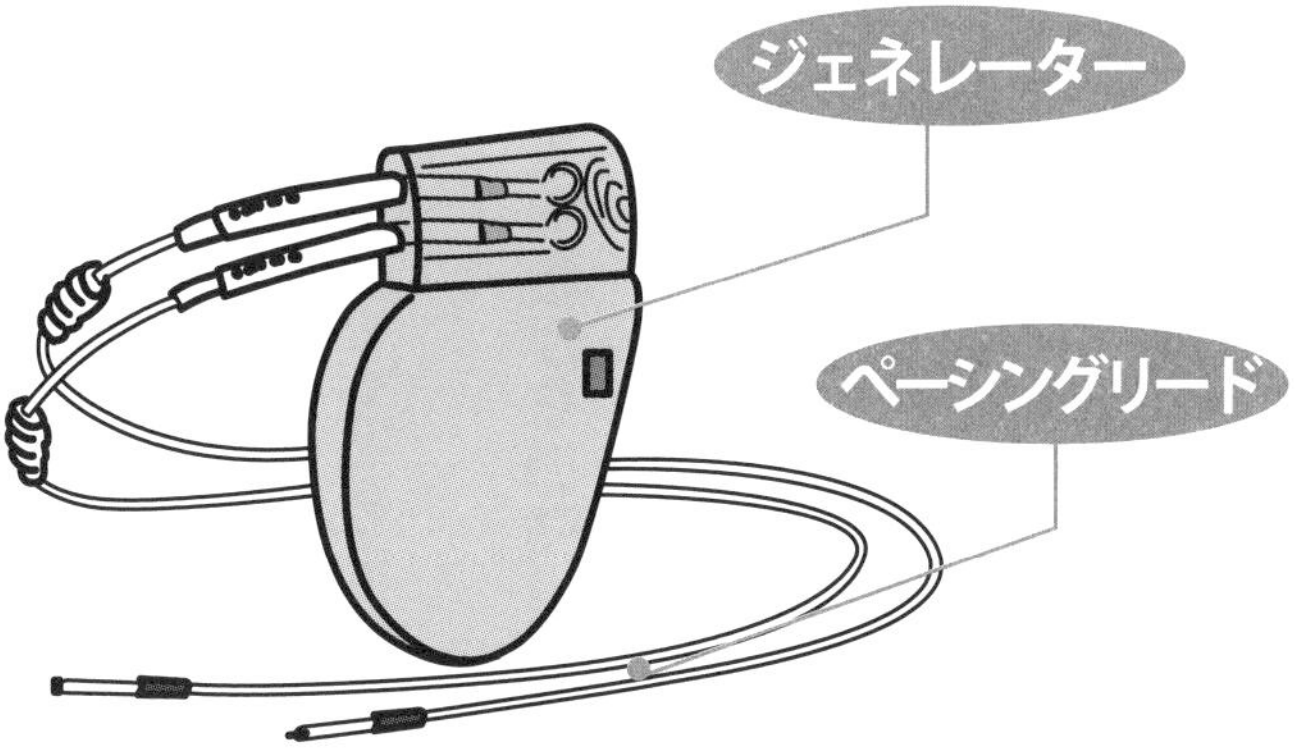

6週間を経過すると、MRI撮影が可能となります。

MRI撮影前に、ペースメーカーの設定を調節して検査を施行、終了後ペースメーカー設定を元に戻します。ペースメーカーの機種によって撮影できる装置の磁力の強度が、従来の1・5テスラまで、あるいは、最近導入されつつある3テスラまで可能などと決められています。

また、以前にMRI非対応のペースメーカーの植え込みを受けた人も、電池交換の際にMRI対応の電池を埋め込むことで、機種によってはMRI撮影が可能となりました。安全に施行するために、主治医とよく相談する必要があります。

●循環器内科部長　三澤 卓夫

MRI対応ペースメーカーへの交換

Q ペースメーカーを植え込んでいます。MRI対応のペースメーカーがあるそうですが、いま使っているものと交換できるでしょうか。（80代・女性）

A **従来機種からの交換は基本的にできない**

ペースメーカーは、電池を含む**ペースメーカー本体とリード（電線）で構成**されています。本体はリードを介して心臓の収縮を感知し、収縮回数が少ないとリードへ電気刺激を送り心臓を収縮させせます。一方、ＭＲＩ（磁気共鳴画像装置）は強い磁場と電波を使って画像を得る検査です。リードが発熱して心臓を傷めたり、リードに電流が発生し動作不良を起こす危険性があるため、ペースメーカー使用者にはＭＲＩ検査はできないとされていました。

近年、ＭＲＩ検査可能なペースメーカー本体とリードが登場し、当院でも現在ほぼ全例で使用しています。ただし、ＭＲＩの検査時にはペースメーカーの設定変更が必要で、危険な不整脈が発生する可能性もあります。このため認定施設でしか検査できません。

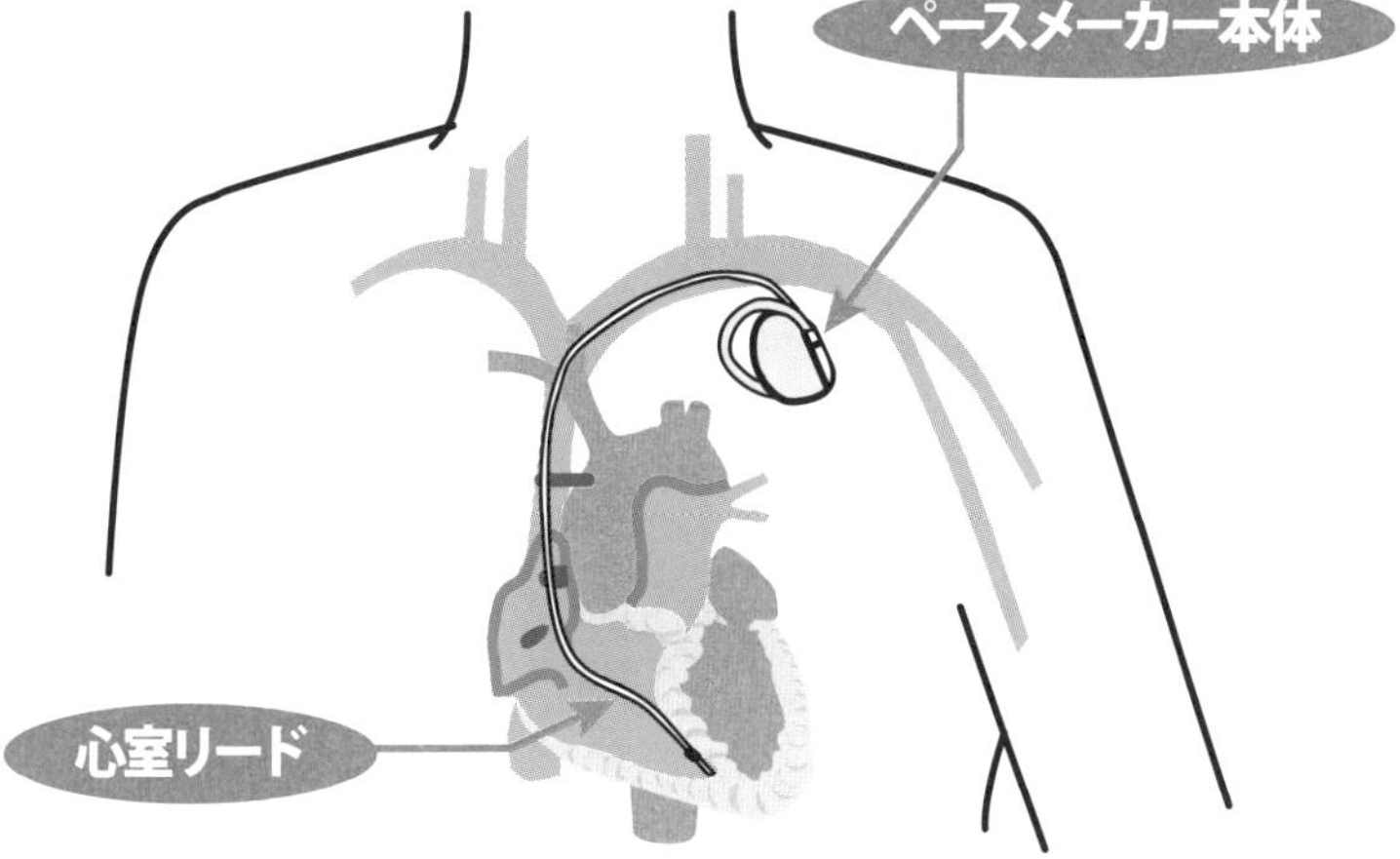

質問の件ですが、**ＭＲＩ非対応のリードが体内に残っているとＭＲＩ検査はできない**ため、リードの抜去《ばっきょ》手術が必要になります。しかし、この手術は合併症の危険性が大きく、リード感染など切迫した理由がない限り行いません。従って、残念ながら要望にはお応えできません。

●診療部長／循環器内科統括部長　百瀬 智康

肺がんに高価な薬が効く？

Q 肺がんに高価な薬が効くと新聞で読みましたが…。（50代・男性）

A **正確な診断で適正な使用を**

著名人のがんの報道が目立つようになり、がんに対する認識が高まってきています。近年のがん＝**悪性腫瘍**の治療は進歩していますが、依然日本人の死亡原因の第1位は**悪性腫瘍**です。その中で肺がんの死亡率はトップですが、禁煙率の向上と肺がん医療の進歩により、死亡率は減少傾向です。

肺がん診療の中でも治療薬の進歩は目覚しいものがあります。肺がん治療では進行度に合わせ、手術、放射線、化学療法、緩和ケアを選択します。この中で、切除不能肺がんの治療の中心は化学療法です。今までの化学療法は抗がん剤治療、いわゆる殺細胞性抗がん剤と分子標的薬でしたが、さらに**免疫療法**（**免疫チェックポイント阻害剤**）が登場しました。

免疫チェックポイント

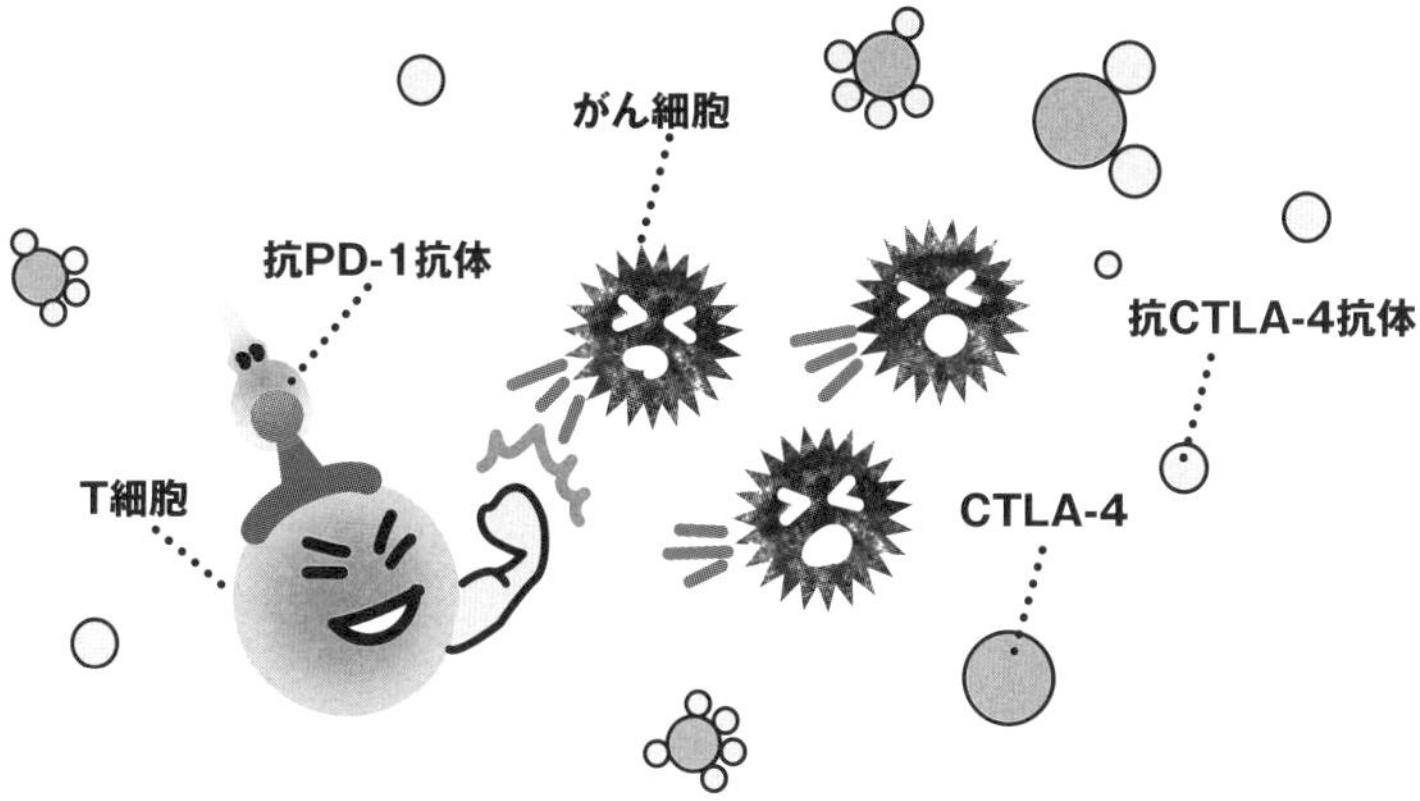

ここで大切なことは、新規の治療がすべての肺がんに有効であるわけではないということです。適正使用のためには今までの肺がん分類である組織型に加え、遺伝子変異の有無（ＥＧＦＲ、ＡＬＫ、ＲＯＳ－１など）と、がん細胞上に発現するタンパクＰＤ－Ｌ１の量を検討し、個別の最適な肺がん治療を選択します。

質問の治療は、**免疫チェックポイント阻害剤**のことだと思います。適応となる患者さんの選択には、正確な診断が必要です。適応のない治療は無効であるばかりでなく、時に有害な副作用をもたらします。**高価な薬＝効果が高いというわけではありません**。大切なことは、医学的根拠に基づいたガイドラインに沿った標準治療を受けることです。

●副院長／内科統括責任者　宮原　隆成

肺非結核性抗酸菌症とは

Q

エックス線検診で、肺非結核性抗酸菌症の疑いと言われました。どんな病気ですか。（50代・女性）

A

肺に起きやすい感染症。経過観察を

非結核性抗酸菌は、結核菌の仲間である抗酸菌に属する菌です。土壌や水中など、自然環境の中に広く存在します。結核菌と違い、人から人へは感染しません。非結核性抗酸菌にはたくさんの種類があり、人に病原性があるとされているものだけでも10種類以上があります。日本で最も多いのは**MAC菌**（マイコバクテリウム・アビウム・イントラセルラーレ）で、約80％を占めます。全身どこにでも感染症を起こす可能性がありますが、ほとんどは肺に病気を起こします。

自覚症状に乏しい疾患ですが、進行すると痰《たん》や血痰、咳《せき》などの症状を自覚することが多く、さらに進行すると、体重減少や発熱、呼吸困難を呈します。健康な人にも起こり得ます。診

CT検査の画像

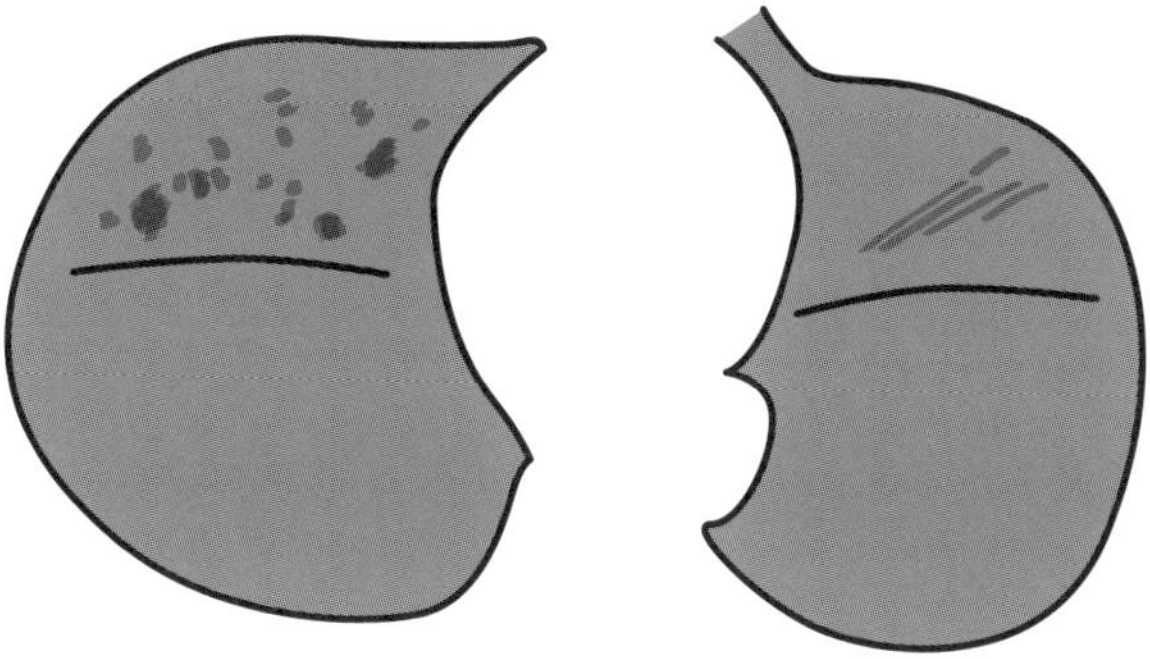

断はコンピューター断層撮影（ＣＴ）検査による画像所見と、喀痰からの非結核性抗酸菌検出によって行われます。治療は結核に準じて行います。

標準的な治療はクラリスロマイシン、リファンピシン、エタンブトール、ストレプトマイシンの４剤を同時に、約２年間にわたって併用する方法ですが、特効薬ではありません。単剤の投与は、耐性菌を生み出すため行ってはいけません。

いつ治療をするかは、ご本人の年齢や病気の進行の度合いによって変わってきます。診断されても、すぐに治療が必要なわけではありません。呼吸器科医に受診し、しっかり経過観察してもらうことをお勧めします。

●呼吸器内科部長　横関　万里

COPDとは

Q COPDとはどんな病気ですか。（70代・男性）

A **長期の喫煙で生じる肺の炎症性疾患。併存症も**

COPDは、**慢性閉塞《へいそく》性肺疾患**（chronic obstructive pulmonary disease）のことで、たばこの煙を主とする有害物質を長期に吸入曝露《ばくろ》（吸い込んで、さらされること）することによって生じた肺の炎症性疾患です。**長期の喫煙歴**があり、**慢性咳嗽《がいそう》**（長引く咳、痰を吐《は》く）や、**労作時呼吸困難**（体を動かした時の呼吸困難）があればCOPDを疑います。

確定診断には呼吸機能検査が必要です。努力性肺活量（肺一杯に息を吸い込み一気に息を吐き切った時の空気の量）と、1秒量（その時に最初の1秒間で吐ける量）を測定し、その比率である1秒率（1秒量÷努力性肺活量）が、気道の狭くなっている状態（閉塞性障害）の目安になります。気管支拡張薬を吸入した後の1秒率が70％未満で、閉塞性障害を来たす

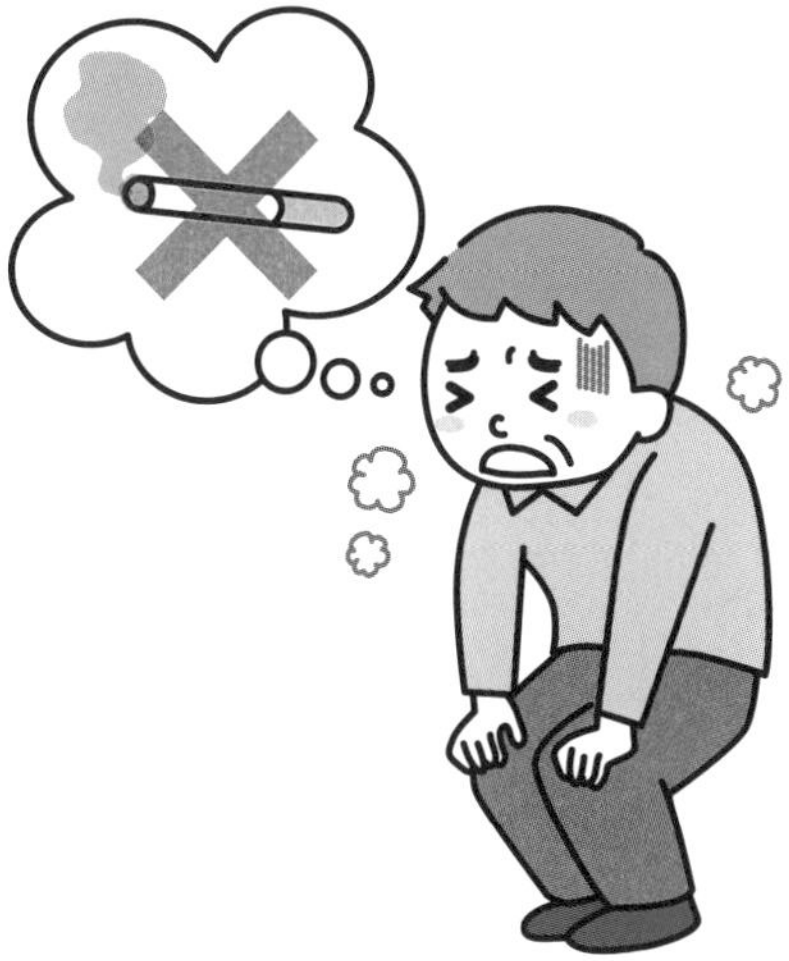

その他の疾患を除外できればCOPDと診断します。重症例では胸部レントゲン写真で肺の透過性亢進《こうしん》や過膨張所見が認められます。
COPDは骨格筋の機能障害、栄養障害、骨粗しょう症などの併存症を伴う全身性の疾患であり、併存症も含めた病状の評価や治療が必要になります。
治療の基本は禁煙です。重症度に応じて気管支拡張剤、在宅酸素療法等を組み合わせて治療します。悪化を避けるために、インフルエンザワクチンや肺炎球菌ワクチンの接種が勧められます。また、呼吸リハビリテーションも有効です。心配でしたら専門医に相談してください。 ●呼吸器内科部長　横関 万里

「食事は野菜を先に」の効果は？

Q 最近、野菜から食べ始める食習慣について、よく耳にします。家でも妻が先に野菜を食べるよう、うるさいくらい言いますが、本当に効果があるのでしょうか。（50代・男性）

A **最初に野菜を食べて糖や脂肪の吸収を抑える**

農耕民族だった日本人は、穀物中心で肉などはあまり食べない高炭水化物・低脂肪の食生活でした。しかも、とても働き者だったので、炭水化物から得たエネルギーをどんどん消費し、インスリンが少量で済む生活を送ってきました。

しかし、高度経済成長期に入って食生活が欧米化し、モータリゼーションの普及で運動量も減ったのに、インスリン分泌量が少ない――という体質は、簡単に変わるものではありません。また、ご飯とおかずを交互に食べるという風習は、米は豊富だが、おかずが少なかった時代の名残ともいえます。

現代では糖尿病や肥満を予防するために、**最初に野菜を食べて糖や脂肪の吸収を抑え、**次

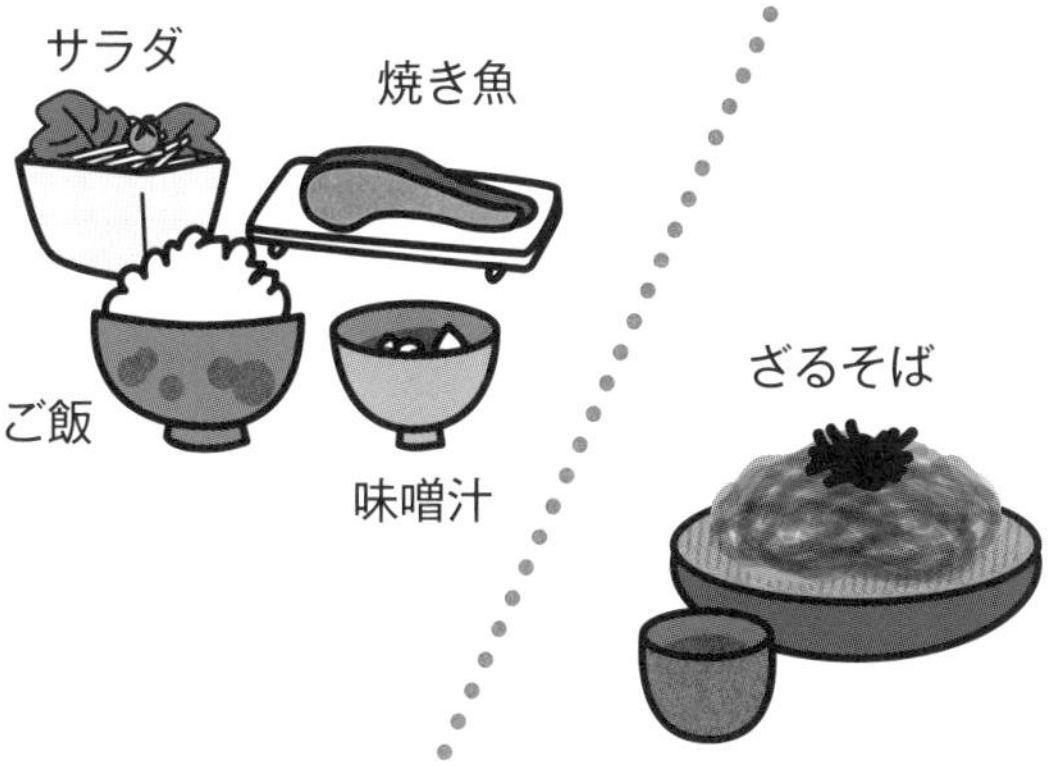

に魚や肉を食べて体内のインクレチンを増加させてインスリン分泌の準備を整える。その後に穀物類を食べて血糖値の急激な上昇を抑える――という食べ方が提唱されています。

健診などで血糖値が110㎎以上、もしくは、ヘモグロビンA1cが6・0％以上を指摘されている方は、特に注意が必要です。昼食はそばかうどんで軽く済ませようとか、おにぎりかサンドイッチで簡単に済ませようとするのは、最初から炭水化物を摂取してしまうことになり、かえって逆効果になりかねません。

●副院長／消化器内科統括部長　新澤 真理

胃炎は放っておいても大丈夫？

Q

毎年胃カメラ検査を受けています。症状はないのですが、いつも胃炎と言われます。特に治療は必要ないとのことですが、放っておいていいのでしょうか。（50代・女性）

A

ピロリ菌感染の有無の確認を

胃炎とはさまざまな原因で、胃に炎症が起きている状態です。内視鏡検査（胃カメラ）で診断しますが、見た目での判断のため、医師によって診断が多少異なることもあります。萎縮性胃炎、表層性胃炎、いぼ状胃炎、びらん性胃炎など、「胃炎」には病名が多数ありますが、病的な意味に乏しい状態でも胃炎と判断されることがあります。上腹部痛などの症状を伴う潰瘍《かいよう》と異なり、胃炎では治療を必要としないことも少なくありません。

一方、現在症状がなくとも将来的に病気につながる可能性のある胃炎もあり、治療が望ましい場合もあります。**慢性萎縮性胃炎**、**鳥肌胃炎**などは、**将来的に胃がん発生の可能性**があります。

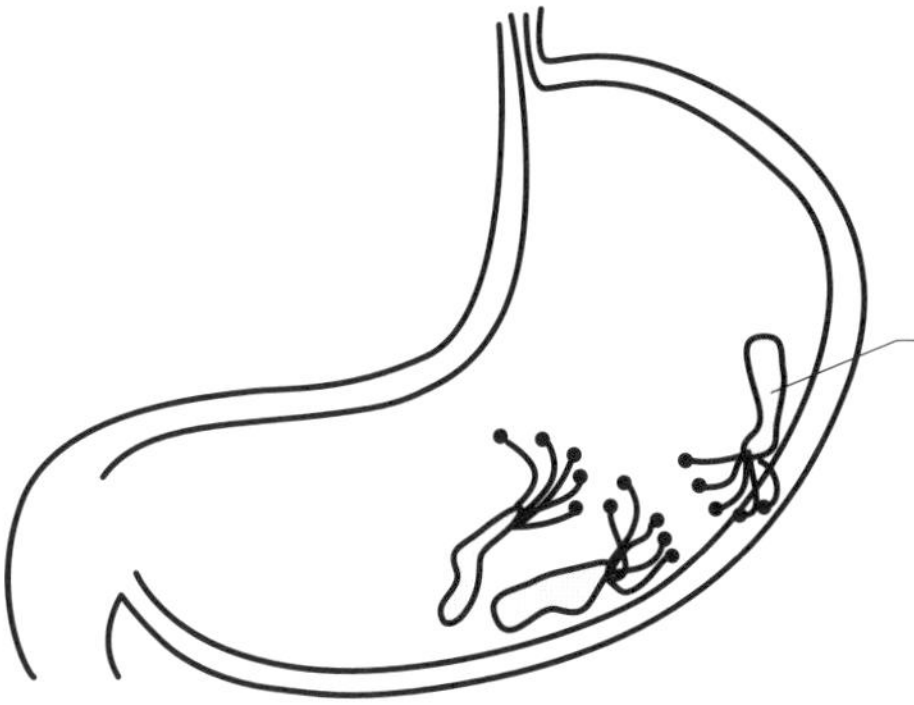

これらの深刻な胃炎は、**ヘリコバクター・ピロリ菌**という細菌の感染によって起こります。ピロリ菌は内服薬で退治することができ（除菌療法）、除菌が成功すれば胃がんの発生率が低くなることが分かっています。

まず、自分の胃炎がピロリ菌感染の胃炎かどうか、確認することをお勧めします。ピロリ菌感染の胃炎であった場合、担当医と除菌療法を相談してみてはどうでしょうか。

●診療部長／消化器外科統括部長　中田 岳成

ピロリ菌除菌ができないと言われた

Q 人間ドックで「ピロリ菌陽性」と判定されたため、除菌療法を受けるつもりで主治医に相談したところ、逆流性食道炎で治療中だから適応がない、と断られてしまいました。このままピロリ菌を放置しておいてもよいのでしょうか。（70代・女性）

A **逆流性食道炎の治療を優先するため**

ピロリ菌が長く胃に感染していると**胃がんが発生しやすくなる**ことが分かり、除菌療法が積極的に行われています。しかし、除菌によって胃がんが十分に予防できるのは、統計的には50歳前後までとされています。ただし、ピロリ菌が胃の中に残っていると胃炎がだんだんに進行していくため、胃炎の治療目的で除菌療法を行うことは、理論上は何歳になっても可能です。

質問の方は、**逆流性食道炎**のため**プロトンポンプ阻害薬**で治療中と思われます。ピロリ菌は胃酸を中和して胃内で生息しているため、除菌してしまうと胃酸の分泌が高まり、**逆流性**

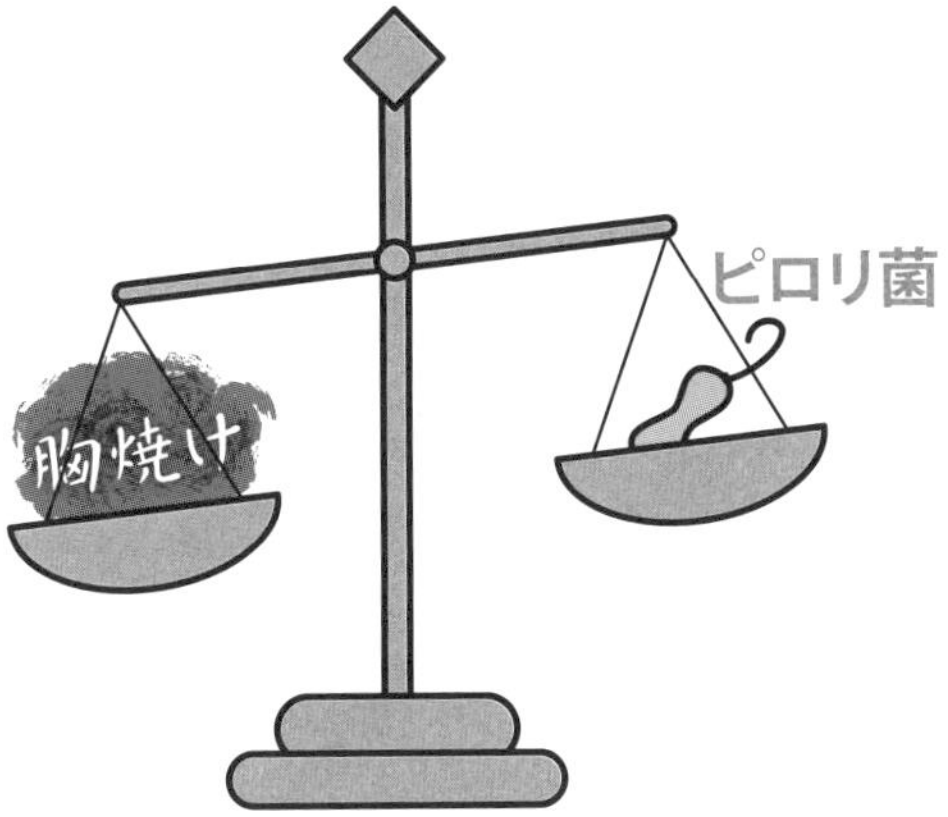

食道炎が悪化する可能性が想定されます。

また、プロトンポンプ阻害薬の内服中は除菌の効果判定ができないため、除菌後は4週間、同阻害薬を休薬する必要があります。この間、逆流性食道炎の症状に悩まされることになりかねません。

同阻害薬を内服していると、ピロリ菌が胃に定着しにくくなるという効果もあるため、高齢で、かつ逆流性食道炎で治療中の人は、無理にピロリ菌の除菌を考えずに、プロトンポンプ阻害薬を内服しながら年1回、胃カメラの検査を受けていくのがよいと思います。

●副院長/消化器内科統括部長　新澤 真理

機能性ディスペプシアとは

Q 食後にみぞおち辺りの不快感があり、近くの医院で胃カメラ等の検査を受けたところ、機能性ディスペプシアと言われました。よく分からないので教えてください。（60代・男性）

A **主に胃の機能性異常。生活習慣の是正も大切**

ディスペプシア（Dyspepsia）は、英語の意味としては**消化不良**、**胃弱**の意味です。**機能性ディスペプシア**とは、症状に心窩部痛《しんかぶ》（みぞおちの痛み）やもたれ、腹満感など（消化不良症状）があり、胃カメラ検査や腹部超音波検査などをしても**器質的な異常がなく**、**機能的な異常が原因疾患**と考えられています。

機能的な異常が原因の疾患を機能性消化管障害と呼び、代表する二大疾患が、**過敏性腸症候群**と**機能性ディスペプシア**です。過敏性腸症候群は主に**大腸の機能的な異常**、機能性ディスペプシアは**主に胃の機能的な異常**です。機能性ディスペプシアの病態は単純ではなく、①**消化管の運動機能異常**②**内臓知覚過敏**③**心理的因子等**――が重要です。

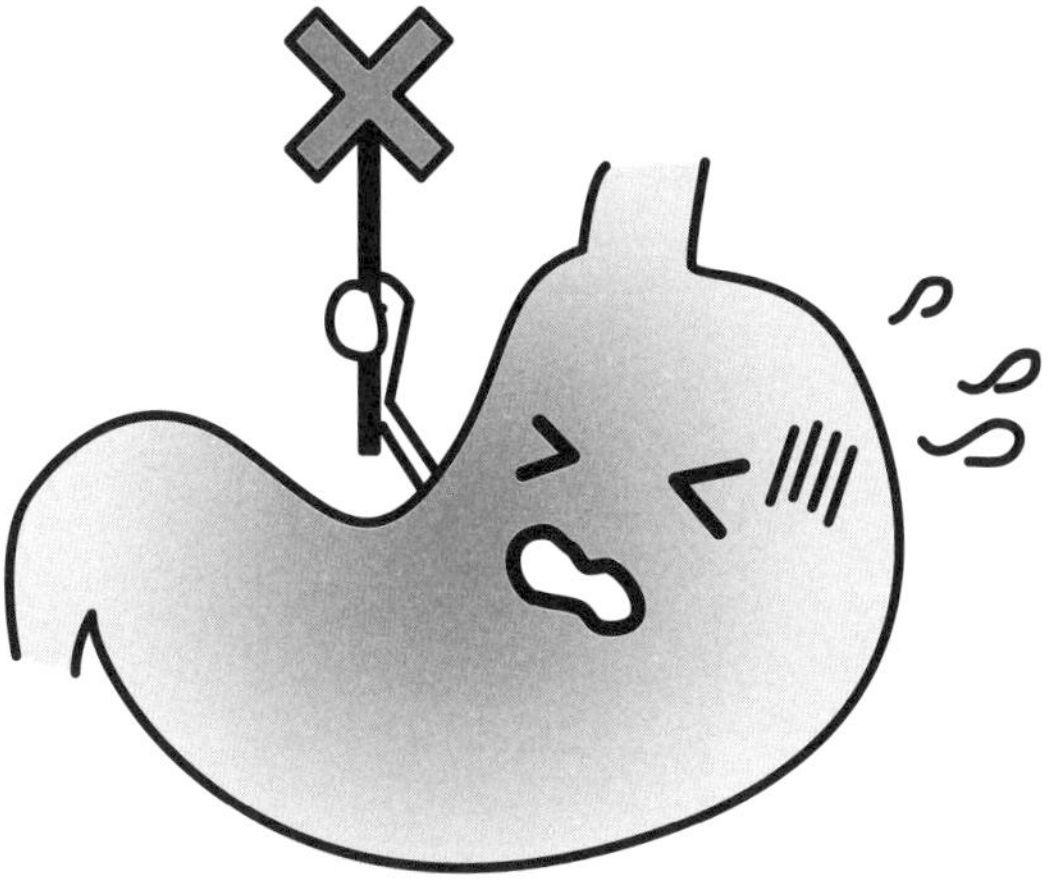

治療薬剤は、**消化管運動調節剤**や**酸分泌抑制剤**などが主体となります。ストレスの要因が大きい場合は、**安定剤**も使用します。

しかし薬剤に頼るのでなく、発症要因としての**生活習慣の是正が大切**です。胃に負担をかける**食べ過ぎ、飲み過ぎ、早食い、不規則な生活、喫煙などを避けましょう**。清涼飲料水やアルコールなどの**飲み物を控えることも大切**です。ストレスの緩和には、**十分な睡眠や運動をすること**も勧められています。

●若穂病院長／若穂病院外科部長　熊木 俊成

早期胃がんで手術は必要？

Q 人間ドックで早期胃がんと診断されました。外科手術を受けなければいけないのでしょうか。（60代・男性）

A

内視鏡的粘膜下層剥離術が適用可能

胃がんとは胃の粘膜にできた悪性腫瘍のことをいいます。胃がんは日本人に多く、大腸がんに次いで2番目に多いがんです。

早期胃がんと**進行胃がん**の大きく二つに分けられます。胃壁は内側から、粘膜、粘膜筋板、粘膜下層、筋層、漿《しょう》膜層の順に層を形成しています。がんの浸潤は胃壁の内側から進みますが、粘膜下層までにとどまっているものを**早期胃がん**といいます。

内視鏡の発達などにより、胃がんの約50％が早期がんとして見つかるといわれています。旧来は胃がんと診断された場合、早期であったとしても外科手術が必要なことが大半でした。しかし近年、早期胃がんに対して**内視鏡的粘膜下層剥離術（ＥＳＤ）**が開発されました。体

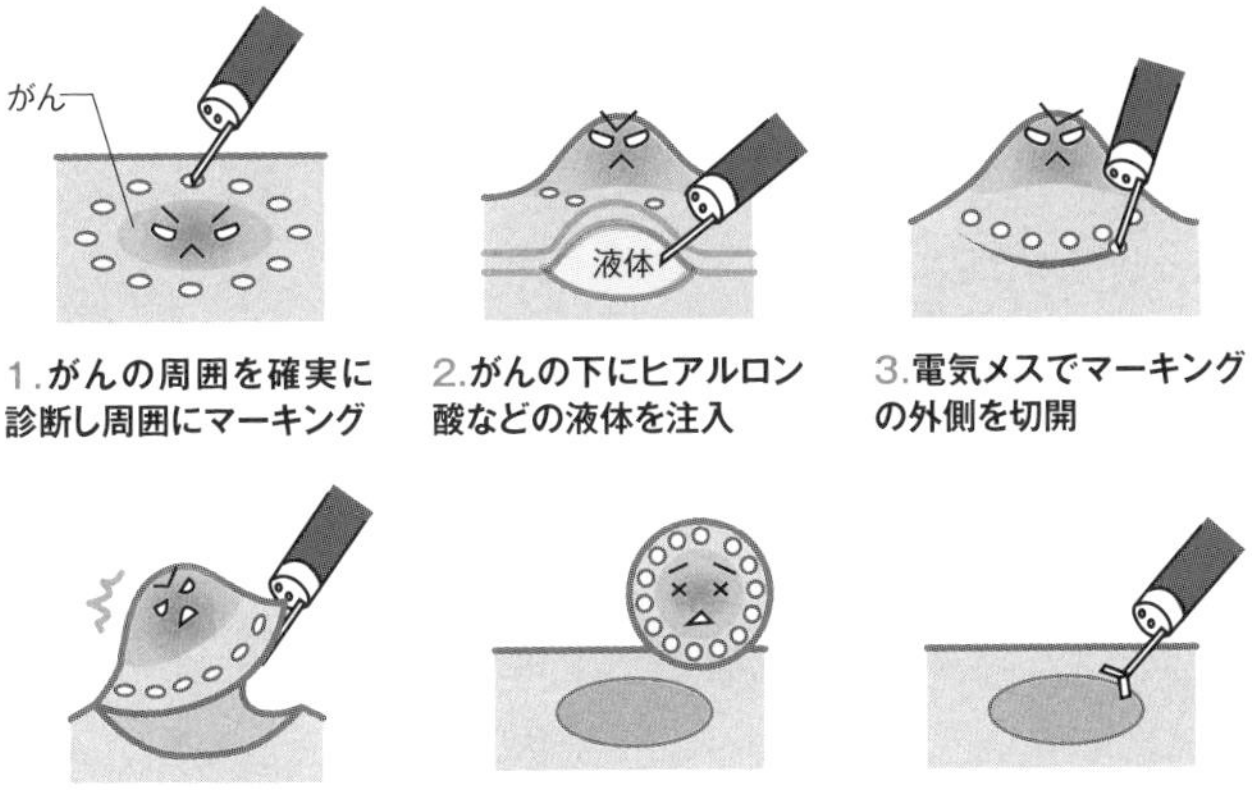

1.がんの周囲を確実に診断し周囲にマーキング
2.がんの下にヒアルロン酸などの液体を注入
3.電気メスでマーキングの外側を切開
4.がんの下を電気メスで剥離
5.完全に剥離し、確実に切除完了
6.切除部に出血があれば止血し、がんを回収

表に全く傷はつくらず、内視鏡の先端から専用の電気メスを出して、少しずつ病変を剥がしていくことで、がんの部位のみを切除することが可能になりました。

深達度の浅いがんなら、どんな大きさのがんでもESDを行うことができます。また、ESDは臓器をそのまま温存することができるため、術後しばらくすると食生活は元通りできるようになります。

早期胃がんのほとんどが無症状です。ESDで治療できる早期段階で発見するために、人間ドックなどによる定期的な内視鏡検診をお勧めします。　●消化器内科部長　前川 智

自宅で胃ろう？

Q 父が脳梗塞になり、食事がとれない状況です。自宅に連れて帰りたいのですが、経管栄養が必要と言われました。胃ろうについて教えてください。（60代・男性）

A **直接胃の中へ栄養投与。患者や介護の負担少なく**

胃ろうとは、病気で口から食事をとりづらい人や、食べられてもむせて肺炎などを起こしやすい人に、直接胃に栄養を入れる栄養投与の方法です。事前に経鼻栄養を行い、問題のない人には主に内視鏡を使ってお腹に投与する〝口〟を造ります。これを胃ろうと呼びますが、一般的に、**栄養投与の方法**の意味で使用されています。

胃ろうは、いくつかある栄養管理法の一つで、鼻からのチューブに比べ、患者さんの苦痛や介護者の負担が少ないという利点があります。交換は半年に1回程度です。鼻からのチューブだと2週間に1回の交換ですが、胃ろうの場合は**喉などにチューブがない**ため、**食べるリハビリや言語訓練が行いやすい**という利点があります。

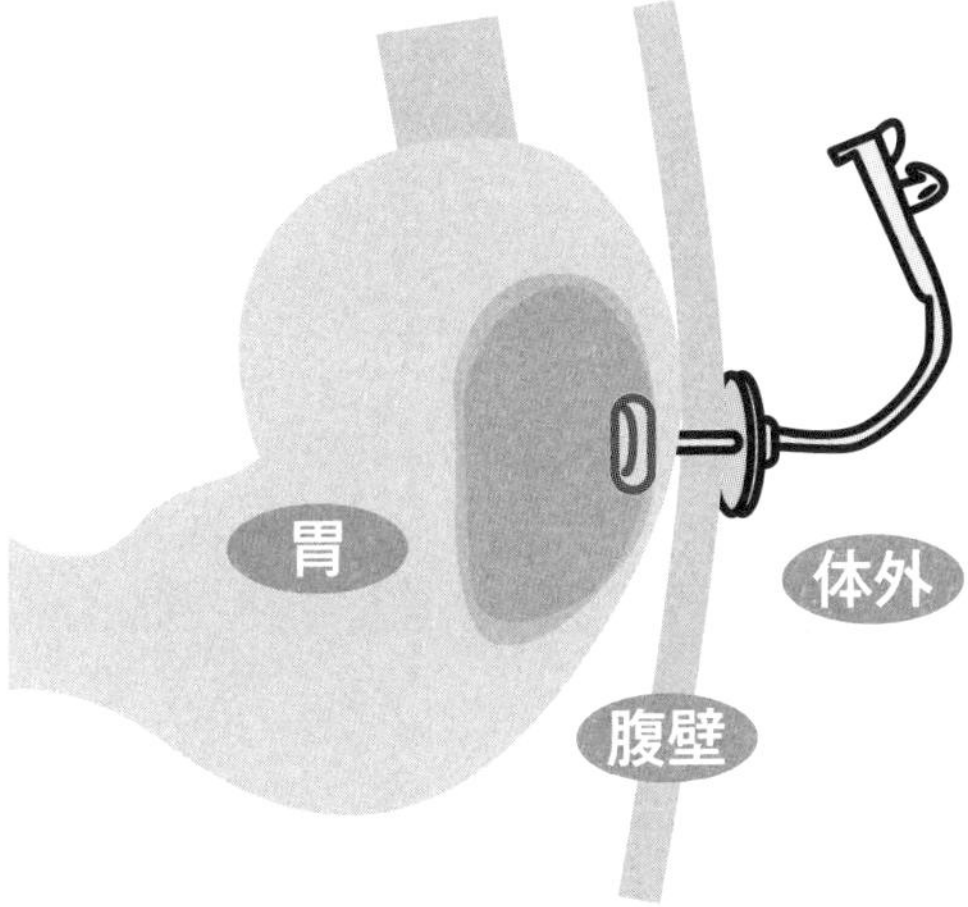

実際、経鼻から胃ろうに変わることで、表情が穏やかになり、状態が改善してとてもよく話せるようになる人も見られます。栄養管理の方法では、ほかに点滴もありますが、胃ろうは**自分の消化管を使用して栄養をとれますので、より生理的**であるといわれています。

胃ろうから注入する栄養剤も、液体のものから半固形のものまで多岐にわたってきています。**半固形流動食の短時間注入**という方法も開発されています。在宅での半固形流動食指導は評価されていますので、胃ろうでの在宅介護も考えてあげてください。

●若穂病院長／若穂病院外科部長
熊木　俊成

胃を切った後の食事が心配

Q 胃を切った後に、残った胃は大きくなるのですか。術後の食事が心配です。(60代・男性)

A **無理せず、おいしく楽しく食べる工夫を**

残念ながら**大きくはなりません**。以前と同じように食べることはできませんが、**食べ方を工夫することで食べる楽しみを取り戻す**ことはできます。無理せず、**自分なりの対応を見つけていく**ことが重要です。

胃の主な役割は、食物を一時的に蓄え、消化吸収されやすいようにし、少量ずつ十二指腸に送ることです。また、造血に関係する鉄やビタミンB12の吸収を補助しています。

胃が切除されると、これらの機能が障害されるため、ダンピング症候群、逆流症状、貧血といった症状が出現することがあり、食生活を大きく変化させることとなります。

食生活での注意点としては、①1回の食事量は無理せず少なめにし、たくさん食べられな

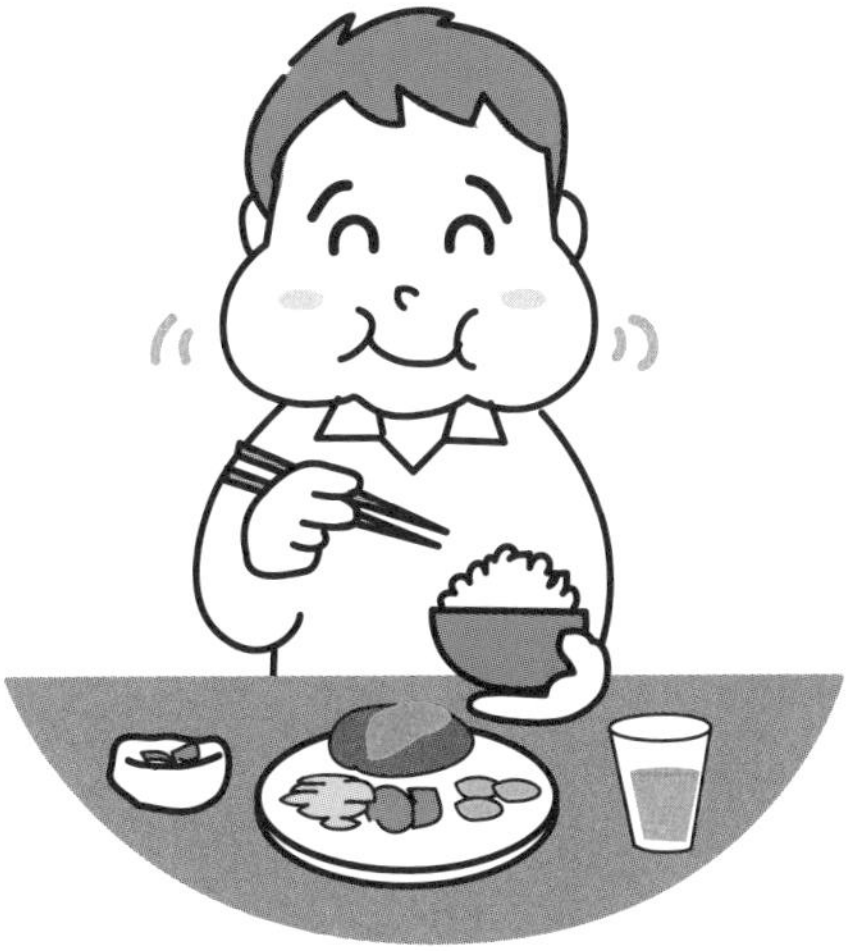

いときには回数を多くする、②**よくかんで消化を助け**、**ゆっくり食べる**（少しずつ送り出す）、③体調が良いからといって、**食べすぎない**ように気をつける――などがあります。何を食べてもよいのですが、体の状態に合わせて段階的に進めることも重要です。

食事に限らず、工夫しながらできることを少しずつ生活に取り入れ、慣らしていきましょう。また、散歩など毎日の軽い運動によって体力の維持に努めることも大切です。

最も大切なことは、**おいしく**、**楽しく食べる**ことです。**バランスの良い食事**を心掛け、**無理をせず**、自分なりの対応を見つけていきましょう。

●消化器外科部長　沖田浩一

胆のうに石があると言われた

Q 人間ドックで胆のうに石があると言われました。治療が必要でしょうか。（30代・女性）

A 経過を見て、症状あれば手術も

症状がない場合は、**経過を見てもらって大丈夫**です。

肝臓では、脂肪やタンパク質などの消化を促す**胆汁**という消化液がつくられています。胆汁は肝臓から送り出されて、胆管という管を通り、胆のうにいったん蓄えられて濃縮されます。食事をとると胆のうは収縮し、胆汁を胆管から十二指腸に送り出して脂質やビタミンの吸収を助けます。

胆汁の通り道で、何らかの原因で固まってしまったものが**胆石**です。日本人の成人は、約10％に胆石があるといわれ、中年以降に多く、女性は男性より2倍多いといわれています。肥満や過食、不規則な食生活、ストレスなどの生活習慣が影響してい

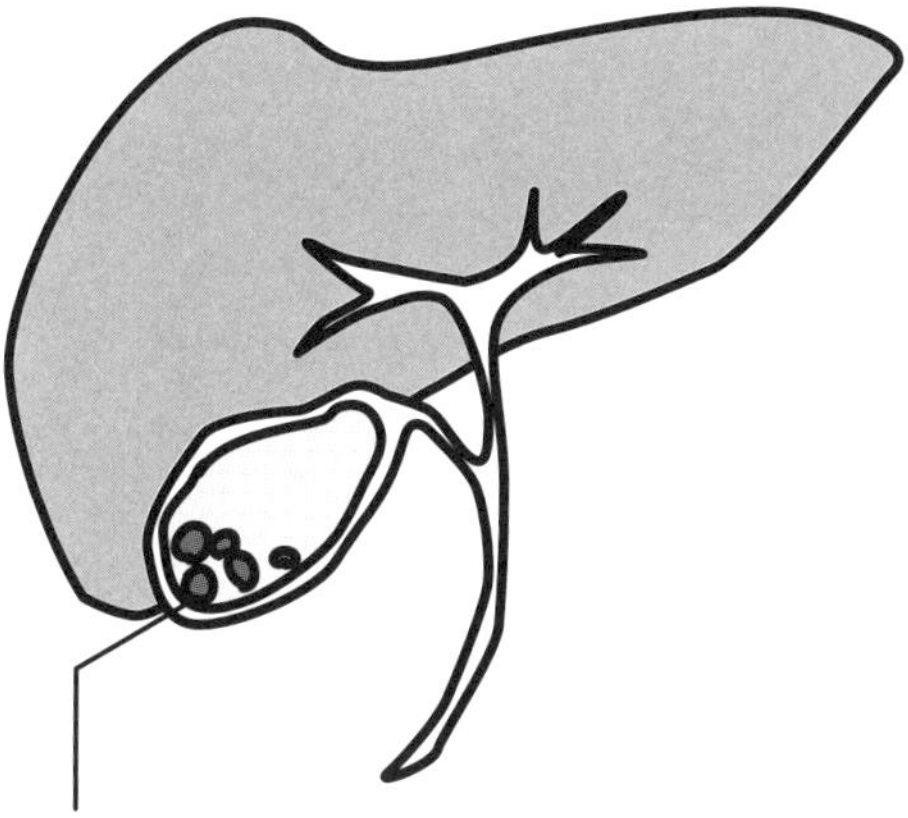

るといわれています。

胆のうに石がある場合に**腹痛**（右上腹部やみぞおち）や**黄疸**《おうだん》（皮膚や白目が黄染する）、発熱といった症状が出ることがあります。症状のある人への第1選択の治療法は**胆のう摘出術**です。近年行われてきている腹腔鏡手術は、従来の開腹手術に比べ、お腹の傷が小さくて手術後の回復も早く、早期に退院・社会復帰が可能です。ただし、腹腔鏡手術が行えないこともありますので、専門医と相談してください。

症状がない場合でも、結石の状態および胆のうの壁の状態を把握するために、定期的（半年～1年）に検査を受けることをお勧めします。

●消化器外科部長　沖田 浩一

血管の中からのがん治療

Q 私の父に肝臓がんが見つかりました。手術は厳しいため、血管の中から肝臓がんを治療する方法を勧められました。どのような治療ですか。（40代・女性）

A ## 抗がん剤注入やがんへの栄養補給を止める

肝臓がんの治療は、大きく四つに分けられます。**手術**、**局所療法**（ラジオ波焼灼《しょうしゃく》療法など）、**肝動脈化学塞栓《そくせん》療法**、**分子標的治療**です。どの治療を選択するかは、患者さんの年齢や肝機能、がんの個数・大きさ・場所などを考慮して判断されます。

血管の中から肝臓がんを治療する方法は、肝動脈化学塞栓療法と呼ばれており、肝臓内のがんが多かったり、その他の理由で手術や局所療法が行えなかったりする患者さんでも可能な、体への負担が比較的少ない治療です。

足の付け根の動脈（大腿《だいたい》動脈）からカテーテルと呼ばれる細い管を入れ、肝臓がんに近い動脈から抗がん剤を流したり、がんへ栄養を送る血管を薬剤でふたをしたりすることで、が

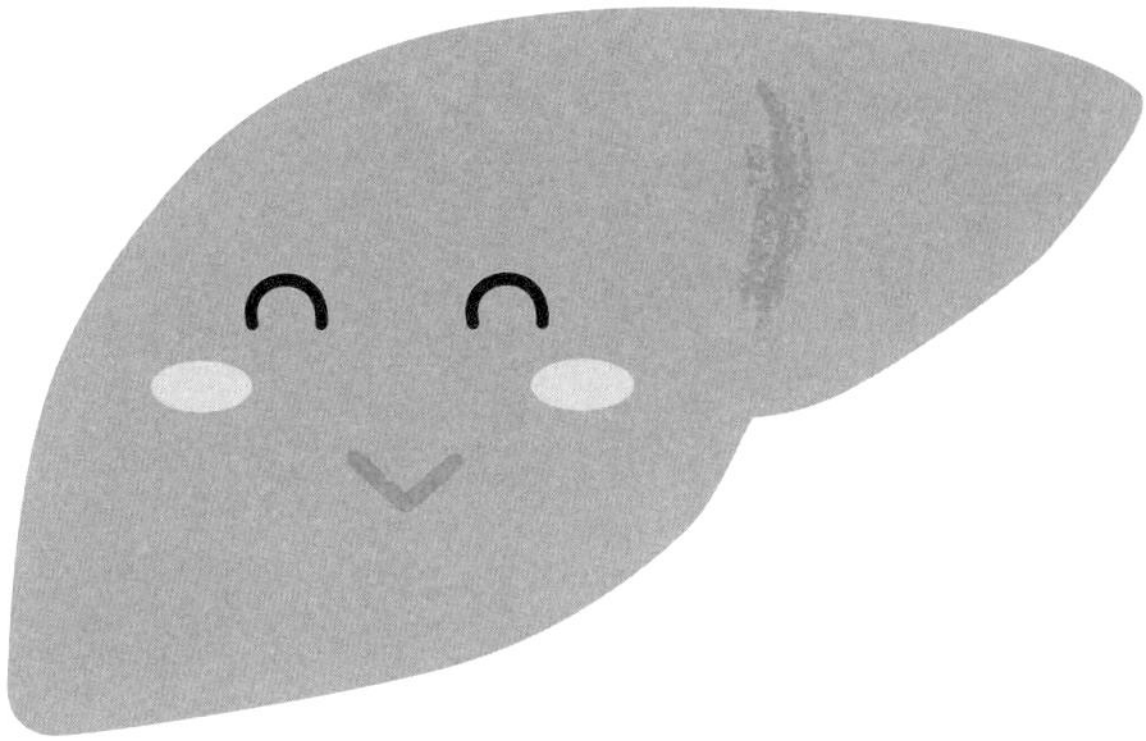

んへの栄養や酸素供給を絶つ、いわゆる〝兵糧攻め〟のような治療です。

肝臓がんは、その大半が肝動脈から栄養を得ていますが、正常の肝細胞はおよそ8割が門脈から、2割が肝動脈から栄養を得ています。そのため、肝動脈を閉じても正常な肝細胞は維持されるという仕組みです。副作用として、腹痛、発熱、吐き気、食欲不振などがありますが、通常数日で治ります。

●放射線科部長　村田 理恵

大腸憩室症は手術が必要?

Q 大腸憩室《けいしつ》症と診断され、手術が必要になる可能性があると説明されました。手術をしないで治す方法はありますか。(30代・男性)

A

症状が悪化し腹膜炎・腸閉塞の場合は手術も

大腸憩室とは、大腸粘膜の一部が袋状に外側に突出した状態のことで、**それが多発した状態を大腸憩室症**といいます。近年、食習慣や生活様式の欧米化に伴い、日本人でも増えています。比較的高齢者に多い病気ですが、若い方でもしばしば発見されます。

原因として、大腸内圧の上昇が挙げられます。肉食が多く、食物繊維の摂取量が減少すると、便秘や腸管のれん縮(けいれん性の収縮)、ひいては腸管内圧の上昇を起こしやすくなると考えられます。加齢による腸管壁の脆弱《ぜいじゃく》化も関与します。

多くの方は無症状のまま経過しますが、時に**腹痛**、**発熱**、**血便**などの症状を起こします。憩室出血や憩室炎が10~20%の頻度で発生し、進行すると穿孔《せんこう》(穴が開く)、穿孔性腹膜炎

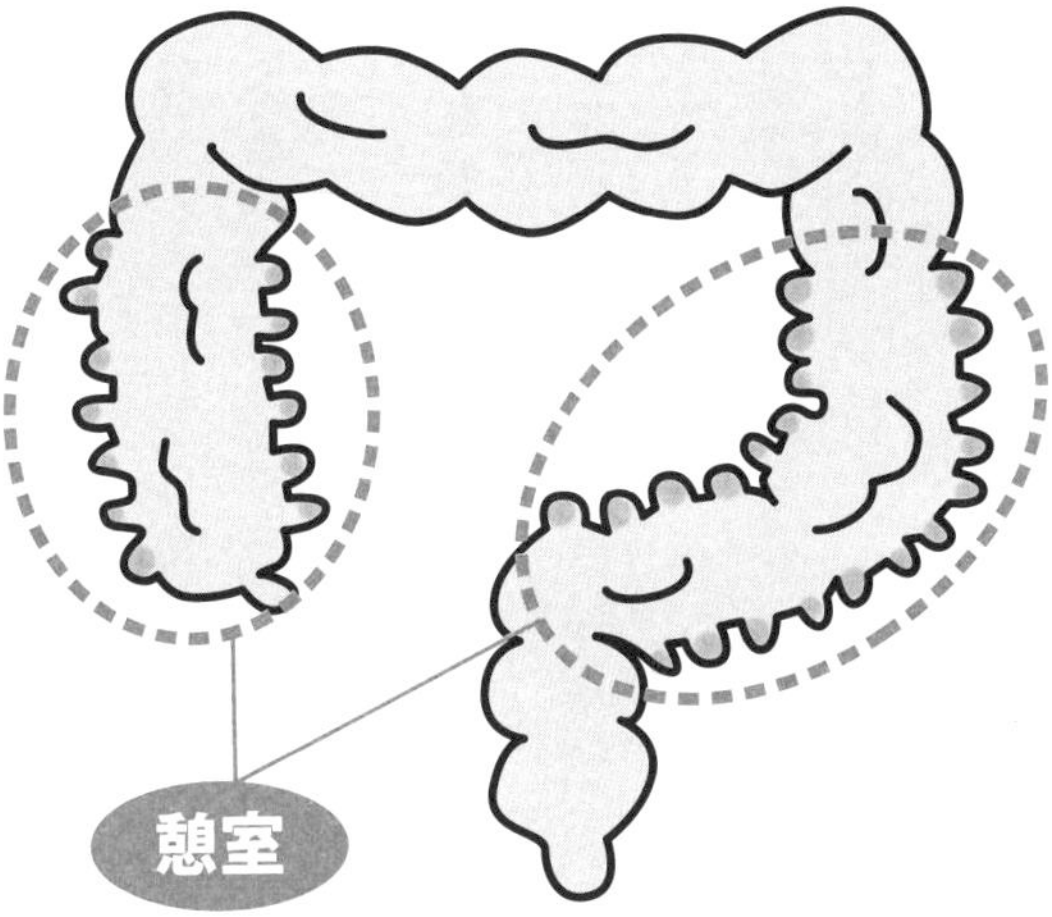

を生じることもあります。

無症状であれば治療の必要はありませんが、憩室炎を合併した場合は、絶食、輸液、抗生剤の投与が必要です。出血が持続する場合は、**内視鏡的止血術**が行われます。しかし、それらの治療で改善しない場合や、症状を繰り返す場合、**腹膜炎や腸閉塞の場合は手術が必要**になることがあります。

一度できた袋状の憩室が正常な状態に戻ることはありません。憩室炎を予防するためには**高脂肪食を避けて食物繊維を多く摂取し、腸内環境を整える**ことを心掛けましょう。

●診療部長／消化器外科統括部長
中田 岳成

大腸がんで手術。日常生活での留意点は

Q 大腸がんで手術を受けましたが、家に帰ってからが心配です。日常生活でしてはいけないことや、気を付けることはありますか。（70代・女性）

A **特になし。主治医の指示で生活習慣の見直しを**

日常生活においてしてはいけないようなことはありませんが、**生活習慣は見直した方がよいかもしれません。**

大腸がんは**食事の欧米化**、特に**動物性脂肪やタンパク質の過剰摂取**などにより、日本でも近年急速に増えています。毎年約6万人が罹患《りかん》しており、大腸の手術を受ける方も増えています。

同じお腹の手術である胃の手術の後は、食事の取り方など慣れるまでに時間がかかることなどもあり、生活に支障を来たす場合もありますが、傷の大小（開腹手術、腹腔鏡手術ともに）にかかわらず、大腸の手術の後で日常生活に支障を来すことはほとんどありません。体

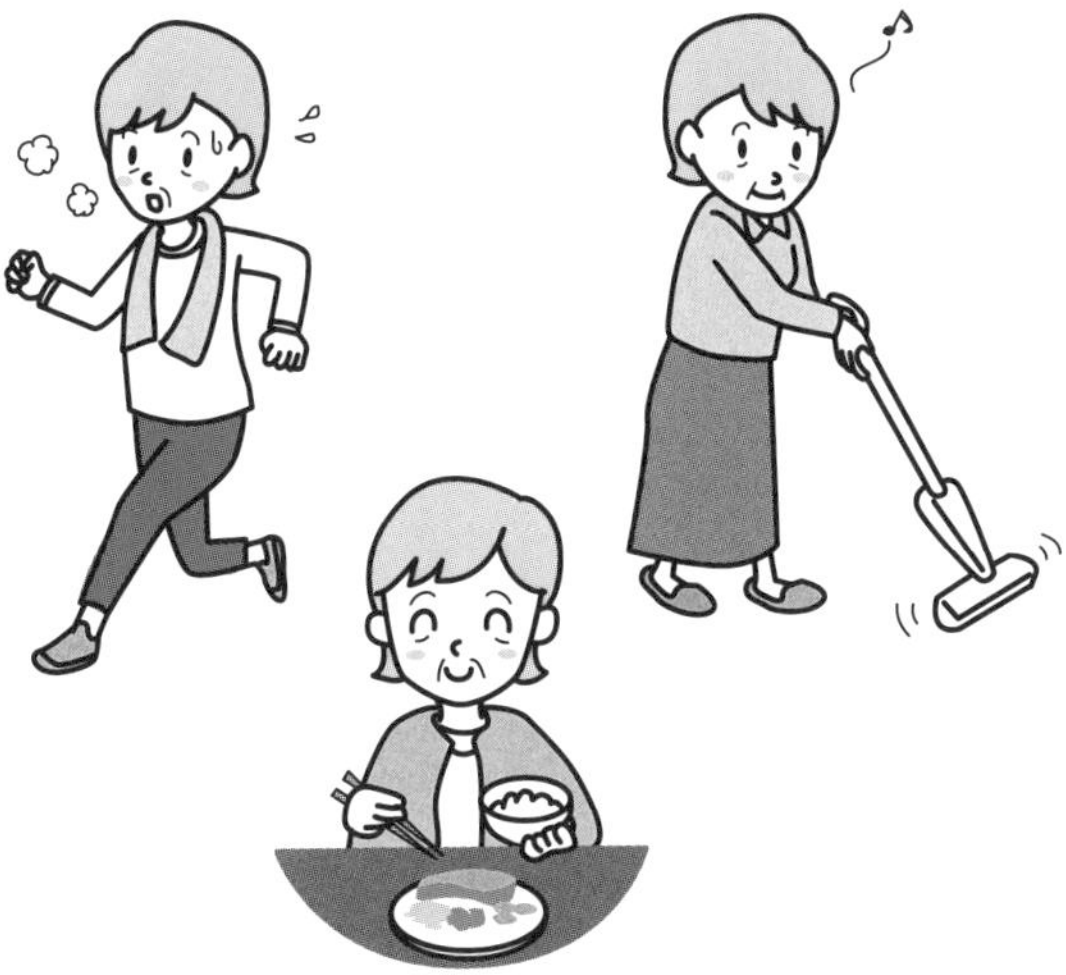

力的に問題がなければ、**手術前と同等の生活**を送ってよいでしょう。

手術部位や術後の治療（がんの進行度によっては抗がん剤治療が必要）による違いは多少ありますので、主治医によく話を聞くことをお勧めします。

また、生活習慣に関わる大腸がんのリスク要因として、**運動不足**、**野菜や果物の摂取不足**、**肥満**、**飲酒**などが挙げられています。食生活や日常生活の改善をお勧めします。

●消化器外科部長　沖田浩一

大腸がん検診は便潜血法だけで大丈夫？

Q

実の両親が2人とも大腸がんの手術を受けたことがあるので、40歳になってから毎年欠かさず大腸がん検診を受けています。今まで引っかかったことはないですが、最近テレビで話題になった検診精度が気になっています。このまま検診さえ受け続けていれば大丈夫なのでしょうか。（60代・女性）

A

便通異常や腹痛等の場合は内視鏡検査を

大腸がんのスクリーニング検査として、便の採取による**便潜血2回法**は最も簡便かつ感度が高いため、日本で広く普及しています。現在のところこれ以上、経済的でかつ確実な検診法はないといってよいでしょう。

一方で、**便潜血2回法での大腸がん検出率は約50%**であり、**検便だけでは大腸がんの約半数は見逃されてしまう**のも事実です。便秘や下痢などの便通異常、腹痛、残便感、原因不明の体重減少や貧血などがある方は、**大腸内視鏡検査**を受けることをお勧めします。

もちろん、これらの症状が、必ずしもがんやポリープに結び付くわけではありません。一方、潰瘍性大腸炎などの炎症性腸疾患や大腸憩室症など、別の大腸疾患を発見できる可能性もあります。

質問者のように、大腸がんの遺伝傾向のある方の場合は、早期発見のため検便だけではなく、定期的に大腸内視鏡検査を受けることをお勧めします。

●副院長／消化器内科統括部長　新澤 真理

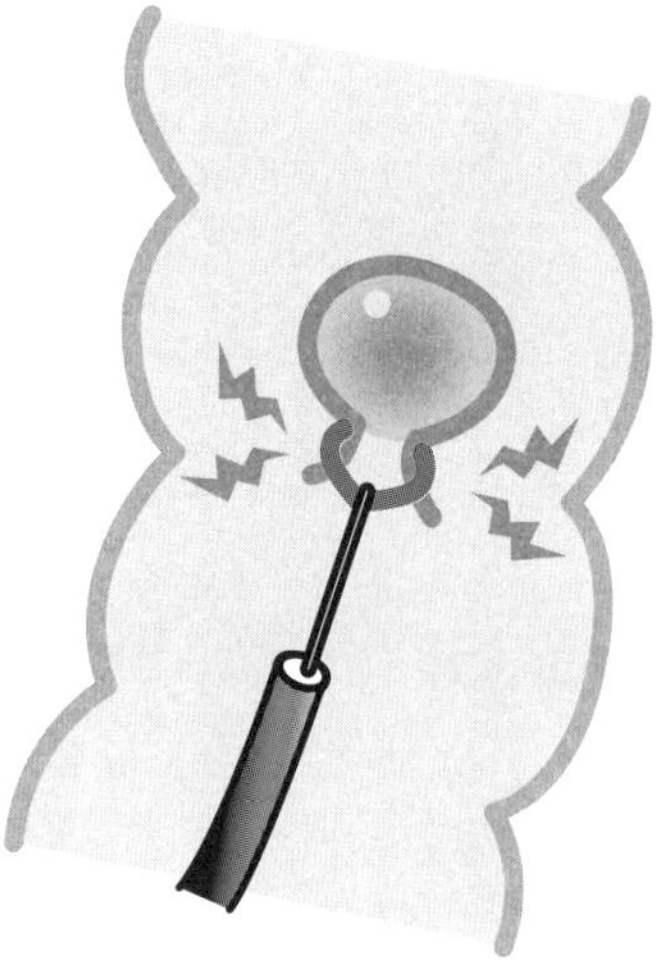

大腸がんで抗がん剤治療。会社は辞める?

Q 大腸がんと診断され、抗がん剤治療の予定になりました。会社は辞めた方がいいのでしょうか。(50代・男性)

A **治療と両立へ——慌てずに相談窓口の活用を**

治療の進歩により、がんは「長く付き合う病気」に変わりました。「がんになっても働き続けたい」「治療と仕事を両立したい」という声が高まる中、がん経験者の就労を支援する取り組みが進んでいます。

政府が策定した「がん対策推進基本計画」には、**働く世代のがん対策の充実・就労に関する問題への対応**が掲げられ、職場における理解の促進、相談支援体制の充実を通じて、がんになっても安心して働き暮らせる社会の構築を目指しています。医療機関(担当医、医療ソーシャルワーカー、医療相談室など)、職場(産業保健スタッフなど)、行政(総合労働相談コーナーなど)が相談窓口になります。治療の見通し、副作用、可能な就労時間などを整理

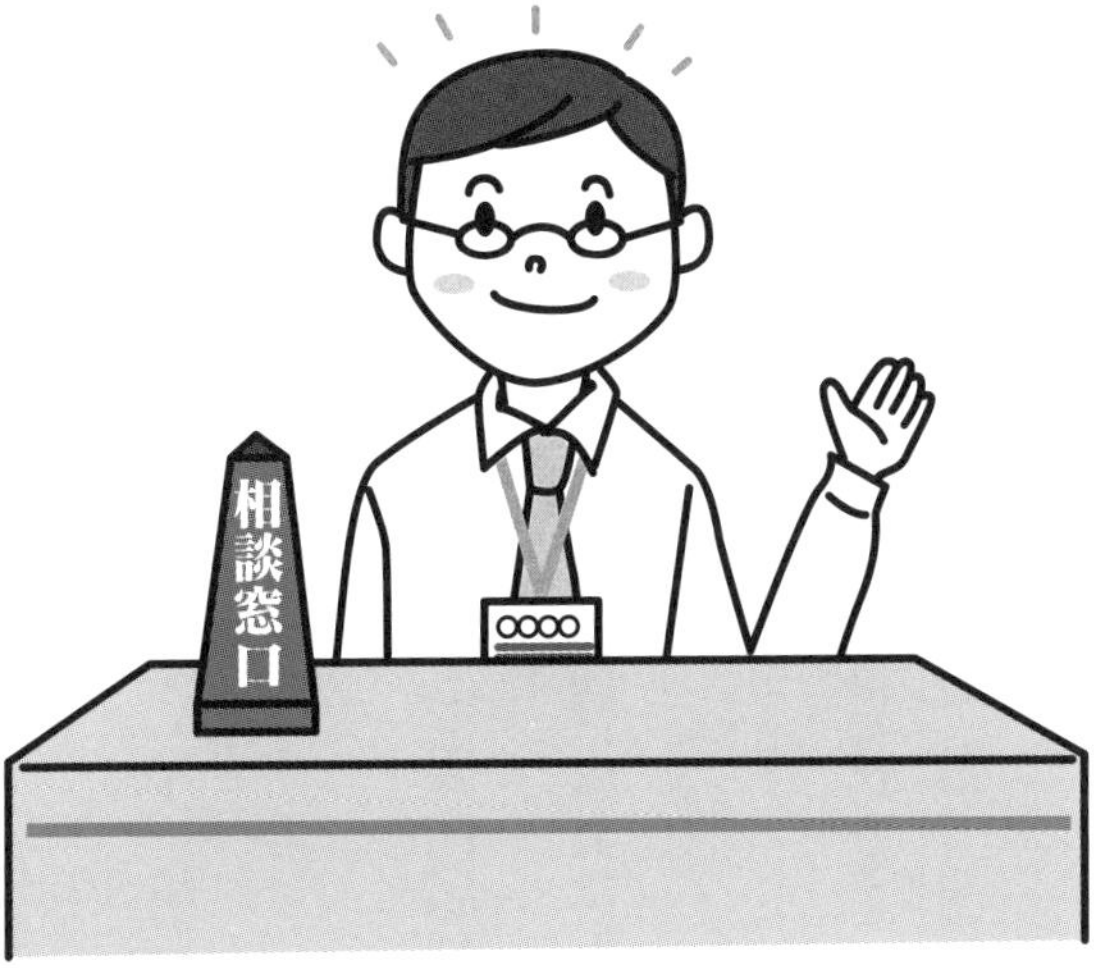

した上で、仕事の内容、職場の環境、有給休暇・時短制度などを相談してみましょう。
　また保険給付、**高額療養費制度**や**傷病手当金**など経済的支援も確認してみましょう。
　厚生労働省の「事業場における治療と職業生活の両立支援のためのガイドライン」では、主治医が患者にどのような配慮が必要なのかを記した意見書を事業所に提出することで**両立支援プラン**が作成されます。事業者は、必要な就業上の措置および治療への配慮を実施する必要があります。
　1人で悩まず、重要な決定は慌てずにまずは相談してみましょう。

●診療部長　中田 岳成

腫瘍マーカーの値が高い

Q 検診で腫瘍マーカー「CA19－9」が高いと言われました。膵臓《すいぞう》がんは大丈夫でしょうか。
（50代・女性）

A **慌てなくても大丈夫。必要に応じて精密検査を**

腫瘍マーカーとは、**がん細胞に特異性のあるタンパク質を調べる血液検査**のことです。CA19－9は膵臓がん以外にも、胆道がん、胃がん、大腸がん、卵巣がん、子宮体がん、乳がんなどで陽性になることがあります。ただし、がんの早期には陽性を示さないことがあります。また、がん以外の要因で陽性になることもあり、検査結果の判断には注意が必要です。若年女性、膵炎、膵嚢胞《のうほう》、胆石症、胆管炎、肝嚢胞、子宮内膜症、卵巣嚢腫など、悪性疾患以外の要因でCA19－9が高くなることもあります。

検診で異常を示しても診断が確定したわけではないので、慌てずに専門医を受診してください。必要に応じて精密検査をするか、それほど高い値でなければ経過を見る方針になるで

		腫瘍マーカー 陽性	腫瘍マーカー 陰性
悪性腫瘍	あり	的中	△
悪性腫瘍	なし	△	◎

しょう。

ただし、膵臓がんリスクの高い人、すなわち糖尿病治療中の人や、家系に膵臓がん患者がいる方、膵臓に嚢胞を指摘されている人は、症状が出る前に膵臓がんを見つけるために腫瘍マーカー測定の意義があるとされています。膵臓がんは症状が出現した時には、手術が困難な状態に進行していることが多い病気です。発がんリスクを持つ人は、定期的な検診で血液検査の腫瘍マーカーや超音波検査を受けることをお勧めします。

●診療部長／消化器外科統括部長　中田 岳成

認知症を防ぐには

Q 認知症の予防法について教えてください。(70代・女性)

A **難聴に気を付け、興味を持って学ぶ姿勢を**

現在のところ認知症の発症予防で確実なものはありませんが、危険因子として最近、国際アルツハイマー病会議(AAIC)で発表されたものを解説します。

危険因子は45歳から65歳(中年期)までの①**聴力低下**、次に小児期の特に②**12歳以降の教育ができていないこと**――であるといいます。そのほか、中年期では③**高血圧**④**肥満**であり、65歳以上の高年期では⑤**喫煙**⑥**うつ状態**⑦**運動不足**⑧**社会的孤立**⑨**糖尿病**――と挙げられています。これら九つの因子は予防可能であり、すべてを排除すると認知症の35%を予防できるとされます。

要約すると、中高年期に聴力が低下すると、周囲からのいろいろな情報が得られなくなり、

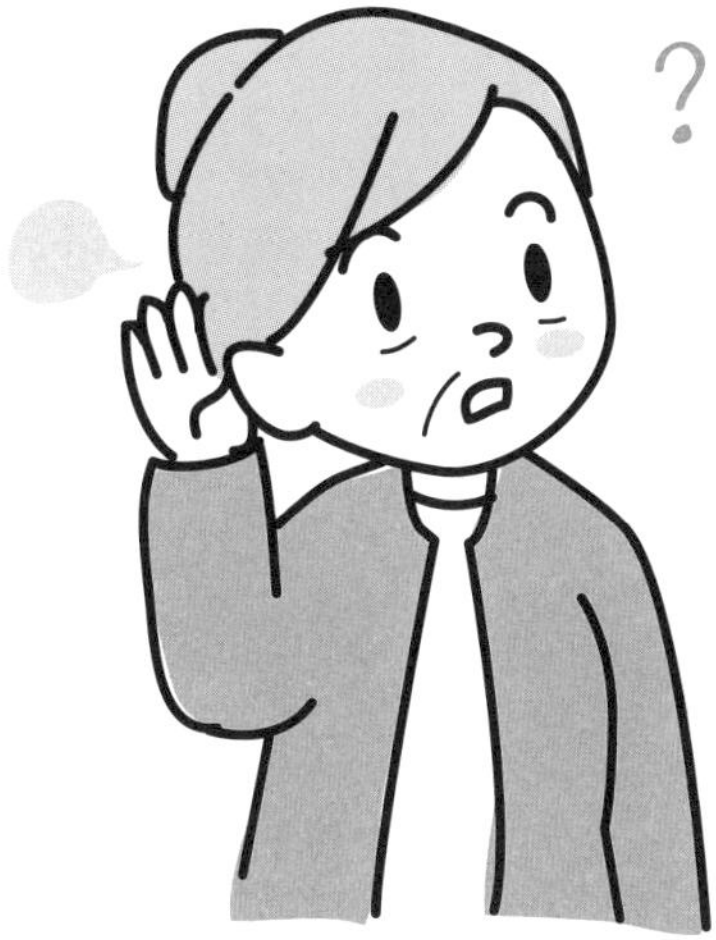

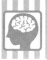

家庭的、社会的に孤立し、さらに抑うつになる可能性が高まり認知症になりやすくなる。また、頭を使うことによって蓄えられる**認知症に対する予備力**を増やすことが大切で、中高年になってもいろいろなことに興味を持って学び続ければ、脳の「予備力」を増やせる可能性が高い――ということです。
そのほかには、禁煙や運動、健康的な体重の維持、高血圧や糖尿病の管理は、認知症の発症予防、低下にもつながります。
認知症は、高齢になって診断されますが、脳の中での異常、異変はその何年も前から始まっています。早めに行動に移すことが大切です。とりわけ難聴には注意する必要があるといえます。

●統括院長／脳神経外科部長　中村裕一

認知症で受診するのは何科？

Q

親戚が認知症のため精神科に通院しています。近所の人は脳外科へ通っていると聞いています。認知症になったら、私は何科を受診すればいいのでしょうか。（70代・女性）

A

一つの病気ではない。まず「もの忘れ外来」へ

近年、**認知症**の人が多くなり、65歳以上の4人に1人は「認知症とその予備軍」といわれています。早期診断、早期治療が大切です。

まずは、精神科、脳外科、内科……いずれでもよいので、**もの忘れ外来**を表示しているところを受診してください。なぜなら、**認知症は一つの病気ではなく**、もの忘れなどを主な症状とする**いろいろな病気の集まり**だからです。

いつからどのような症状が出現したのかを探り、血圧、血糖、甲状腺機能、頭部ＣＴ、頸動脈エコー、心エコー、そして、認知機能検査（ＭＭＳＥ）などの検査を行います。原因、進行度、合併症、随伴症状などを考慮したのちに、治療に最も適した科が決まります。

水頭症や硬膜下血腫などは、頭をぶつけた後のもの忘れとなり、頭部ＣＴで発見されます。脳神経外科で手術治療を行えば良くなる可能性があります。

体がだるい、食欲がない、頭がすっきりしないなどの症状ならば甲状腺機能低下症、ビタミン欠乏症、肝機能障害、貧血などを伴った認知症が疑われます。血液検査などで診断されたら、内科で投薬治療の後に改善する可能性があります。

もの忘れに加え、妄想や幻覚などが見える場合は精神科、心療内科の治療で症状が軽くなることがあります。

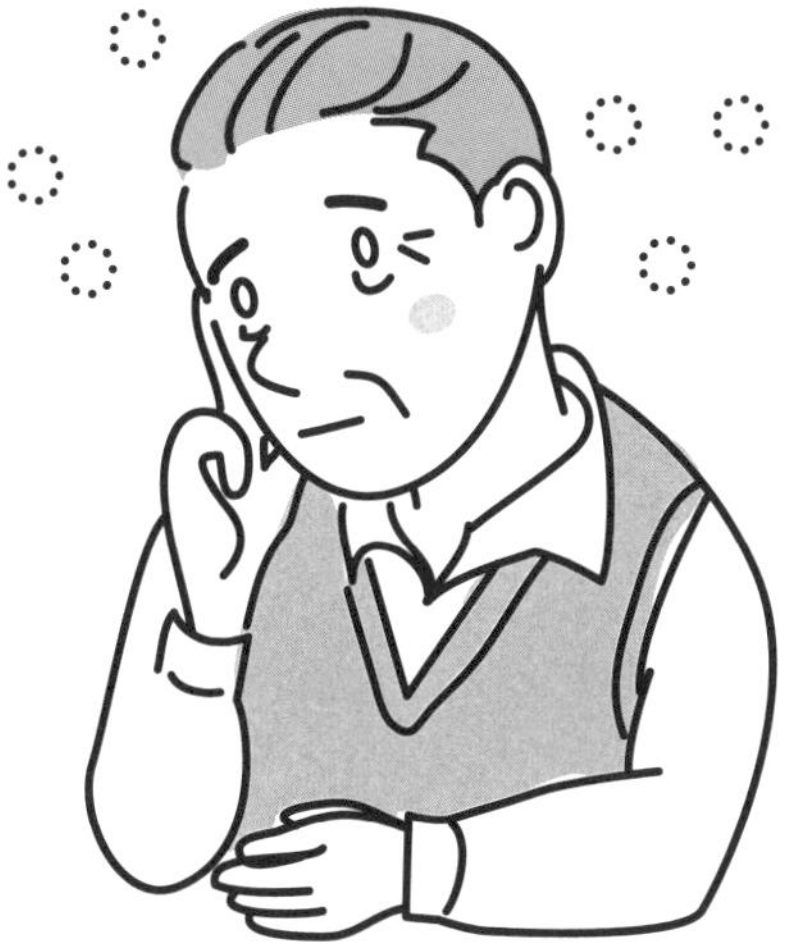

パーキンソン病に伴う認知症などでは手の震えを伴うため、神経内科での治療が適しています。ほかにもいろいろな病気の可能性があり、治療で良くなる可能性がありますから、早めに**もの忘れ外来**を受診しましょう。

●診療部長／神経内科部長　酒井 寿明

運転免許更新で認知症検査が心配

Q

75歳になります。運転免許証の更新時期となりました。時々物忘れがあり、認知症の検査に合格できるか心配です。（女性）

A

物忘れ≠認知症。運動・読書・趣味を積極的に

改正道路交通法が2017年3月に施行されました。高齢ドライバーの自動車事故を未然に防ぐことが目的です。75歳以上のドライバーは480万人前後といわれています。この法律により、75歳以上のドライバーは**運転免許更新時に認知機能検査を受けることが義務づけられました。**

検査では、**記憶力**や**判断力**、**空間認識能力**を調べます。

検査の結果で「認知症の恐れがある」と判断されると、病院を受診して医師に書いてもらう診断書の提出が必要になります。問診、診察、血液検査、頭部CTや頭部MRI、脳血流シンチ、高次機能検査を行います。その結果を総合し判断して、1人あるいは複数の医師が

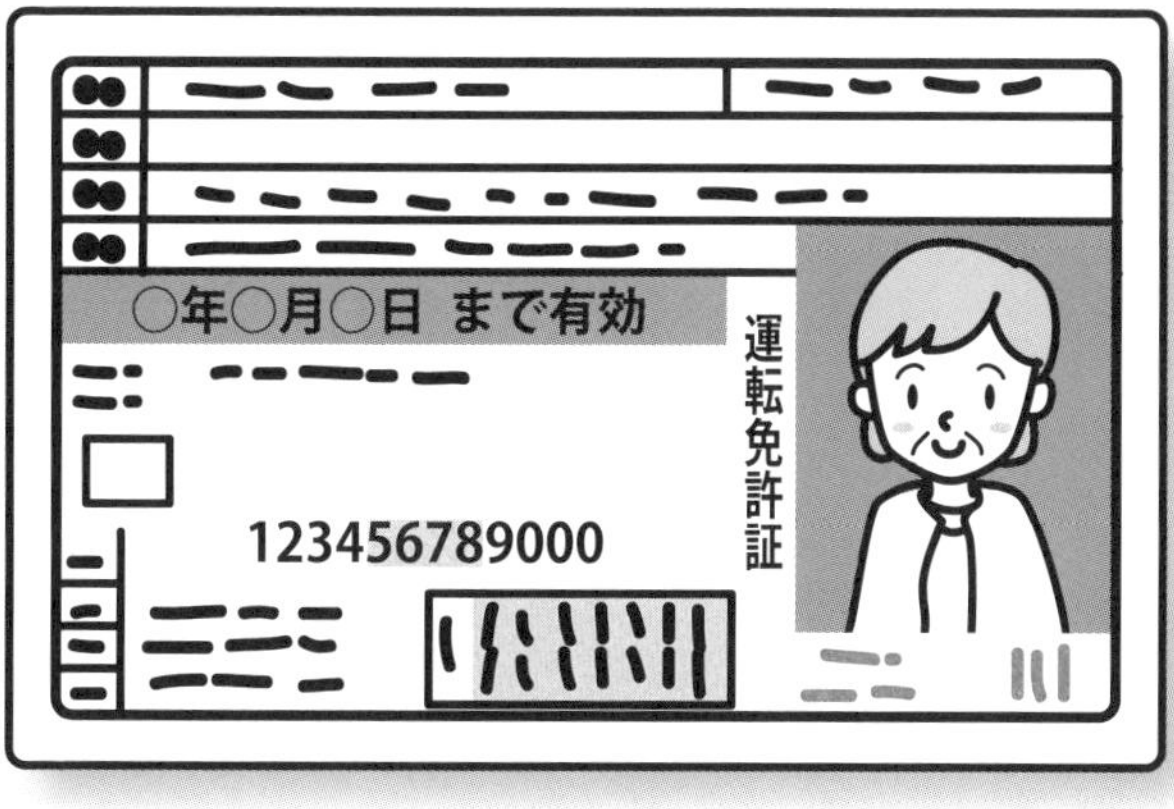

認知症の有無を判断します。
認知症とは、脳の働きが悪くなり、生活する上で支障がある状態で、アルツハイマー病、レビー小体病、脳梗塞、脳出血などが原因となります。
物忘れがあっても、必ずしも認知症とはいえません。まずは普段から、なるべく手や足など体を動かし、本や新聞を読み、趣味を積極的に楽しみましょう。認知症が心配になった時は、物忘れ外来、神経内科、脳外科、心療内科の受診をお勧めします。早期発見と早期治療により、元気に充実した生活を過ごせる可能性があります。

●診療部長／神経内科部長　酒井 寿明

物忘れや幻覚…脳の病気？

Q

夫に最近物忘れが出てきて、夢でうなされたり、幻覚が見えたり、動きも鈍くなってきています。何らかの脳の病気でしょうか。（70代・女性）

A

レビー小体型認知症が濃厚。核医学検査を

幻視を伴う認知症で有名な**レビー小体型認知症**と考えられます。レビー小体という異常な蛋白質が脳の神経細胞内にたまり、**認知症**を来たす病気です。

ご主人の症状は、幻視、パーキンソン症状である中核症状、**レム睡眠障害**という示唆的症状が見られます。さらに症状に変動があったり、転倒・失神を繰り返したり、手足の震えなどがあれば、ほぼ確実です。

脳ＭＲＩでは特に目立った異常は見られませんが、VSRAD advance 2という画像解析ソフトを用いればアルツハイマー型認知症との鑑別診断を支援できます。

しかし、確実な画像診断としては**核医学検査**が有用で、**脳血流シンチグラフィ検査**での後

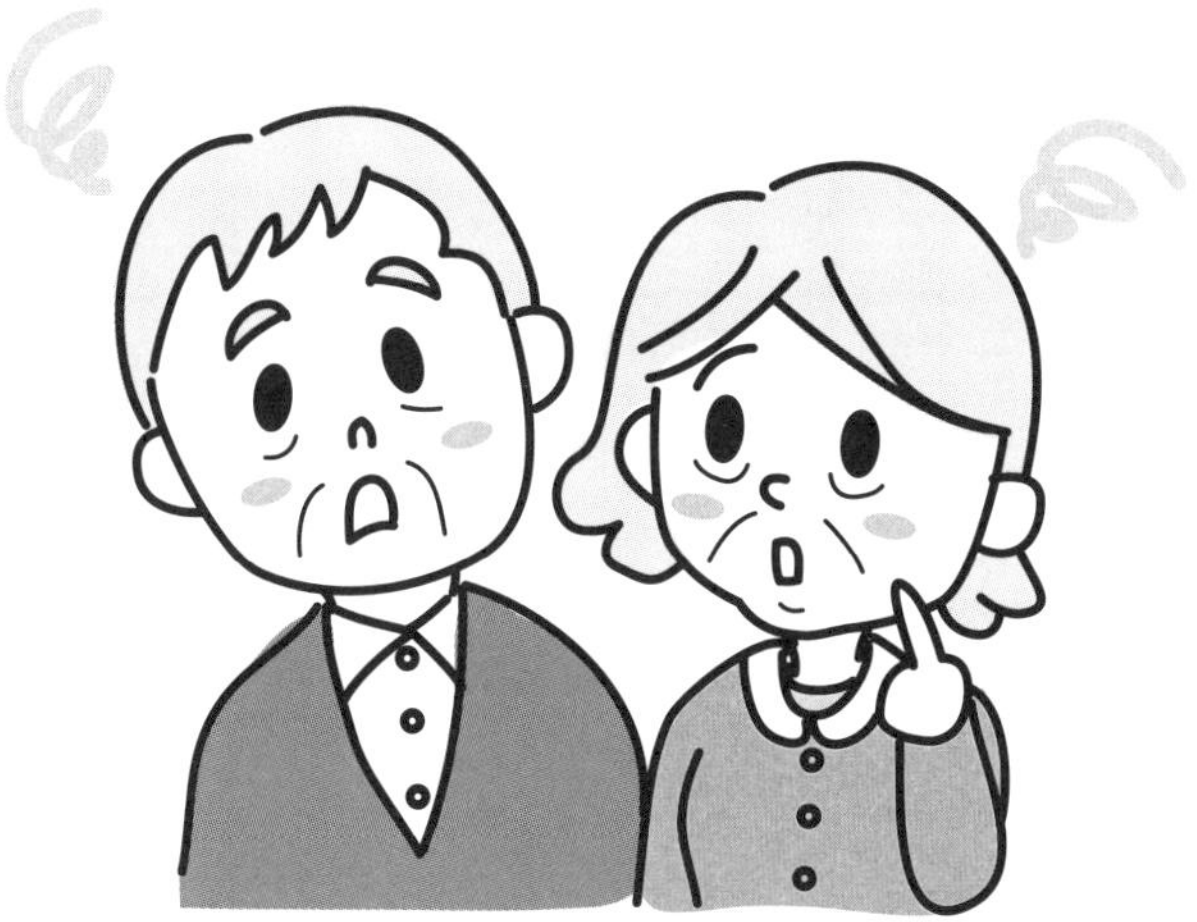

頭葉の血流低下が指標となります。また、交感神経の障害を検査するMIBG心筋シンチグラフィや、直接的に脳のドーパミンの低下を評価するドーパミントランスポーター画像（DATスキャン）が有用です。
　完全に治す特効薬はまだありませんが、アルツハイマー型認知症に用いられるドネペジルという薬が効果があり、保険適用されています。そのほか漢方薬、抗パーキンソン病薬なども効果があります。レビー小体型認知症は進行しやすいので、MRIの他に、核医学検査が可能な医療機関を受診することをお勧めします。

●脳神経外科医師　村岡 尚

頭痛で2種類のCT検査

Q

頭痛で受診したらCT検査後にMRI検査を行い、脳動脈瘤《りゅう》の疑いがあるのでさらに「造影CT検査の予約を」と言われました。なぜ初めから造影CTを撮らないのでしょうか。

（50代・女性）

A

順を追って適切な検査を行い、原因を探る

何度も検査をするのなら、なぜ最初から造影CTを撮らないのかと、疑問に思うことでしょう。

最初に**単純CT（造影剤なし）撮影**を行うのは、**出血の有無を調べる**ためです。造影剤を注入すると脳血管が造影され、微小の出血が分かりにくくなります。**単純CTで出血がない場合**は、脳梗塞、脳血管の解離や狭窄《きょうさく》、脳動脈瘤などを検索するため**MRI**を行います。最初からMRIを行える病院もありますが、撮影時間が長いため、まずは単純CTを行う場合が多いと思われます。

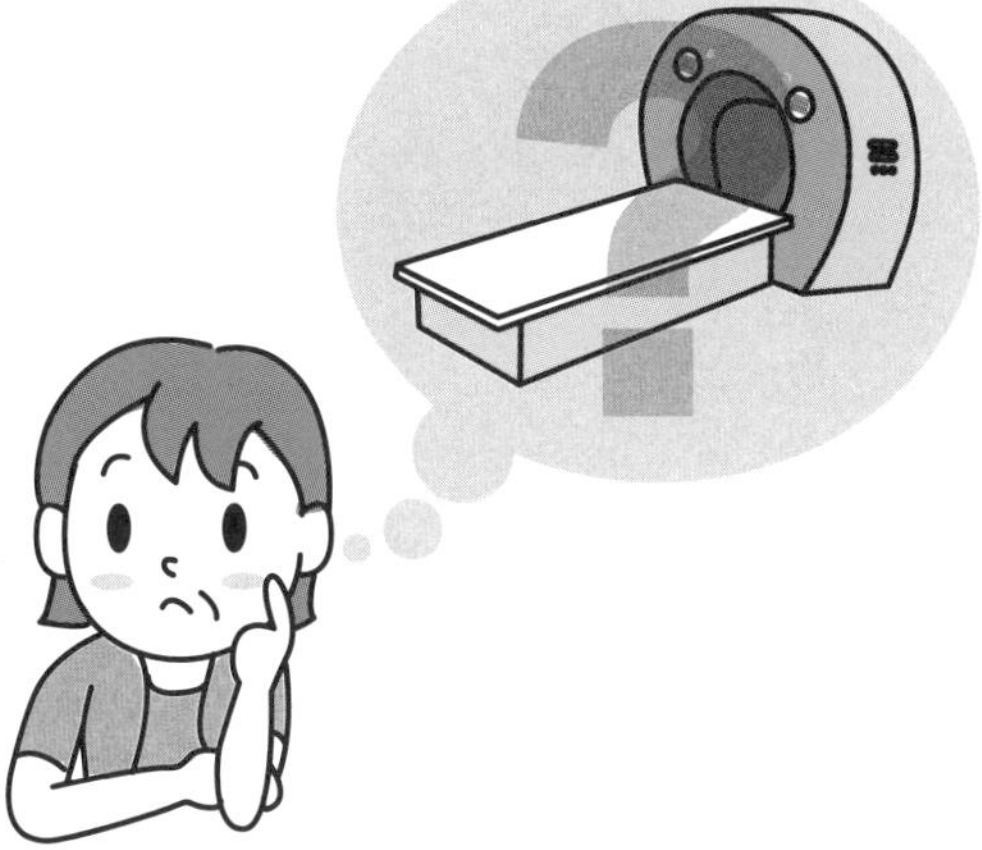

次に**MRIで脳動脈瘤が疑われた場合、造影CTで**周囲の血管との関係、脳動脈瘤の形状を判断する必要があります。最近のMRIは高性能で微小な血管まで分かるようになりましたが、頭蓋骨との位置関係などは造影CTのほうが優れています。また、アレルギーや腎機能障害がある方は造影CTが行えない場合がありますので、初めから造影CTを行うケースは少ないと思われます。

ただし、単純CTで**クモ膜下出血が認められた場合**は、**当日に造影CTを行い**動脈瘤の有無を調べます。今回おそらくクモ膜下出血には至らずに済んだものと思われますが、脳動脈瘤が疑われた場合は、クモ膜下出血を来たす可能性があるので、造影CTは受けたほうがよいでしょう。

●脳神経外科医師　村岡 尚

頭痛と天気は関係ある?

Q 雨が降ると頭が痛くなります。痛みと天気が関係するのでしょうか。(10代・女性)

A
気象環境の変化が痛みに影響する場合も

そうした症状は、**片頭痛**や**天気痛**の一種だと思われます。雨や前線、気圧の変化などの気象環境によって、痛みが影響されるものが天気痛と呼ばれています。

ある調査によると、慢性の繰り返す痛みが「天気と関係している」という患者さんは全体の50%あり、そのうち脳外科疾患など頭部の痛みでは、43%が天気と関係すると報告されています。また、気候の変化は、片頭痛の20%程度に関与しているとされます。一般的には、気圧が身体に与える圧力変化によって血管が圧迫されたり拡張したりして血流が変調を来し、痛みが引き起こされる——と解釈されてきました。

また、延永正・九州大学名誉教授(故人)はこんな仮説を立てています。正常な組織は、気圧が低下すると余分な水分を血流中に排出して圧力を調節するが、病的組織では調節ができない。そのために水分が貯留して病的な組織の内圧が高まり、周囲の正常組織との間に圧力の差が生まれ、痛みや腫れが起こるのではないか——。

そうした症状に対して、体内の水分の分布を調整する働きを持つ**漢方薬の五苓散《ごれいさん》**を治療や予防に応用しようとする試みがあります。愛知県の医師、灰本元先生の研究では、雨の前日に頭痛がある21例中、19例（90・5%）に五苓散が有効だった——と報告されています。

●小児科部長　池野一秀

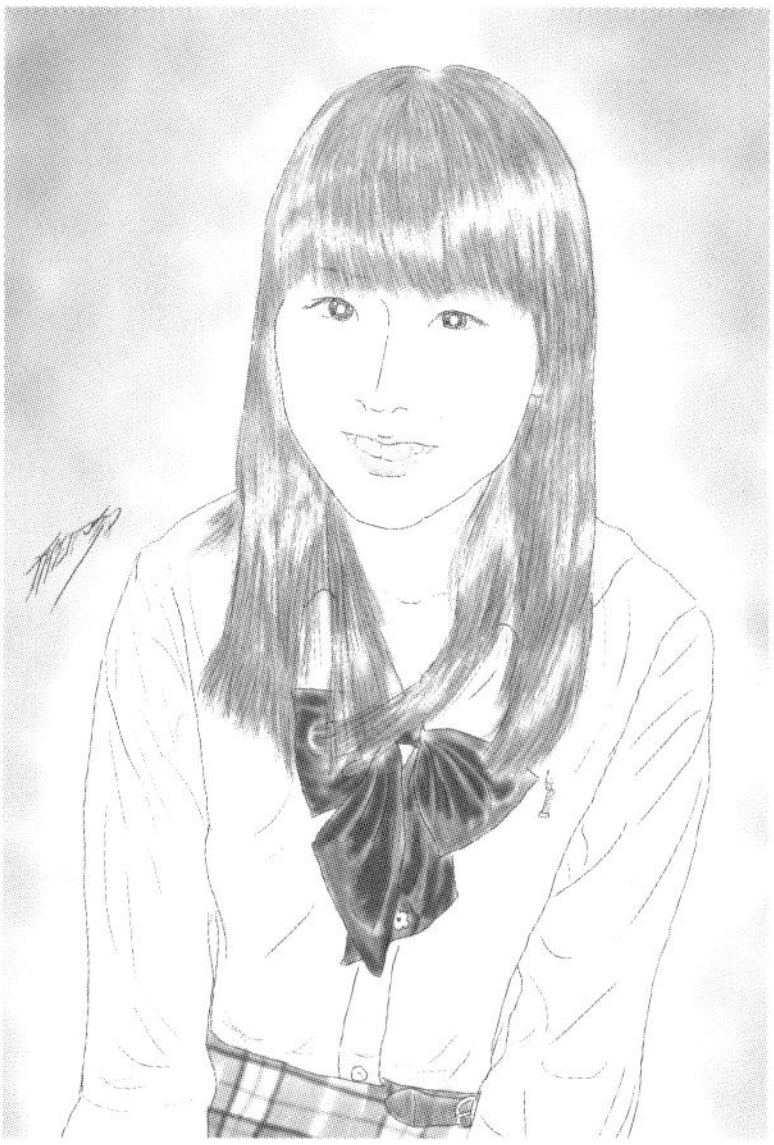

イラスト 池野一秀

脳梗塞後に頭部を打撲した

Q 80代の母で、脳梗塞を発症した後ですが、転倒して頭部を打撲しました。注意することはありますか。（50代・女性）

A **血腫形成の恐れ。速やかに必ず受診を**

頭部の打撲で大切なことは**頭蓋内血腫**、**脳挫傷の有無**です。高齢者では筋力低下、関節運動制限などがよく見られ、つまずいて転倒しやすい状態です。さらに、脳梗塞の後では再発予防として血液を固まりにくくする**抗血栓薬**を内服していますので、軽微な打撲でも頭蓋内に血腫を形成することがあります。

抗血栓薬には、心房細動による脳塞栓《そくせん》の予防である抗凝固薬と、動脈硬化による脳血栓を予防する抗血小板薬があります。種類によって脳内に出血しやすい薬剤があるため、転倒や打撲はしないように十分に注意しなければいけません。

脳組織は血管が弱く、出血しやすい状態です。また、血管は詰まりやすいため出血拡大を

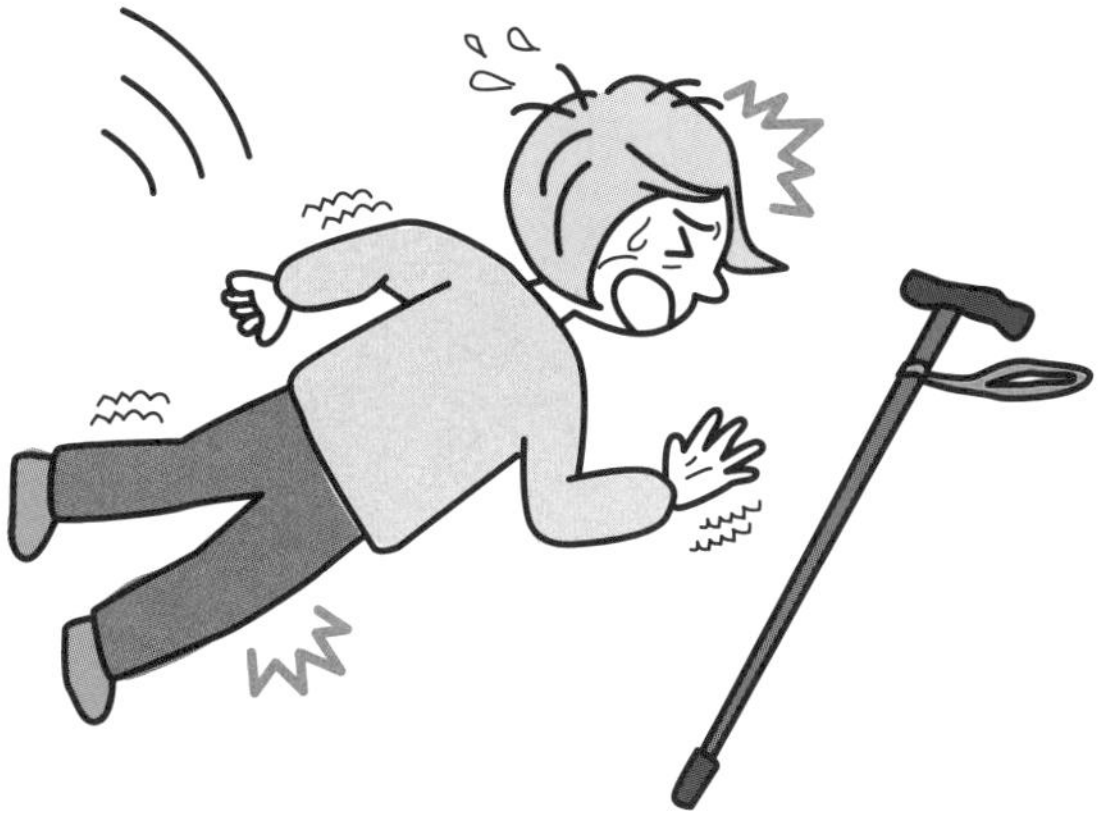

防ぐ組織因子が豊富に存在し、さらに、血栓を溶かしやすくする機構も豊富です。特に従来の抗凝固薬は、この組織因子の働きを阻害してしまうため、これら抗血栓薬を内服していると、軽い打撲でも大きな出血を来たすことがあります。

したがって、**脳梗塞後の高齢者は頭部を打撲したらCT検査や経過観察が重要**です。脳梗塞自体1年後に10～20％再発し、10年後では50％再発しますので、抗血栓薬は必要です。近年は脳梗塞になる人が増え、薬剤を内服している高齢者も増えています。

新しい抗血栓薬は出血が少ないといわれますが、頭部を打撲しない工夫とともに、打撲したら**速やかに病院受診**が必要と考えられます。また、打撲直後は何ともなくても1～3ヵ月後にゆっくりと血腫が形成される**慢性硬膜下血腫にも注意**が必要です。

●統括院長／脳神経外科部長　中村 裕一

脳腫瘍の治療法

Q

夫に悪性の脳腫瘍があると言われました。どのような治療があるのでしょうか。

（60代・女性）

A

手術と薬剤、放射線など併用

悪性脳腫瘍はほとんどが脳内に発生し**神経膠腫《こうしゅ》**（グリオーマ）と呼ばれ脳組織の間に広く侵入し、腫瘍の範囲は不明瞭です。特に悪性のものは多形膠芽腫《たけいこうがしゅ》といい、手術で全部摘出することは一般的に不可能です。したがって通常、**手術だけでなく抗腫瘍剤の点滴や内服薬、放射線治療などを併用**します。

まず手術療法ですが、できるだけ腫瘍を縮小させることが大切です。最新の手術は**ナビゲーション装置**と**蛍光色素**を使い腫瘍摘出範囲を手術中にも判定できるようにし、誘発脳波や覚醒下手術の利用で、重要脳組織を判定しつつ、可能な限り腫瘍を摘出します。次に**光線力学的治療**で周辺の腫瘍を死滅させ、最後に**抗腫瘍剤を周辺に埋め込み**、手術後も腫瘍縮小効

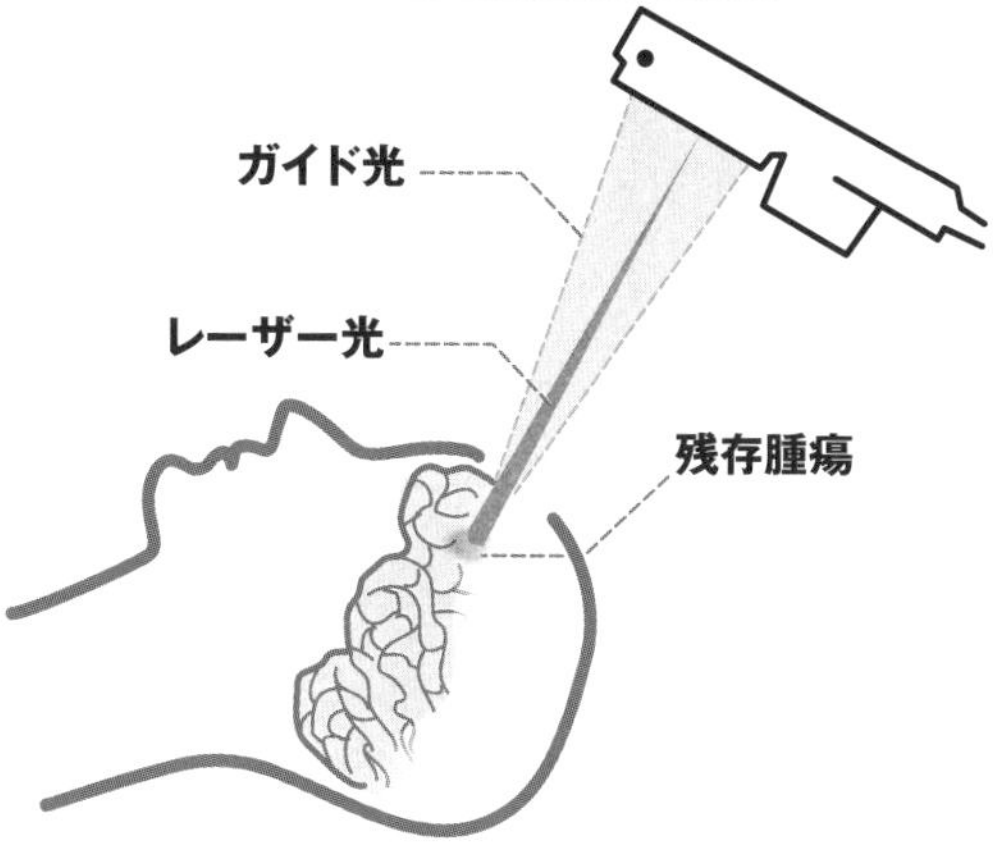

果が出るようにして手術を終了します。

手術後は抗腫瘍剤を点滴、あるいは内服しつつ**放射線治療**を行い、MRIなどで治療効果を経過観察します。抗腫瘍剤の効果は遺伝子診断などで判定することもあります。また、放射線治療はガンマナイフ、サイバーナイフや強度変調放射線治療などを用いていますが、最近の試みとして**陽子線**、**重粒子線**を利用し腫瘍を縮小することも考えられています。

以上が現在での最新の治療です。グリオーマ、特に膠芽腫は治療が困難な病気の一つですが、治療法は少しずつ進歩しています。漢方製剤などの併用で体力維持を図りつつ、根気よく治療するのがよいでしょう。

●統括院長／脳神経外科部長　中村 裕一

シャント術は大変な手術？

Q

義母が特発性正常圧水頭症と診断されました。シャント術が必要と言われましたが、大変なのでしょうか。（40代・女性）

A

脳を傷つけないシャントも

特発性正常圧**水頭症**は、髄液の吸収障害が原因で起こり、歩行障害を主として認知障害、排尿障害を来たす病気です。

治療は、髄液を長期的に別の場所へ流す通路を設ける**シャント（短絡）術**が必要になります。通路を短く連結させることで、頭蓋内にたまった髄液を別の場所へ流します。シャント術には脳室―腹腔《ふくくう》短絡（ＶＰシャント）術、脳室―心房短絡（ＶＡシャント）術、腰部くも膜下腔―腹腔短絡（**ＬＰシャント**）術があります。

最近は、脳に直接挿さない低侵襲なＬＰシャントが主に選択されます。ただし、腰の変形や脊柱管狭窄《きょうさく》症があって腰にチューブが入りにくい患者ではＶＰシャントが選択されます。

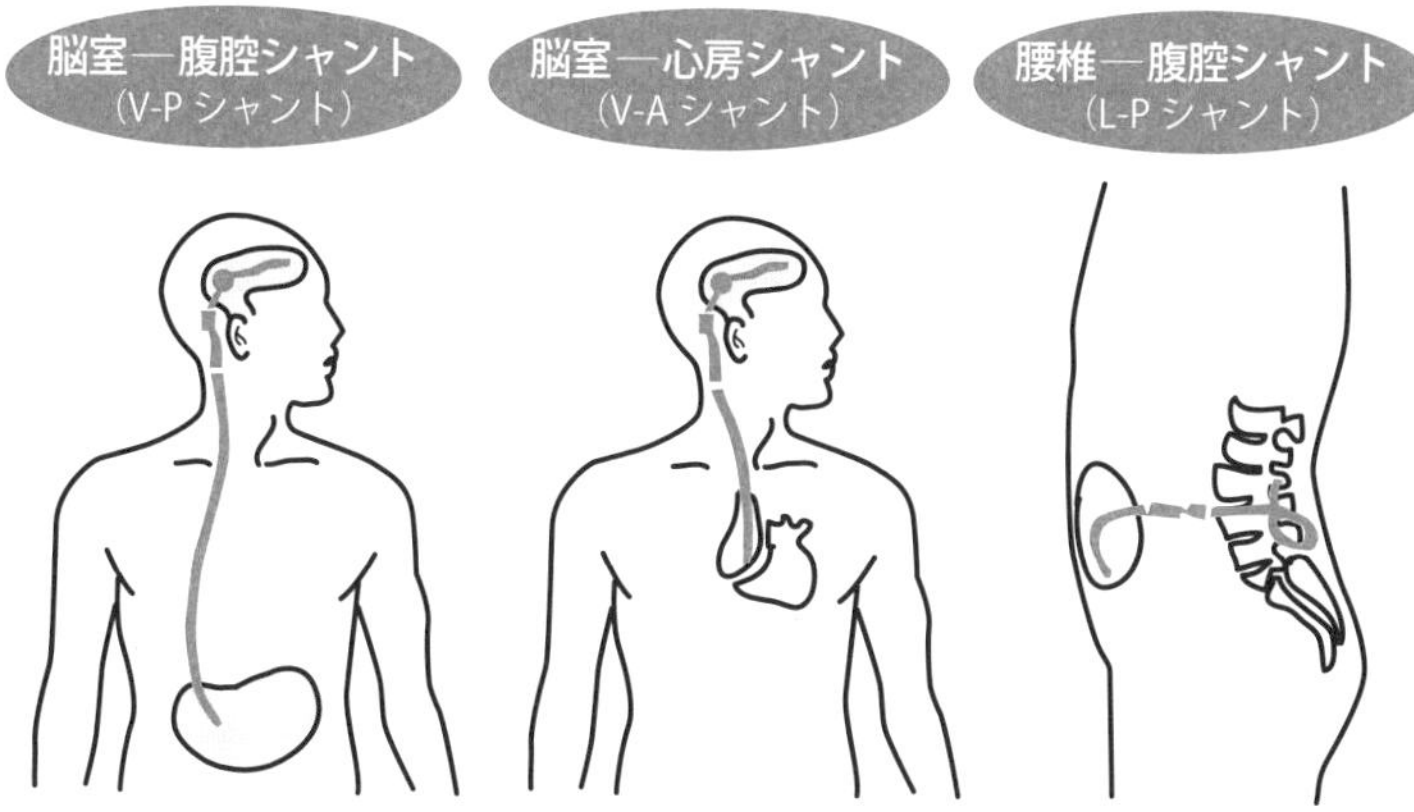

LPシャントは、背中の腰椎の間から、くも膜下腔へチューブを挿入し、腹腔内に通して髄液を流します。腰背部やわき腹に圧可変式バルブを設置し、髄液の流れが調節できるようにします。チューブやバルブは皮下にあって見えませんが、圧調整は皮膚の上から専用の機械を用いて簡単に変更することができます。

麻酔は腰椎麻酔でも可能ですが、腹部は痛みを伴うため全身麻酔で行うのが通常です。手術は約1時間で済みます。麻酔の導入や準備、覚醒も含めると2時間くらいです。

●脳神経外科医師　村岡 尚

高気圧酸素治療とは

Q ある病気で近くの病院に入院しましたが、先生に「高気圧酸素治療ができる病院へ転院してもらうかもしれない」と言われました。高気圧酸素治療とはどんなものですか。

（40代・女性）

A

酸素不足で起こる病態・症状に対処

高気圧酸素治療（ＨＢＯＴ）とは、その名のとおり「大気圧より高い気圧の中で酸素を吸う」治療法です。

高い気圧の中ではたくさんの酸素が血液中に溶け込むため、**酸素不足によって起こる病態や症状の改善**が期待できます。また、酸素は殺菌効果を強める働きもあるため、**組織の再生や感染の防止**も期待できます。治療を行う疾患は、脳梗塞、突発性難聴、腸閉塞《へいそく》、一酸化炭素中毒、重症感染症、熱傷や凍傷など、さまざまです。

私たちが普段生活している大気圧は1気圧です。治療では、気圧を上げられる専用の装置

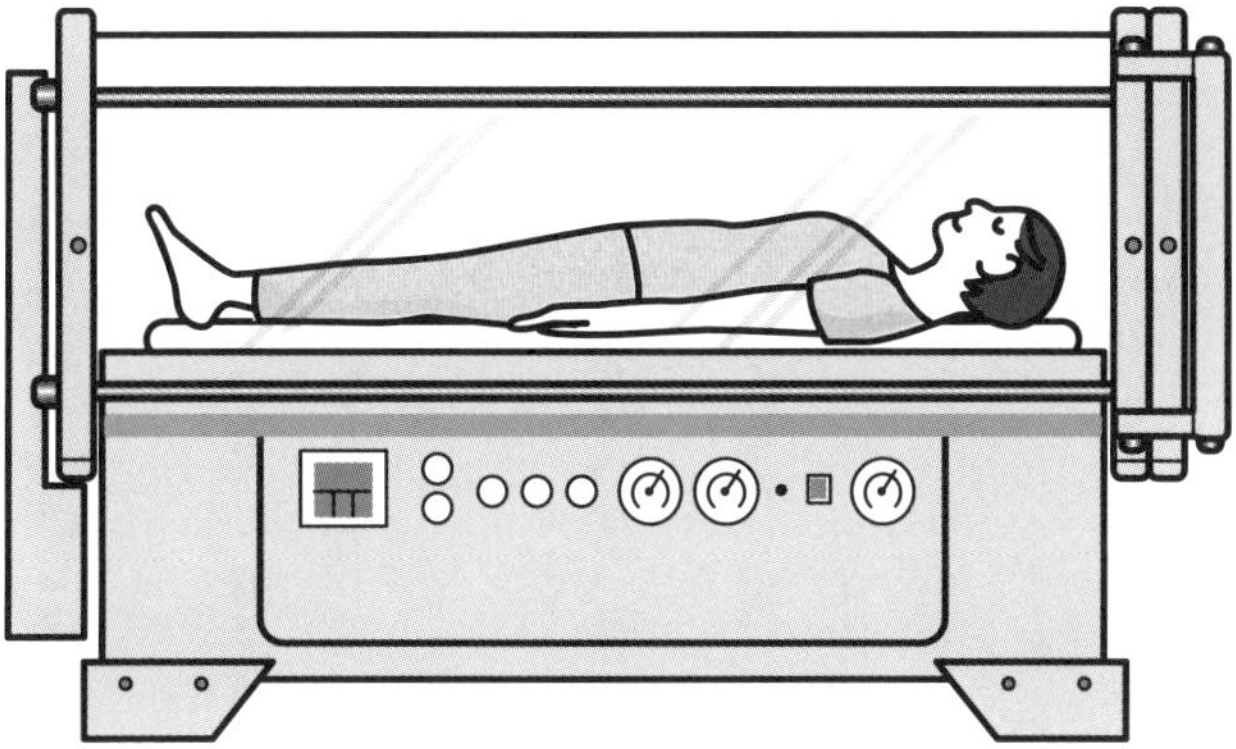

に入り、**2気圧まで上げます**。その中で1時間30分ほど過ごします。

ＨＢＯＴは専用装置が必要なため、すべての病院でできるわけではありません。長野県内で治療ができる病院は20病院程度ですので、住んでいる地域によっては転院となる場合もあるかもしれません。

当院では約20年前にＨＢＯＴを開始し、年間約800件行っています。特殊な環境での治療のため、十分な安全対策の下、安心して治療が受けられるように心がけています。

●臨床工学技士　青木 洋介
統括院長／脳神経外科部長　中村 裕一

高齢者でもてんかん発症?

Q

80歳の祖父がいます。脳梗塞で入院中、てんかんも発症して薬を飲んでいます。子供の病気と思っていましたが、高齢者でも発症するのですか。また、物忘れと関係があるとも言われました。高齢者のてんかんについて教えてください。(40代・女性)

A

脳卒中後に多いが、半数以上は原因不明

まず、**てんかん**発作とは、**大脳の神経細胞が過度に同期して発火することによる症状**を呼びます。てんかんは、自発的にてんかん発作を生じ得る何らかの原因が脳内に存在する状態です。統計上からは、幼児期・小児期と**高齢者**で発症率が高く、全年齢のてんかんの有病率は人口の1%といわれますが、**高齢者では1・5%まで上昇**します。

高齢者の発症は半数以上で原因は分かりませんが、特に脳卒中の後に多く、認知症なども原因として多いです。また、てんかんの症状は腹部不快感などの後にボーッとしたり、口や手を動かしたり、物忘れや不注意、もうろうとなることもあります。高齢者のてんかんは、

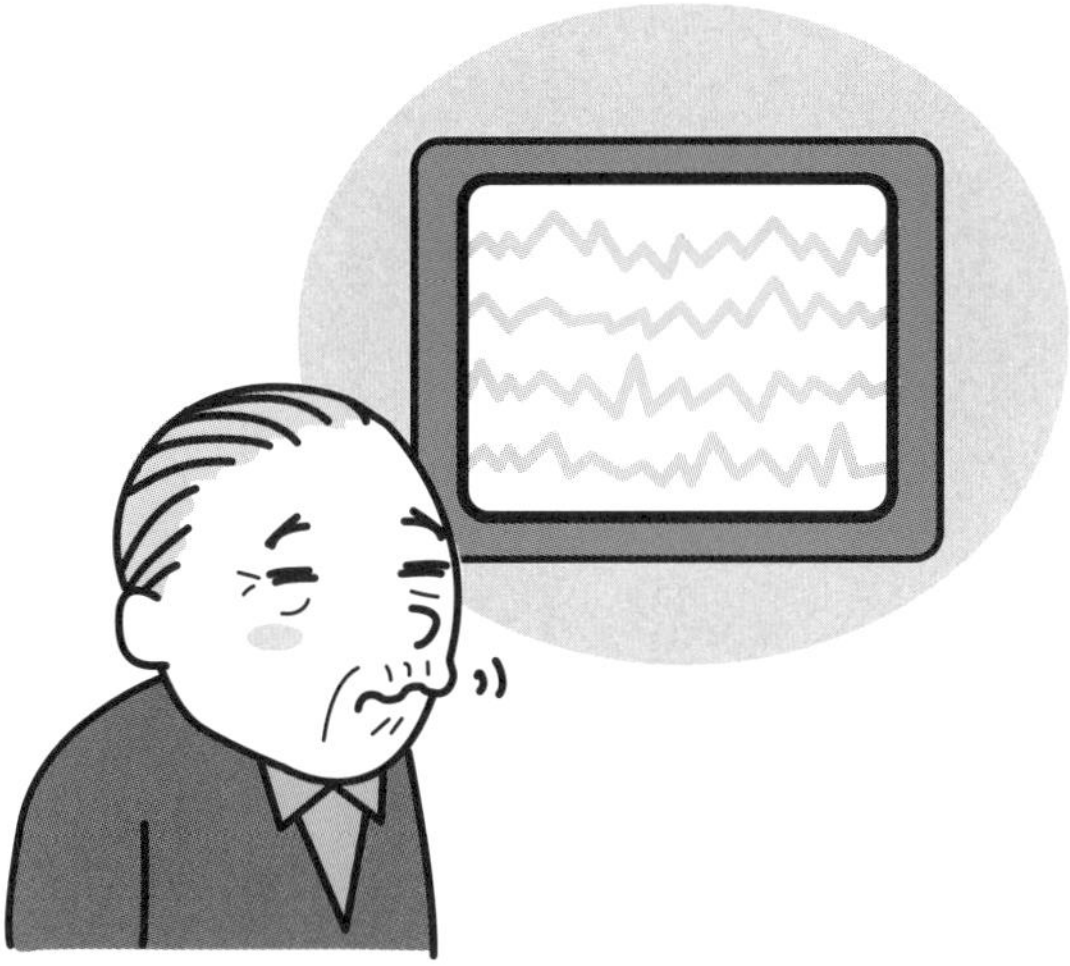

治療しないと再発しやすいのですが、治療を行えば大人の薬の通常量より少ない量で発作は消失しやすいといわれます。

一方、**認知症がてんかんの主な原因の一つ**とされています。**アルツハイマー病**の約1割で、てんかんが合併するともいわれています。アルツハイマー病をより若年で発症した場合、てんかん発作を合併しやすく、認知機能低下の進行が早いとされます。

薬をしっかりと飲むことが大切です。また、認知症と診断された人の中には、てんかんの影響がある場合があります。心配であれば脳波やMRIなどの検査を受け、治療に役立ててください。

●診療部長／神経内科部長　酒井 寿明

母が趣味などに関心を示さなくなった

Q

同居している78歳の母親ですが、毎週楽しみに通っていたカラオケ教室を休みがちになり、好きなドラマも見なくなりました。食事や家事はできており、本人に聞くと「つらくはないから、このままでいい」と言います。様子を見ていて大丈夫でしょうか。（40代・女性）

A

感情・関心が薄れた状態。念のため専門医受診を

今まで活動的だった方のようなので、心配ですね。診察していないので詳しいことは分かりませんが、**アパシー（apathy）**という状態かもしれません。アパシーのaは「ない」という意味の接頭語、pathy（≒passion）は感情・関心という意味です。つまり、感情や関心が薄れた状態のことです。

うつ状態と似ていますが、無気力状態であるにも関わらず本人はあまり困っておらず、むしろ周囲が心配して病院を受診することが多く見られます。

心因性だけでなく、**認知症の初期症状**、**脳卒中の後遺症**、**甲状腺機能障害**などでもアパシ

ーを生じるとされています。診察では問診に加え、血液検査や頭部CT・MRI撮影、脳血流検査などを行い、必要であれば症状を軽減するための治療を始めます。

本人が「つらくない」「困っていない」と話していても、家族が見て意欲や活動量の低下が続いている場合は、一度心療内科、精神科などの診察を受けることをお勧めします。

●心療内科・精神科医師　福家 知則

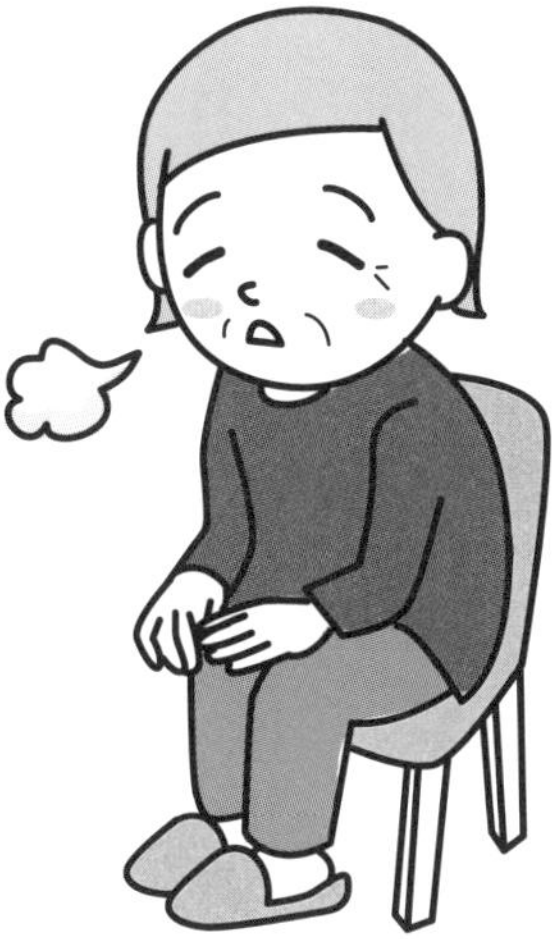

うつ病で休職中の夫

Q

現在、夫はうつ病で仕事を休んでおり、心療内科に通院中です。休職は2回目で、仕事に戻ることができても、職場でまた調子を崩すのではないかと心配しています。病院でできる対策はありますか。（40代・女性）

A

専門スタッフと復職のためのリハビリテーション

休職が2回目とのこと、ご家族も大変心配でしょう。

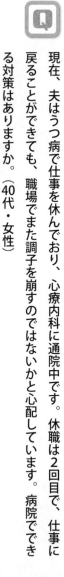

自宅で休むことは重要なうつ病治療の一つですが、自宅でうつ状態が改善されても、職場に戻って再び発症するという患者さんが多く見られます。薬物治療や自宅での休息によってエネルギーを蓄えることはできるのでしょうが、職場は集団活動の場であり、自宅と比べてストレスが多いと考えられるため、**職場を想定した対策が必要**です。

現在、うつ病やストレス関連疾患で就労困難となってしまった方に対する治療として、休養と薬物療法以外に、復職のためのリハビリテーション「**リワークプログラム**」が注目され

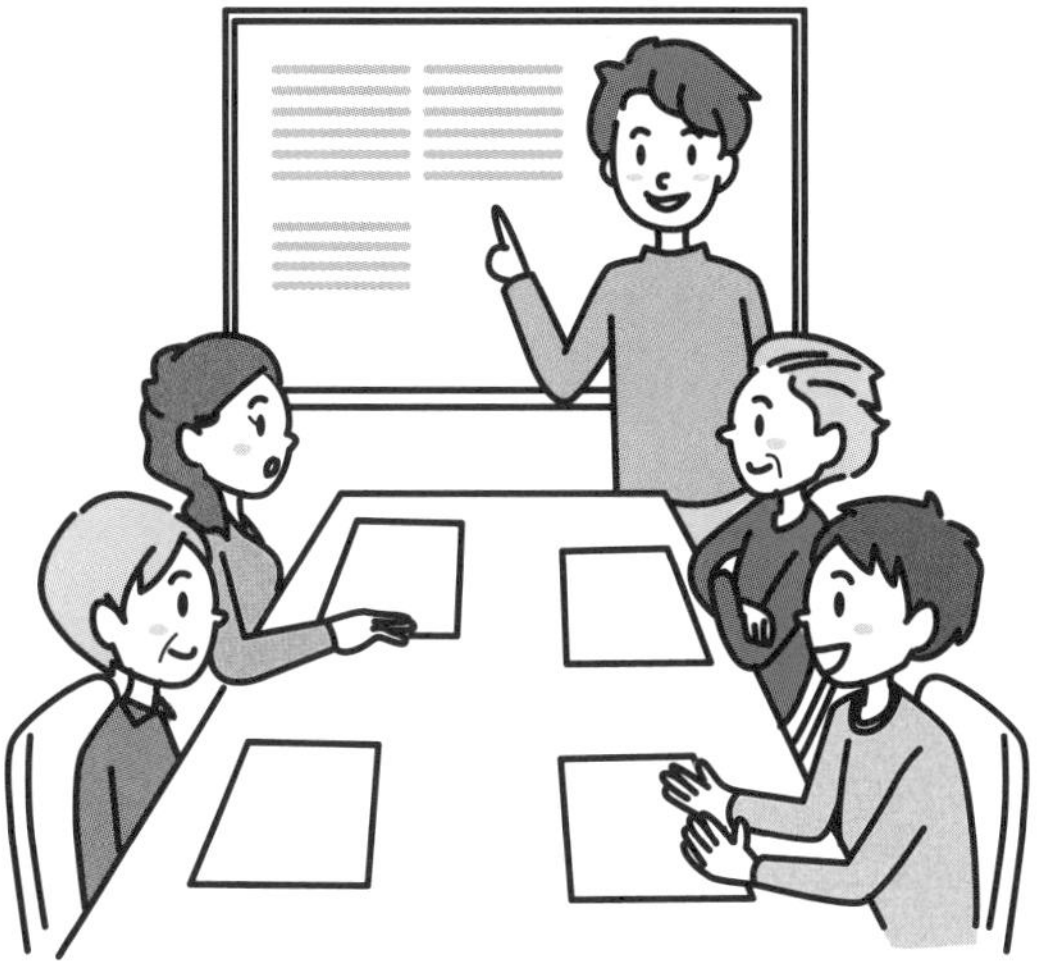

ています。リワークとは return to work を略した造語で「復職」を意味します。プログラムを通して、**コミュニケーションのスキル**を身につけたり、**自分自身の物事の捉え方のくせ**を知り修正するなど、再休職しないための工夫を専門スタッフと一緒に考えていきます。

　現在、長野県内でもリワークプログラムを提供している施設や医療機関は増えつつあります。通院中の心療内科で相談してみてください。

●心療内科・精神科医師　福家 知則

赤ちゃんの咳が続く

Q

生後3ヵ月の乳児ですが、夜間の咳《せき》が続いています。どんな病気が考えられますか。

（20代・女性）

A

RSウイルス感染症も疑って

まず、確認すべき病気は**百日咳**です。息を吸う間がないほど、連続してせき込みます。一方、ゼイゼイと痰《たん》を伴う咳なら、**RSウイルス感染症**にも注意が必要です。

普通の風邪に関しては、生まれたばかりの赤ちゃんでは母体からの移行免疫でウイルス感染から守られます。しかし、お母さんからの免疫は**RSウイルスには効かない**ので、生後間もない赤ちゃんでも感染し、重症化します。典型的には、細気管支炎と呼ばれる細い気管支の炎症を起こし、喘息《ぜんそく》のように**喘鳴《ぜんめい》**と**呼吸困難**を起こします。

さらに、生後1ヵ月以内の新生児期では、頑固な無呼吸を伴い、突然死の原因になることもあります。また、急性期を過ぎた後も長期間にわたって気管支の炎症が続き、咳や喘鳴を

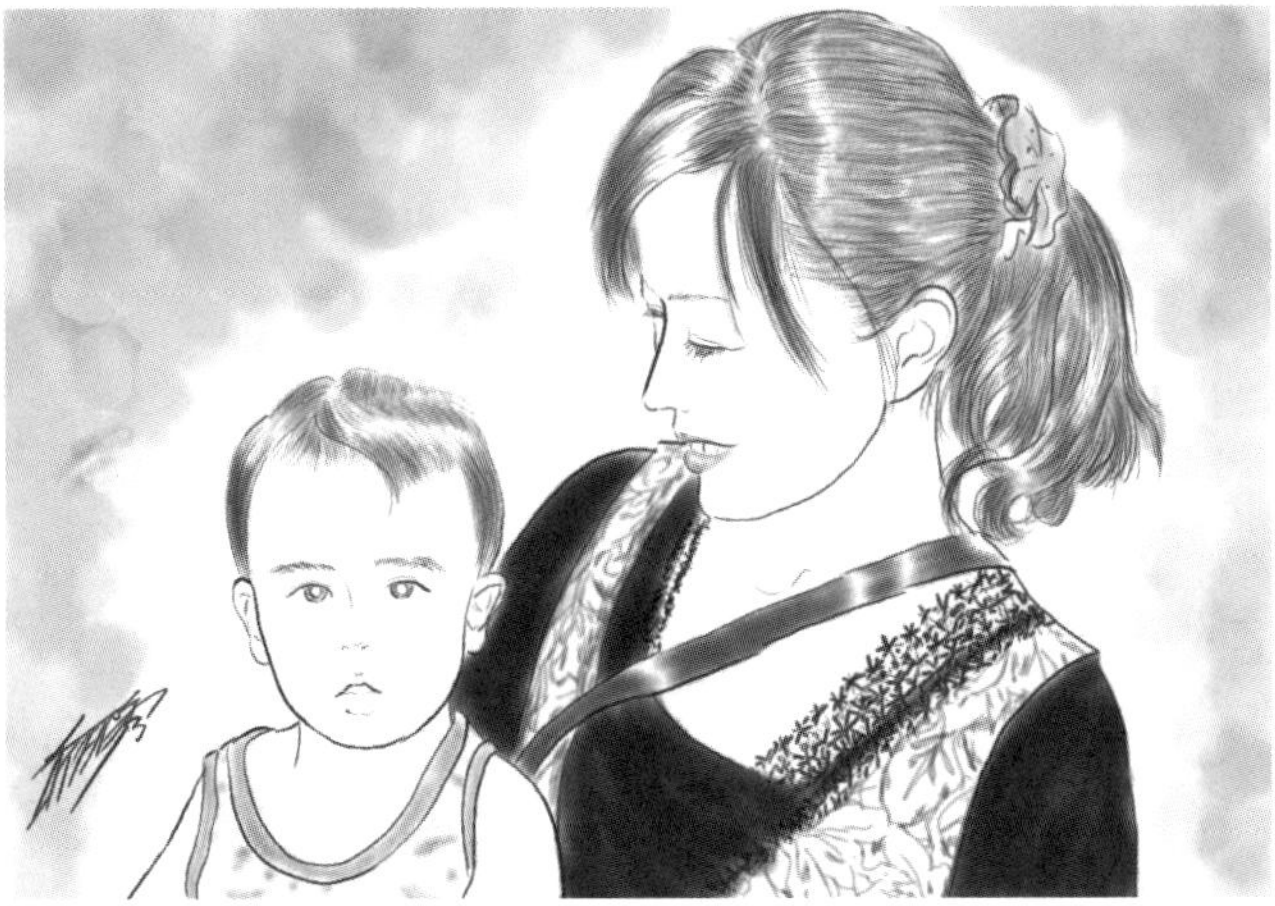

イラスト　池野一秀

繰り返すことが知られています。

確定診断は、鼻から採った検体でRSウイルスの抗原を調べることです。しかし、保険診療上の制約があり、1歳以上では一般的に行われる検査ではありません。RSウイルスに対する特効薬がないため、対症療法として、気管支拡張剤の吸入や保育器、酸素テントでの酸素投与が行われ、症状が重いと人工呼吸器管理となることもあります。最近は、気管支の炎症を抑えるために、喘息で使われる**ロイコトリエン拮抗薬**《きっこう》も投与されます。

●小児科部長　池野　一秀

発熱に抗菌薬は不要？

Q

9ヵ月の娘が発熱で受診したのですが、抗菌薬を出してくれませんでした。以前、別の先生にかかった時には抗菌薬の内服後に熱が下がったのですが…。抗菌薬を飲まなくて大丈夫でしょうか。（20代・女性）

A

多くはウイルス感染症、抗菌薬は効かない

乳児期後半は感染症にかかりやすくなり、**かぜ症候群**には平均して年数回かかるといわれています。発熱を伴うこともありますが、**原因のほとんどはウイルス感染症**であり、**抗菌薬は効きません**。この年齢に発生頻度が高い突発性発疹の原因もウイルスです。

感染症は主に**細菌性**、**ウイルス性**、その他（真菌類、寄生虫など）に分けられます。細菌性が疑われる場合には、感染臓器と起因菌を想定した上で適切な**抗菌薬**を処方します。一方、ウイルスに効く薬剤は、インフルエンザなどの一部のウイルスにおいては開発されていますが、かぜ症候群に対してはありません。時間の経過で軽快することがほとんどですので、解

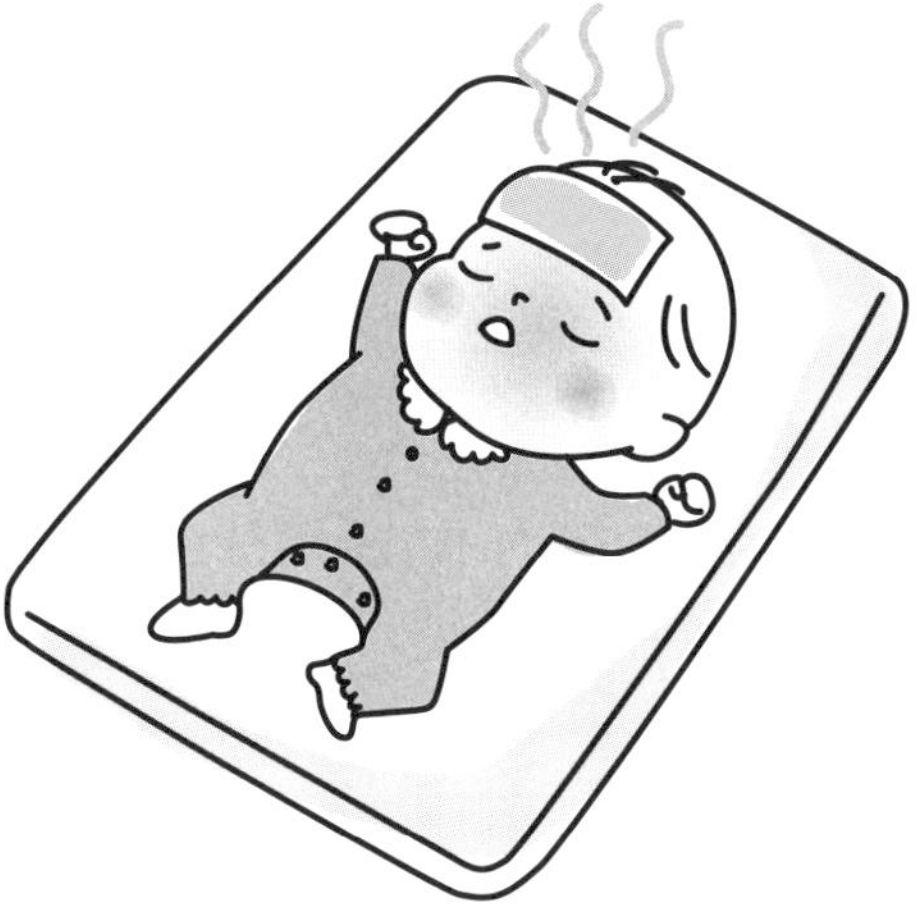

熱薬をはじめとした**対症療法が主体**となります。
また、抗菌薬を内服すると、腸内の善玉菌まで死滅するため下痢になりやすく、結果として生じる腸内細菌叢《そう》の乱れが、後年のさまざまな疾患の発症に関わっているという説が、近年有力視されています。このため、細菌感染が強く疑われなければ、抗菌薬を飲んでも副作用のリスクにさらされるだけで賢明とは言えません。
ただし、ウイルス性、細菌性、非感染症（川崎病など）の鑑別が難しい場合もあります。発熱の時間経過や、その他の症状の有無によって、できるだけ正確な診断に至るように努めていますので、発熱の経過中は必要に応じて再診してください。

●小児科副部長　清水 正己

眠れないのでスマホを見ています

Q 夜、なかなか寝付けないので、スマホを見て過ごしています。よく眠れる方法はありませんか。（10代・女性）

A **スマホは逆効果。寝る前2時間以内は避けて**

受験勉強の後など、目がさえて眠れないという訴えはしばしば耳にします。その場合、**ただ目を閉じているだけでも膨大な視覚情報がなくなり、脳の負担は減ります。**

一方、スマホやタブレットなど明るい液晶画面を見ると、**かえって脳が刺激されてしまいます。**液晶画面に使われている発光ダイオード（ＬＥＤ）には**ブルーライトと呼ばれる、波長が短く、強いエネルギーを持つ成分が多く含まれます。ブルーライトは角膜や水晶体で吸収されずに網膜まで直接届きます。**特にスマホやゲーム機、タブレットは昼間屋外で使うことが多いので、より明るいＬＥＤが使われています。

実際、夜間にブルーライトを見ることによって、眠りを誘うホルモンである**メラトニンの**

分泌が減り、眠りに就くまでの時間が延び、1日の**睡眠覚醒リズムが後ろへずれること**が、実験で証明されています。これを防ぐには、**寝る前の2時間以内は液晶画面を見ない**ようにし、眠くなくても暗い部屋で目を閉じるようにしてください。

●小児科部長　池野　一秀

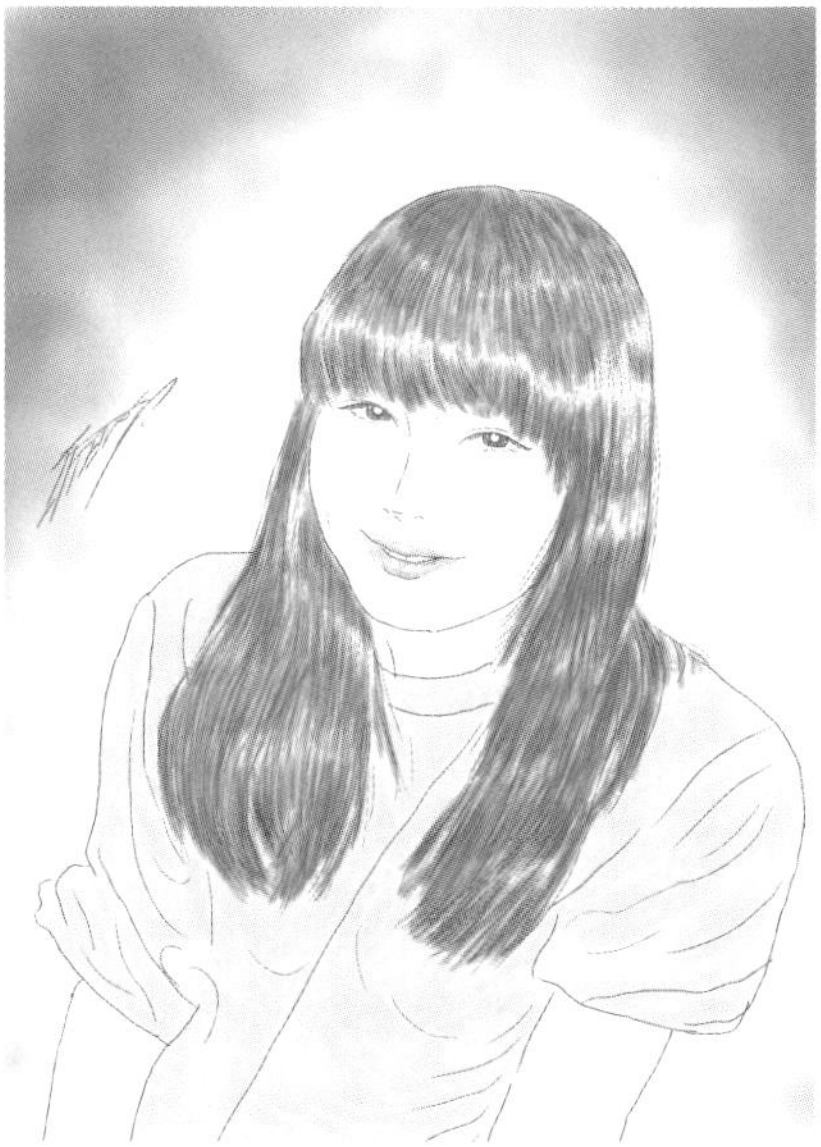

イラスト　池野一秀

健康寿命とは

Q 最近、高齢者の生活に関して「健康寿命」という言葉を聞きますが、何でしょうか。
（70代・女性）

A **健康に生活できる期間。「要介護」を遅らせる取り組みを**

健康寿命とは、**健康に問題がなく日常生活が送れる期間**のことです。わが国は世界でも類を見ない超高齢社会となっています。

しかし、健康で生きがいを持った生活を送りたいと思っても、高齢になるとさまざまな原因で日常生活に制限が出ます。つまり「平均寿命マイナス健康寿命」の期間は、何かしらの不都合さを持って生きることになります。わが国の調査では「平均寿命と健康寿命」の差は、**男性で約9年**、**女性で約12年**です。

長野県は平均寿命では全国でもトップクラスですが、健康寿命は全国トップクラスというほどではありません。近年は、健康寿命を延ばすことが重要と考えられ、いくつかの概念が

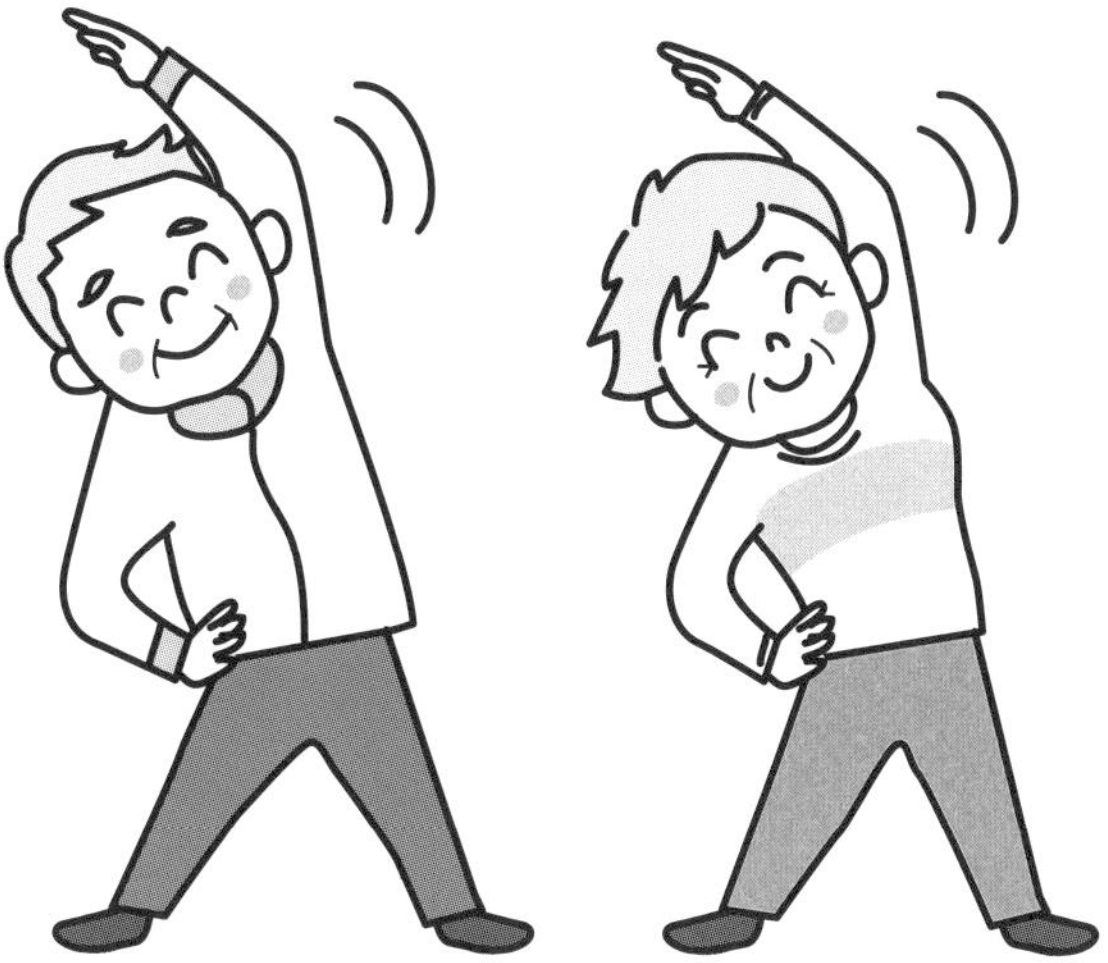

提唱されています。
　足腰の健康が損なわれた状態である**ロコモティブシンドローム**が日本整形外科学会から発表され、日本老年医学会からも加齢に伴って筋力や心身の活力が低下した状態として**フレイル**が提唱されています。また、老化による筋力低下に注目した**サルコペニア**もあります。
　いずれもが要介護状態の予防を念頭においた概念で、食生活や運動習慣などが予防に重要です。「私も当てはまるかもしれない」と思う方は、一度医療機関で相談してみてください。

●整形外科医師　堀内 博志

理学療法の種類や効果は？

Q

変形性膝関節症で整形外科を受診し、長期間理学療法と鎮痛消炎剤を貼っています。さまざまな理学療法を受けていますが、患部にどのような効果があるのか判然としないまま、悪くならぬよう通院しているという感じです。理学療法の種類と、患部への効果を教えてください。（70代・男性）

A

痛みが和らいだら運動療法も加えて

変形性膝関節症に対する理学療法には、主に**物理療法**と**運動療法**があります。

物理療法は、**痛みの緩和**や**筋緊張の低下**、**軟部組織の柔軟性を改善**する目的で行われます。種類としては、電気刺激療法（低周波、中周波、高周波、干渉波、極超短波など）、超音波療法、温熱・寒冷療法（ホットパック、アイスパック）、光線療法（低出力レーザー、赤外線など）があります。

同様な効果を期待できる方法としては、マッサージもあります。

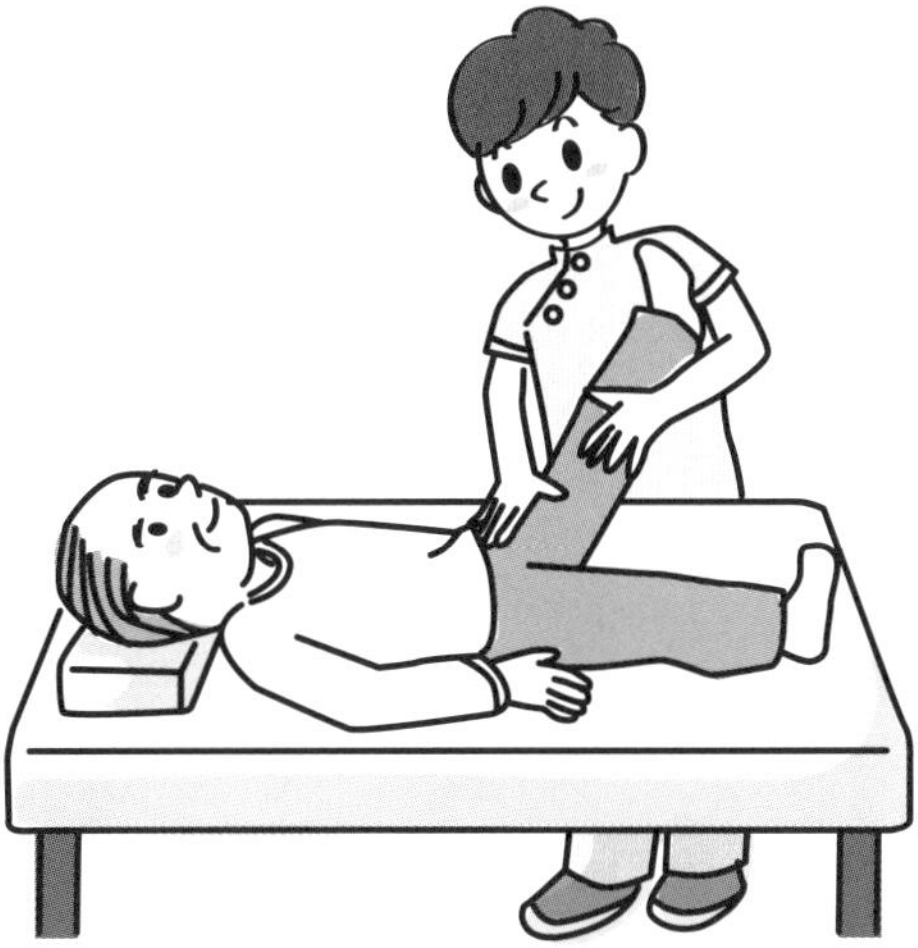

しかし、これらの療法は一時的な効果はあっても、継続的な効果は期待できません。

変形性膝関節症では、筋力の低下や関節可動域の低下など、**運動機能が低下してしまうことが大きな問題**です。これらを改善したり、早期であれば低下を予防したりするための運動療法が、大腿の前面にある筋肉を鍛える**大腿四頭筋訓練**です。物理療法やマッサージなどによって痛みが緩和できたら、大腿四頭筋訓練などを中心とした下肢の筋力訓練が最も重要になります。手術を受ける場合でも、術後の早期回復には、術前に十分な筋力を保つことが必要になります。

●リハビリテーション部技師長　松井 克明

腰と足の痛みが強い

Q

腰痛が強くなり、杖《つえ》がないと歩けなくなってきました。左下肢には痛みとしびれも出ます。50歳から腰が曲がってきて、傾いて歩くので人に見せられません。ゲップが多く食欲もありません。痛みだけでも取れませんか。（60代・女性）

A

腰椎変性後側弯症の可能性

女性に多い加齢変性から進んでくる**腰椎変性後側弯《そくわん》症**の可能性があります。60歳以下では、腰の横曲り**側弯**や、背中が丸くなる**後弯**は5％前後といわれていますが、70代で10～20％、80代で30～40％もあるといわれています。

多くは脊椎全体の椎間板の変性で、その前弯の消失が原因ですが、骨粗しょう症で脊椎椎体骨折が変性の原因となっている人もいます。腰椎変性後側弯症は、腰痛が主症状ですが、立位（真っすぐに立った状態）のバランスが悪くなり、腰をそっくり返して歩くようになると転びやすく、さらに進むと杖や歩行器が必要になります。臀部《でんぶ》痛や下肢痛が出ることもあ

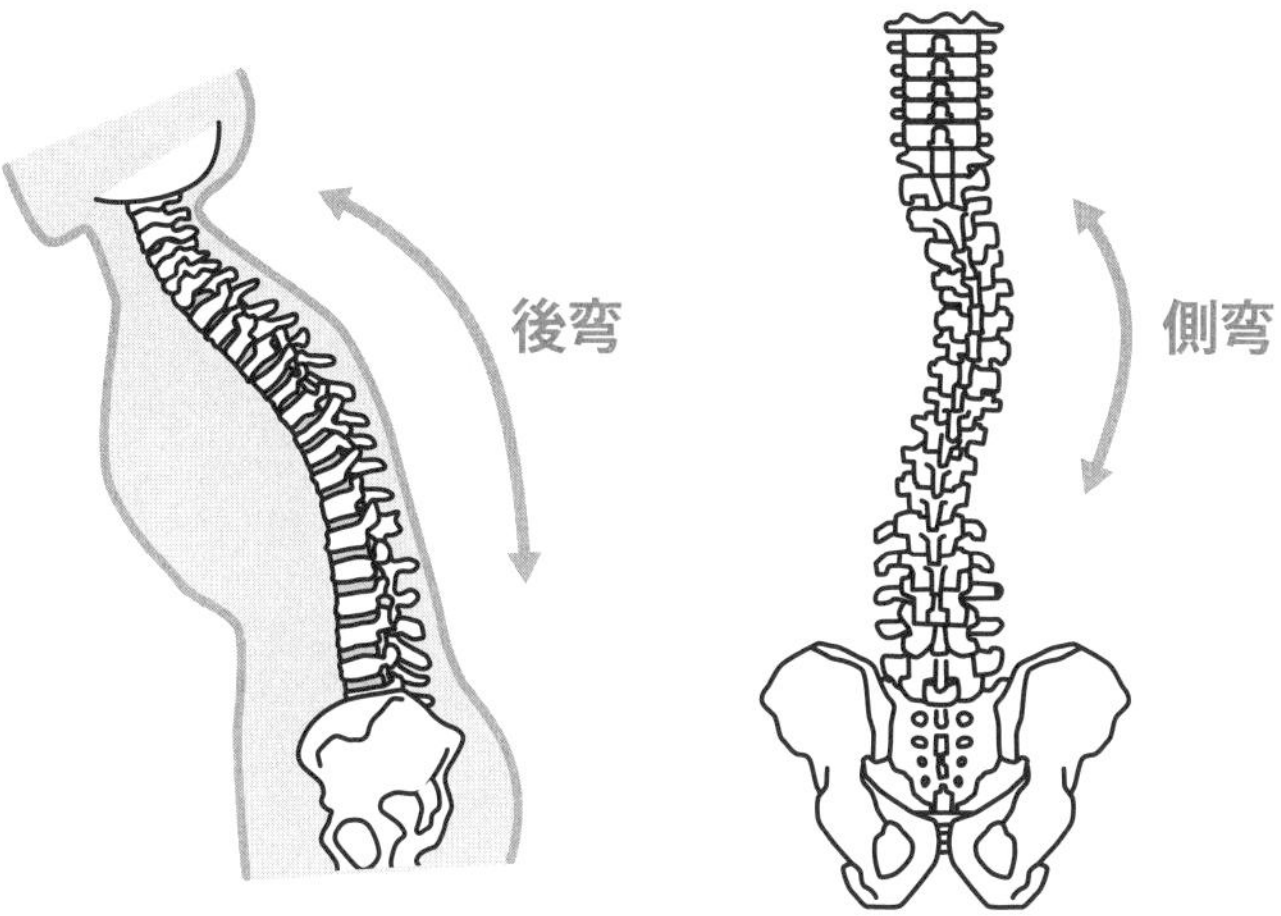

ります。手術以外では変形を矯正するのは困難なので、高齢の人は仕方なく我慢している場合が多いことでしょう。

質問者の場合、比較的若い年齢で進行した可能性があります。後弯が進み、腹部がくっついて腹圧が上がり、**逆流性食道炎**もありそうです。まず腰背部の筋力訓練を行い、体形に合わせた細いコルセットの着用や、弱オピオイドの鎮痛薬の服用が効果的かもしれません。

変性が強く、痛みが大変強い場合は、手術治療を考慮する必要があります。手術は侵襲が大きく熟練が必要で、最近は側方椎間固定術（ＸＬＩＦ等）によって低侵襲で済むようになってきていますが、できる施設が限られます。脊椎脊髄外科専門医によく相談してください。

●整形外科医師　山﨑　郁哉

長引く腰痛

Q 2ヵ月前から腰痛が長引き、市販の湿布を貼っても痛みが取れません。原因も分からず心配です。（60代・男性）

A 特別・緊急治療が必要か受診を

原因が明らかな腰痛として、**腰椎椎間板ヘルニア**、**腰部脊柱管狭窄症《きょうさく》**など、下肢神経症状を伴う腰痛はよく知られていますが、**外傷**（脊椎骨折など）、**腫瘍**（脊椎・脊髄の腫瘍や、がんの転移）、**感染**（細菌が入り膿《うみ》が溜《た》まる）も原因として重要です。また、**大動脈瘤《りゅう》**や**婦人科疾患**（子宮内膜症）、**腎結石・尿路結石**、**うつ病**、**ヒステリー**なども腰痛の原因になります。

整形外科の医師は、原因が分かる腰痛、特に緊急治療を必要とする赤信号の腰痛や、特別な治療が必要な腰痛であるかどうかを見極めます。診断にはエックス線だけでなく、血液検査やＣＴ、ＭＲＩが必要な場合もあります。しかし実際には、はっきりした原因が分からな

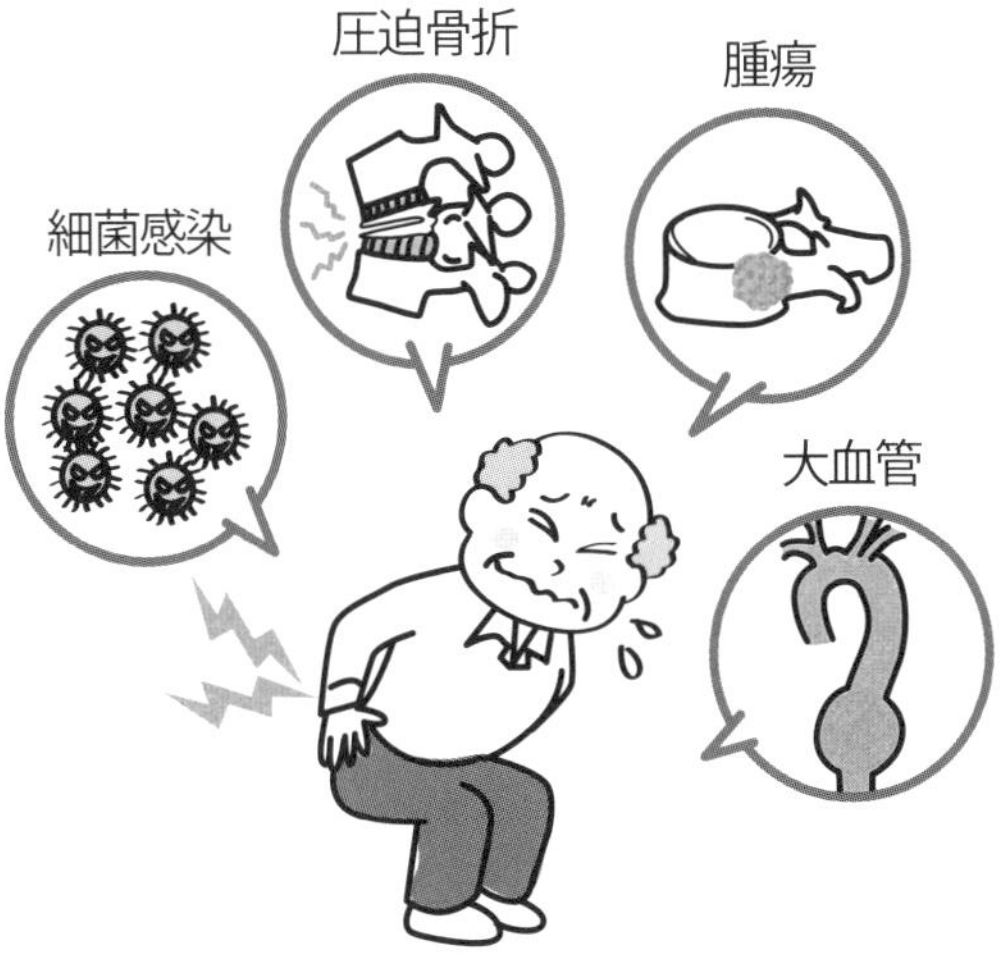

い**非特異的腰痛**がかなり多いことも事実です。

この場合でも「やりようがないのですね」と諦めず、調子が悪いなりに上手に体を使いこなすのがやりようであることも、多々あります。体を動かしていくうちに軽くなる腰痛は、体操や日常生活の体の使い方で、うまく付き合える場合があります。

原因が明らかな腰痛か、あるいは非特異的腰痛かを見極める際、どんな姿勢になっても楽にならないような腰痛や、発熱を伴う腰痛は赤信号の可能性があります。特別な治療や、緊急治療が必要かどうかが重要です。専門医のいる医療機関を受診してください。

●関節・整形外科部長　中村 順之

背中が曲がってきた。骨粗しょう症治療は？

Q

数年前に腰の骨で骨密度を測ったら数値は良いと言われました。しかし、最近背中が曲がって背が低くなってきました。骨粗しょう症の治療は必要でしょうか。（70代・女性）

A

進行している可能性も。定期的な検査を

骨量はいくつかの計測方法があり、計測方法・機器は医療機関によって異なります。比較的多く用いられるのが**ＤＸＡ**という骨量計測方法です。

以前は腰椎のＤＸＡで診断していることが多かったのですが、加齢変化など、背骨が変形している場合は正確に評価できないこともあり、現在のガイドラインでは**腰椎と大腿《だいたい》骨近位部の両者を測定することが望ましい**とされています。高齢者など背骨の変化によって腰椎での測定が適当でないと判断される場合には、大腿骨近位部で診断します。

また、これらの部位での測定が困難な場合は、**前腕の骨（橈《とう》骨《こつ》骨幹部）**で測定します。この値が**若年成人の70％未満**（脆弱《ぜいじゃく》性骨折のある場合は80％未満）だと治療が必要です。

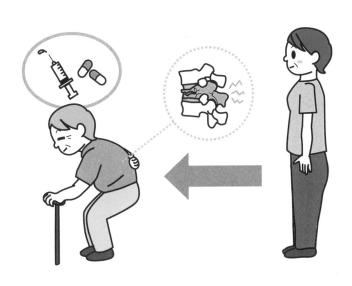

背骨や股関節を骨折すると生活の質が悪くなるため、整形外科では高齢になっても骨折せず元気に暮らしていただけるよう骨粗しょう症の治療を行っています。

近年、どの薬が骨密度を上げるのか、どの骨の骨折発生を抑制するのか――といったデータが報告され、より病態に合った薬が選べるようになってきました。数年前に骨密度は大丈夫と言われた人でも、身長が低くなった、背中が曲がった、と自覚した場合は骨粗しょう症が進行している可能性があります。定期的に医療機関で検査を受けましょう。

●関節・整形外科部長　中村 順之

骨粗しょう症の薬を飲んでいるのに骨折

Q 毎週起床時に骨粗しょう症の薬を5年も飲んでいましたが、ちょっとつまずいただけで腰が痛くなり、脊椎圧迫骨折と言われました。骨密度は上がっているそうですが、なぜでしょうか。（70代・女性）

A **骨形成促進薬の投与について相談を**

骨粗しょう症の薬には、**骨吸収抑制薬**と**骨形成促進薬**の二つがあります。後者は注射の薬なので、服用していたのは前者の骨吸収抑制薬でしょう。最も一般的な薬です。通常はこの薬で順調に骨密度が改善すれば、骨折を防げる方がかなり多いです。

しかし、骨吸収抑制薬で**骨密度は上がりますが**、**骨の細密構造は改善しません**。骨が細密な構造をしていると強いのは、同じ大きさ・重さでボール紙と段ボールを比べた場合、段ボールの方が強いのと同じ理由です。

骨の細密構造は、骨密度測定装置を使った特殊な計測によって**海綿骨スコア**（ＴＢＳ）を

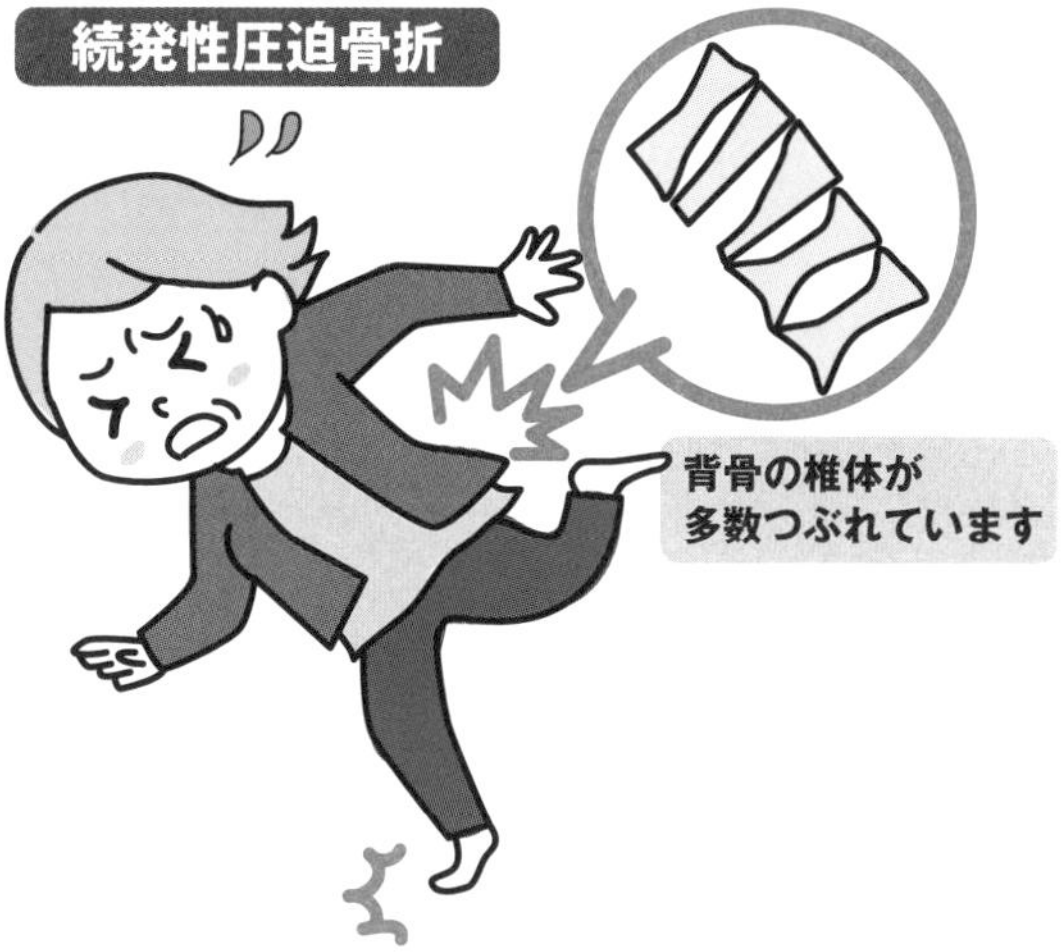
続発性圧迫骨折
背骨の椎体が
多数つぶれています

測定することで評価できます。この値が悪いと、骨折リスクが良い人の2倍以上に上がるといわれています。骨密度と同時に評価することで、さらに精密に骨折リスクを評価できます。

海綿骨スコアを検査できる施設はまだ少ないため、できる病院を確認して検査を申し込んでください。骨密度と海綿骨、両方のスコアが悪い場合はビタミンDの併用や、女性ホルモン型骨粗しょう症薬を考慮しますが、骨折を繰り返している場合、骨形成促進薬のテリパラチド、ロモソズマブが適応となることがあります。検査を受ける病院で相談してください。

●整形外科医師　山﨑　郁哉

膝関節症の治療が心配

Q

膝の関節に痛みがあります。特に歩き始めが痛く、正座もできません。ある整形外科を受診したら、レントゲン写真だけを見て関節症と診断され、人工膝関節《しつかんせつ》全置換手術を勧められましたが、他の治療法はないでしょうか。（60代・女性）

A

ほかの専門医を受診してみるのも手

膝関節症の治療は、症状、関節軟骨、骨などの変性、変形状態（病期）、年齢、職業、生活の状態などを考慮した上で、複数の治療法を患者さんに提示して選択してもらうのが原則です。

治療法には、運動療法を基本とした**保存療法**、および比較的若年齢で、症状、病変が内側、活発な日常生活の方には**骨切り術**、比較的高年齢で肉体労働が少ない方には**人工膝単顆置換術**、症状が膝全体に及んで変形が進んだ方には**人工膝全置換術**——などがあります。

人工膝関節手術は、日本でも年間7万例以上行われています。比較的良好な治療成績があ

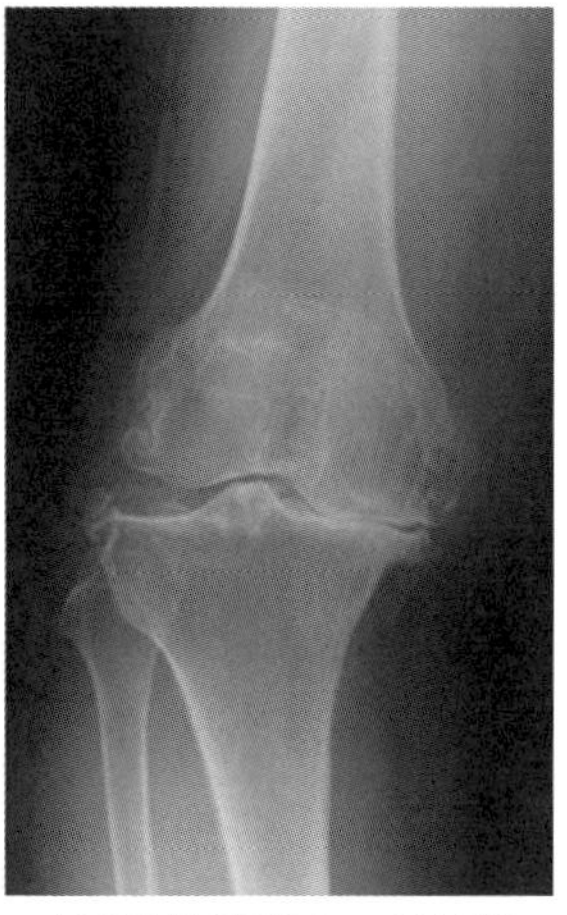
変形性膝関節症のＸ線像

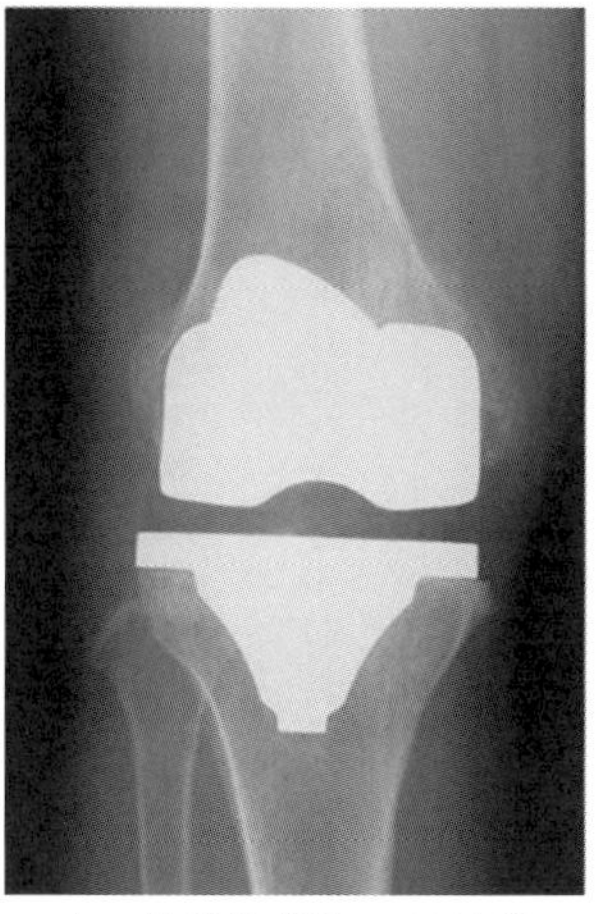
人工膝関節術後のＸ線像

る一方で、満足されない手術例もあると推察されます。長期的に良好な成績を維持できるのは、患者さん側には、治療法の限界の理解、医療側には、適切な適応、妥当な機種選択、正確な手術手技、術後の長期にわたるフォローなどが必要で、これらが欠けると治療を受けた患者さんが満足を得られずに、他の医療機関を訪れることも少なくありません。

医療側に必要なのは、患者さんが現在困っていることを解決するために必要とされる複数の手段と、限界の提示です。人工関節手術は医療機関によって成績に差があるのも事実です。他の専門医の診察を受けてみることも迷いをとるよい方法と思います。

●院長／上肢・手の外科・整形外科部長
瀧澤 勉

膝の前十字靱帯損傷で短期復帰は可能？

Q

高校生の娘がハンドボールの試合中に、膝の前十字靱帯《じんたい》を損傷しました。現在かかっている医師には「このままでは、日常生活は送れてもハンドボールを続けることは難しい。再建術を受けた方がよい。ただし、試合復帰までには8ヵ月くらいかかる」と言われています。インターネットで調べたら、手術から2ヵ月で復帰できると評判の病院もあるようです。実際のところ、どうなのでしょうか。（30代・女性）

A

靱帯再建から復帰までには時間がかかる

前十字靱帯の再建術は、**切れてしまった靱帯を自分の体の別の組織で作り直す手術**です。この手術は近年目覚ましい進歩を遂げています。

しかしながら、医学が進歩しても、人間の体まで進化したわけではありません。再建した靱帯に再び血液が流れ始め、靱帯として十分に成熟するまでには、**1年程度かかる**と考えられています。

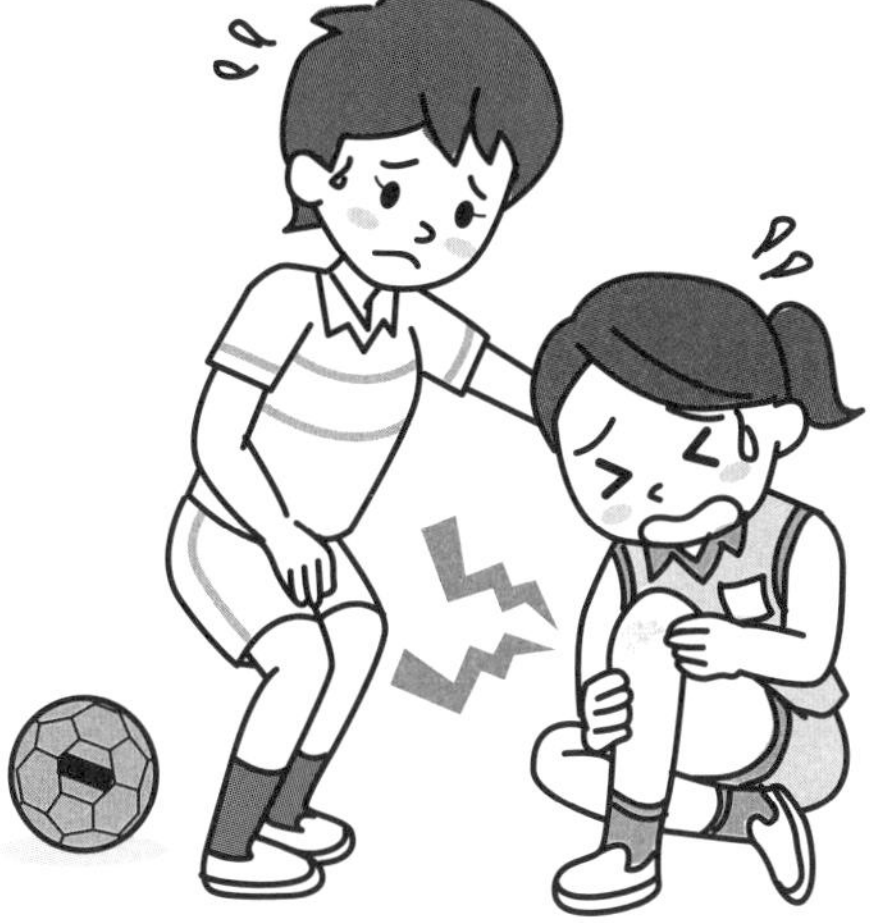

従って、競技種目や筋力の回復の程度にもよりますが、**本格的なスポーツへの復帰までに6～10ヵ月はかかる**というのが、この分野での共通認識です。術後2ヵ月で復帰した選手が、その後に回復不能な損傷を受けて、ほかの医療機関を受診した例がしばしば報告されています。

ネット社会では信ぴょう性の低い情報が氾濫しています。SNS（ソーシャル・ネットワーキング・サービス）で評判の良い病院を調べても、患者なりすましのニセ情報かもしれません。まずは身の回りで手術を受けた人たちから生の声を聞き、その上で冷静に判断してください。

●スポーツ・整形外科部長　松永 大吾

膝の痛みに健康食品は効く？

Q

健康診断で肥満と糖尿病を指摘され、毎日ウオーキングをしています。最近、両膝の内側に痛みを感じます。整形外科では軟骨が減っていると言われました。テレビや雑誌ではサメ軟骨などの健康食品がよく効くと宣伝されていますがどうなのでしょうか。

（50代・女性）

A

科学的データは不十分。食事療法と体操を

そもそも**健康食品**とは何か。厚生労働省のホームページで確認できますが、健康食品は公的機関がその効果効能を保証するものではありません。実際、健康被害などで摘発された健康食品も少なくありません。

確かに**コンドロイチン**、**グルコサミン**、**ヒアルロン酸**、**コラーゲン**などは関節軟骨の成分ですが、これらを**経口摂取する**（のむ）**ことで関節軟骨が修復されるという科学的なデータは不十分**です。それどころか、これらの化合物は体内で分解されると大量の糖質に変わるの

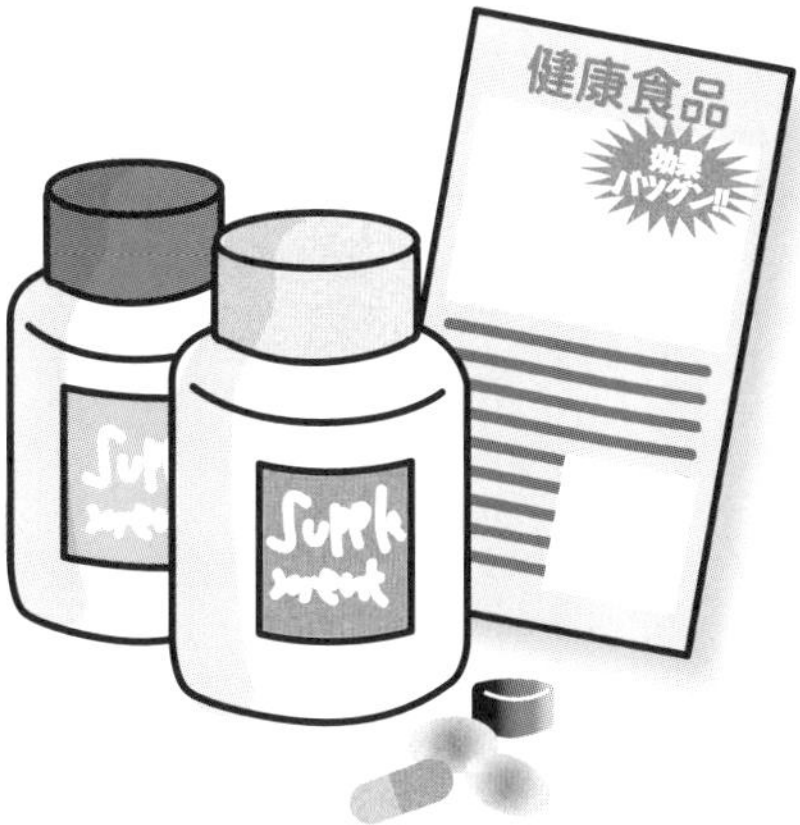

で、**肥満を悪化させるリスク**もあります。

それでも、このような食品が注目される背景には、①健康ビジネスで稼ぎたい企業②アンチエイジングや手術以外の治療法に期待する消費者③医療機関からドラッグストアに患者が流れ、公的医療費が抑制されることに期待する厚生労働省や財務省――などの思惑があるのではないかと指摘されています。極端な例ですが、効果を上げるために副作用のある強力な鎮痛剤を混入して摘発された悪徳業者もいます。

膝の悪い肥満の人がウオーキングするのは感心しません。まずは**食事療法**、そしてインターネットでも紹介されている「**膝体操**」から始めてはどうでしょうか。

●スポーツ・整形外科部長　松永 大吾

手の親指の付け根付近が痛む

Q

右の親指の付け根と手首の間に硬い骨のような隆起ができて、瓶のふたを開けるときなどに痛みます。（60代・女性）

A

ＣＭ関節症の疑い。日常生活に支障あれば受診を

親指の付け根と手関節の間には、**ＣＭ関節**と呼ばれる関節があります。他の指や手首の関節の腫れなどがなく、ＣＭ関節のみの痛みであれば**ＣＭ関節症**が考えられます。

ＣＭ関節は、手の中でも変形性関節症になりやすい関節で、**関節軟骨が摩耗して変形**し、動かすと痛みます。中手骨基部が亜脱臼（不完全な脱臼）し、突出することもあります。骨のような隆起が出てきたのは、この中手骨の亜脱臼によるものと思われます。

治療は、湿布の貼付や鎮痛剤の内服などを行い、痛みを和らげます。ＣＭ関節の動きを制限したり、ＣＭ関節症用に作られた装具を付けるのも効果的です。こうした治療でよくならない場合は手術をします。**関節形成術**、**関節固定術**などが行われます。

ただし、ＣＭ関節症と思っていたら**関節リウマチ**だった……ということもあるので、正しい診断がまず重要です。ＣＭ関節症は、痛みが強いと日常生活にかなり不便を感じるようになります。受診時には変形が少なく問題なくても、半年～１年で急に変形が進んだ例もありました。日常生活で困るようであれば整形外科、あるいは手外科を受診してください。

●院長／上肢・手の外科・整形外科部長　瀧澤　勉

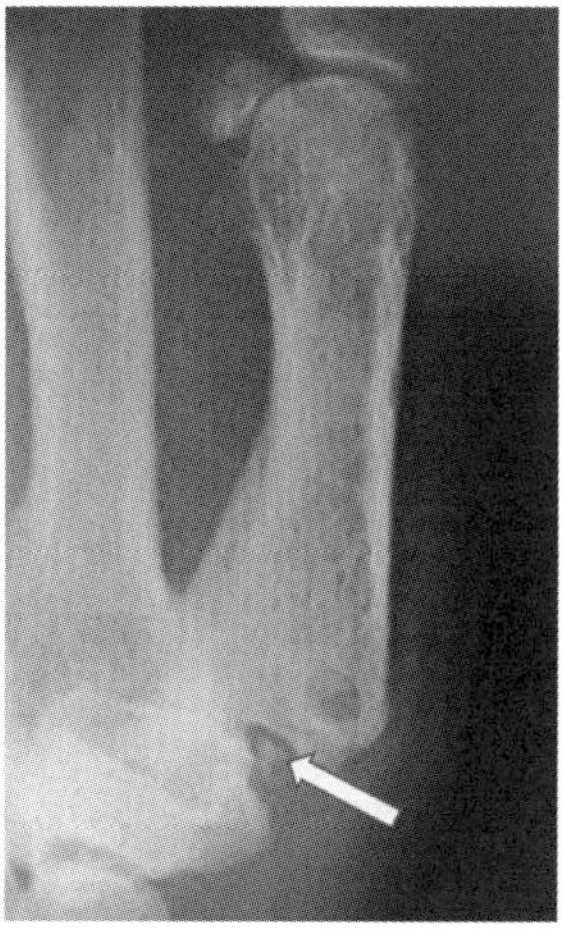
母指CM関節症のX線像（側面）。矢印の部分の隙間が消失

足の親指の付け根が痛む

Q 足の親指付け根の痛みに悩まされています。最初の頃はしゃがみ込みやつま先立ちをした時に痛くなりましたが、最近は歩くだけでも痛くなります。足の甲側がゴツゴツしていて、そこの部分が痛みます。(50代・女性)

A **強剛母趾の疑い。日常生活に支障なら手術も**

足の親指（母趾《ほし》）のMTP関節（第2関節）に生じる変形性関節症、すなわち**強剛《きょうごう》母趾**と考えられます。

同関節の疾患としては、**外反母趾**が一般的に知られていますが、強剛母趾もときどき見られます。ちなみに、この**両者が同時に起こることはまれ**だとされています。

お年寄りの膝と同じ**変形性関節症**であり、軟骨がすり減ったり、骨棘《こっきょく》とよばれる骨のトゲが発達したりして、痛みと変形が進行します。母趾が足の人差し指よりも長い足の形状や、若い頃のけがなどが病因として挙げられますが、大部分は原因の分からないものが占めてい

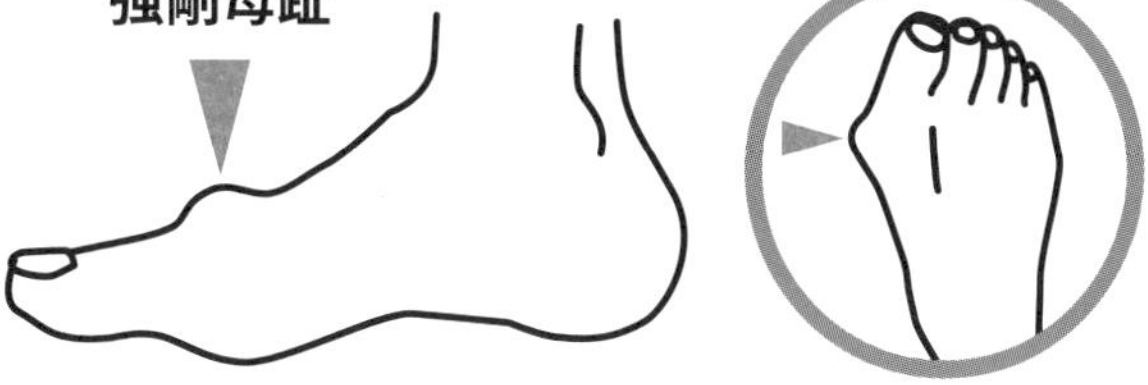

ます。

骨棘は母趾の背側（足の甲側）に発達するため、母趾を反らすと同部位で骨同士の衝突が生じます。そのため、しゃがみ込みやつま先立ちなどの動作が最初につらくなり、徐々に足背の骨性隆起が目立つようになります。病状が進行すると、素足やつま先のやわらかい靴での歩行もつらくなります。

軽傷であれば靴選びや医療用装具で対処できますが、日常生活にも支障を来たす進行例では、手術が必要となる場合もあります。早めのエックス線検査をお勧めします。

●スポーツ・整形外科部長　松永 大吾

肩の痛みが強く眠れない

Q 重い荷物を持ち上げたときに、「ぶちっ」と音がして肩が痛むようになりました。肩を使った後に痛みが強くなります。夜も痛くて眠れません。（60代・男性）

A **腱板断裂の可能性。精密検査を**

重い物を持ち上げたときに急に痛みが出現していること、夜間痛くて眠れないことを考えると**腱板断裂**《けんばん》が最も考えられます。腱板は腕の骨の頭の部分にくっついている腱で、肩を上げるのに重要な役割をしています。特別なきっかけがなくても、日常生活の中で切れることもあります。

腱板付着部の老化現象も原因といわれ、60代の男性に多い病気です。関節が硬くなることは少なく、関節が硬くなる**五十肩**とは違いますが、症状などは似ています。エックス線検査では分からないため、**MRI**などで診断します。

治療はまず、リハビリと注射などで**保存的治療**を行います。70％くらいの方は保存的治療

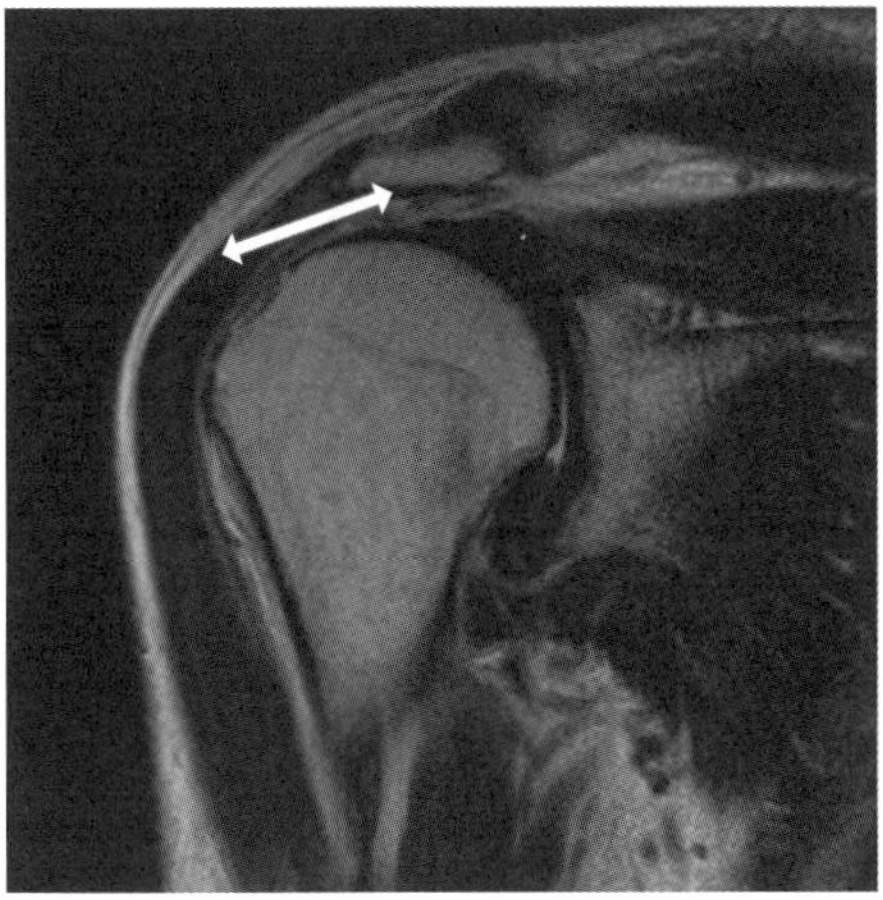

腱板断裂のMRI画像。矢印の部分が断裂部位

で軽快しますが、切れた腱板はつながりません。

保存的治療で改善しない場合は手術治療となります。夜間眠れないほどの痛みが続くなら**手術治療**をお勧めします。手術では、切れた腱板を修復し、その後4週間程度は入院治療します。その後も3ヵ月の機能訓練が必要です。手術までの期間が長くなると、回復に時間がかかることもあります。

肩の痛みが続く場合は、腱板断裂だけでなく五十肩、**関節リウマチ**である場合もあります。整形外科を早めに受診してください。

●院長／上肢・手の外科・整形外科部長
瀧澤 勉

右肩が痛くて腕がよく動かない

Q 右肩が数ヵ月前から痛むようになり、腕を上げることや手を後ろに回す動作ができなくなってきました。夜も痛くて目が覚めることがあります。（50代・女性）

A **整形外科で精密検査し、今後の処置を**

特にけがをした覚えもなく肩関節の痛みが出てきて、肩の関節が硬くなっていることを考えますと、最も考えられるのは**五十肩**です。

肩の関節を構成する靱帯《じんたい》や腱《けん》などが老化し、使い過ぎると肩関節の周囲に炎症が起きます。炎症は次第に治まりますが、肩の動きをよくする袋や、関節を包む袋が周りとくっつく癒着が起こります。この癒着によって腕が上げづらくなり、後ろへ手が回らなくなります。放置しておくとわずかしか上げられなくなることもあります（**凍結肩**）。

なお、肩関節が夜間に痛む病気は、ほかに**腱板《けんばん》断裂**や**石灰沈着性腱板炎**などがあります。これらを見分けるには症状や診察だけでは困難で、エックス線検査、ＭＲＩ、血液検査をし

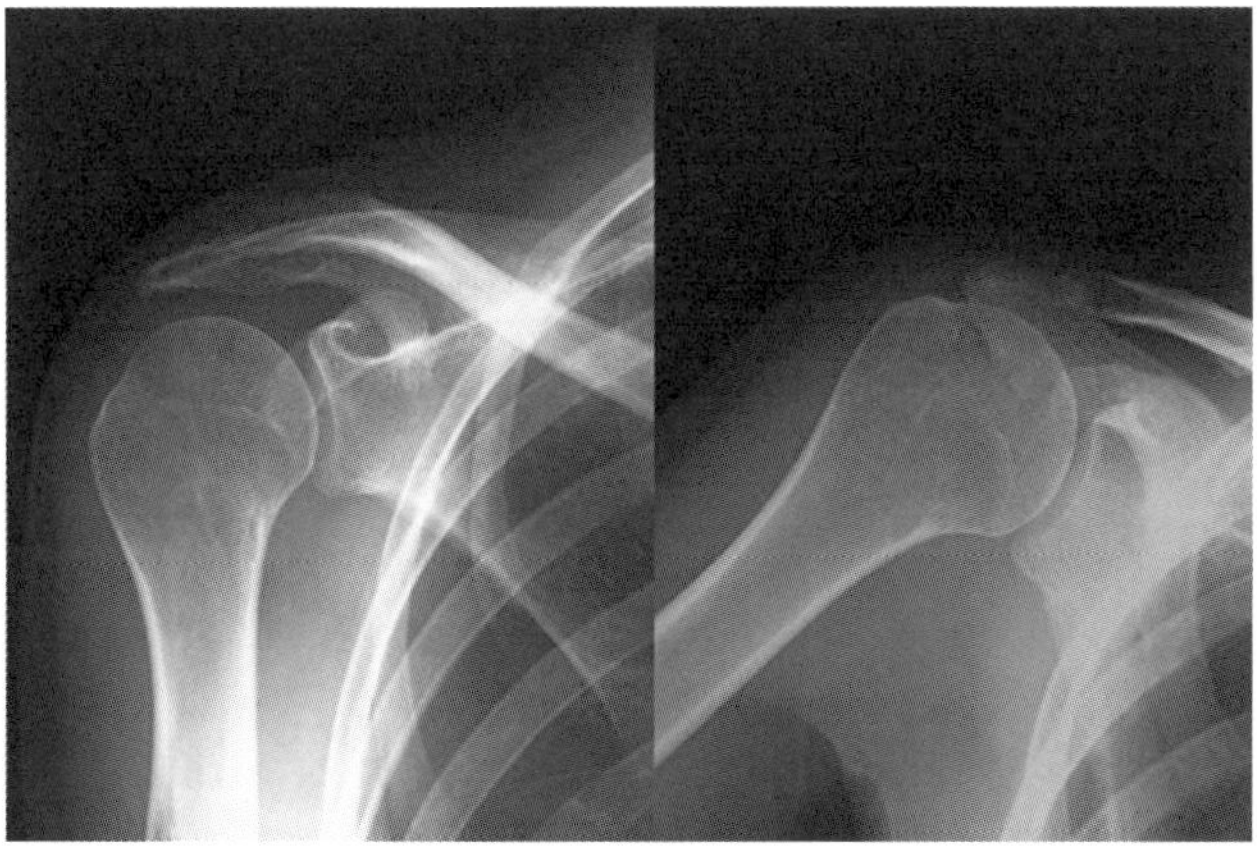

凍結肩のＸ線像。左が腕を下げた状態、右は拳上した状態。関節が固くなりほとんど手を上げられない

ます。腱板断裂の修復には手術が必要です（前項参照）。

治療は、炎症の強い時期には安静にしますが、その後は肩を動かす訓練（**可動域訓練**）をします。入浴時に痛くない方の手で支えながら、痛みが出るところまで上げるのも効果的です。凍結肩の状態となって可動域訓練でよくならない時は内視鏡を使って手術を行います。また難治性で治療が長期になることもあります。肩の痛みが続く場合は、整形外科を早期に受診してください。

●院長／上肢・手の外科・整形外科部長
瀧澤　勉

腰椎すべり症の治療法

Q 腰椎すべり症に効果的な治療方法を教えてください。（60代・男性）

A **根本的治療には手術。リスクを十分に考慮を**

腰椎すべり症は**腰椎の椎体の間がずれた状態**をいいますが、原因が2種類あります。椎間関節が加齢変性で削れたために椎間板も変性してずれたものを**変性すべり症**といい、65歳以上の有病率は12％です。一方、もともと腰椎分離症がある方が、退行変性で椎間板が傷んでずれたものを**分離すべり症**といい、有病率は2％です。

いずれの場合も、**すべり椎間は前後に不安定**です。支柱がぐらついている傘のような状態なので、薬やリハビリ、訓練といった保存治療では、ぐらつきは治りません。**根本的治療はその不安定な椎間を固定する手術**となります。具体的にはすべり椎体の上下を体内金属で固定し、骨移植をすることになります。侵襲が大きく、リスクも十分考慮が必要です。

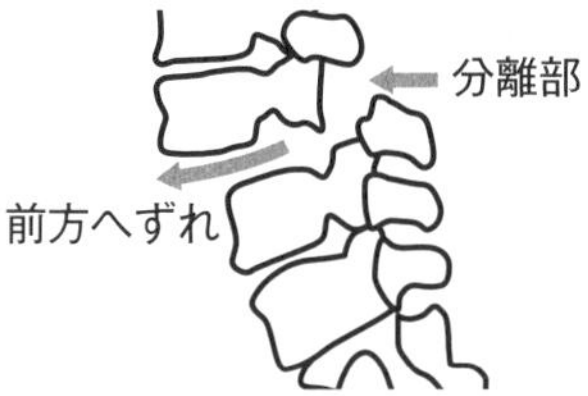

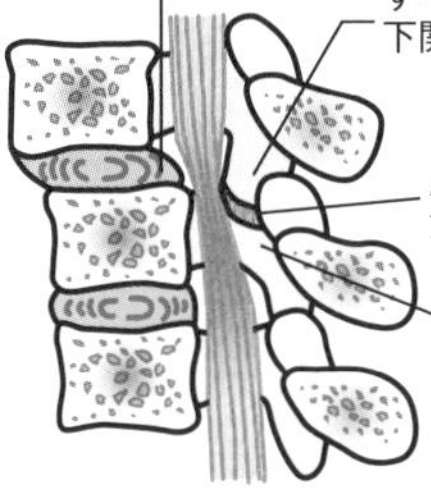

動作時の腰痛程度の症状が軽い時期なら、姿勢制限や安静、コルセットでの固定、湿布等で症状の軽減を待ちます。進行するとすべり症による**腰部脊柱管狭窄《きょうさく》症**の症状（真っすぐ立った状態や歩行時に脊柱管が狭窄するため、臀《でん》部〜大腿《だいたい》後面〜下腿外側にかけて痛みとしびれ）が出て日常生活がつらくなるため、まず末梢循環改善薬や消炎鎮痛薬、末梢神経鎮痛薬を使用します。それでも痛みがつらい方は、痛み外来（ペインクリニック）でブロック治療を行う場合もあります。

これらの治療でも改善しない場合は、手術治療を考慮します。質問の方は既にすべり症と他院で診断を受けているようですので、脊椎専門医のいる病院で相談するのがよいでしょう。

●整形外科医師　山﨑　郁哉

サッカーする長男の足首の後ろに痛み

Q 小学生からサッカーを続けている中学3年の長男が最近、ジャンプやシュートをしたとき足首の後ろに痛みが出ると訴えています。（40代・女性）

A **足関節後方インピンジメント症候群の疑い**

くるぶしとアキレス腱《けん》の中間あたりに圧痛があり、**足関節を強く裏側に曲げる（底屈）**と痛みを生じるようであれば、**足関節後方インピンジメント症候群**が疑われます。サッカー選手やバレエダンサーに比較的多く見られる疾患で、繰り返す小さな外傷により徐々に症状が出現することが多いです。

距骨《きょこつ》の後ろ側が大きく突出している場合や、**分離した骨（三角骨）**がある場合、足関節を底屈すると、その骨が引っかかって挟まれたりすることで疼痛《とうつう》が誘発されます。近くを走行する、足の親指を動かす筋《すじ》である長母趾屈筋腱《ちょうぼしくっきんけん》も一緒に炎症を起こすことがあり、足の親指を動かすだけで激痛が走ることがあります。

診断は、このような症状と合わせ、レントゲンやCT検査で距骨後方に三角骨または大きな突起が認められれば、後方インピンジメント症候群の可能性は高くなります。

治療は、炎症を抑えるための安静やストレッチ、痛み止めや炎症を抑える注射、足関節の底屈を制限するサポーターやテーピング、チューブを使った筋力トレーニングなどといった保存治療がまず選択されます。効果がない場合は手術となります。内視鏡を使ったダメージが少ない低侵襲の摘出術が可能で、早期のスポーツ復帰も可能です。

●整形外科副部長　望月 正孝

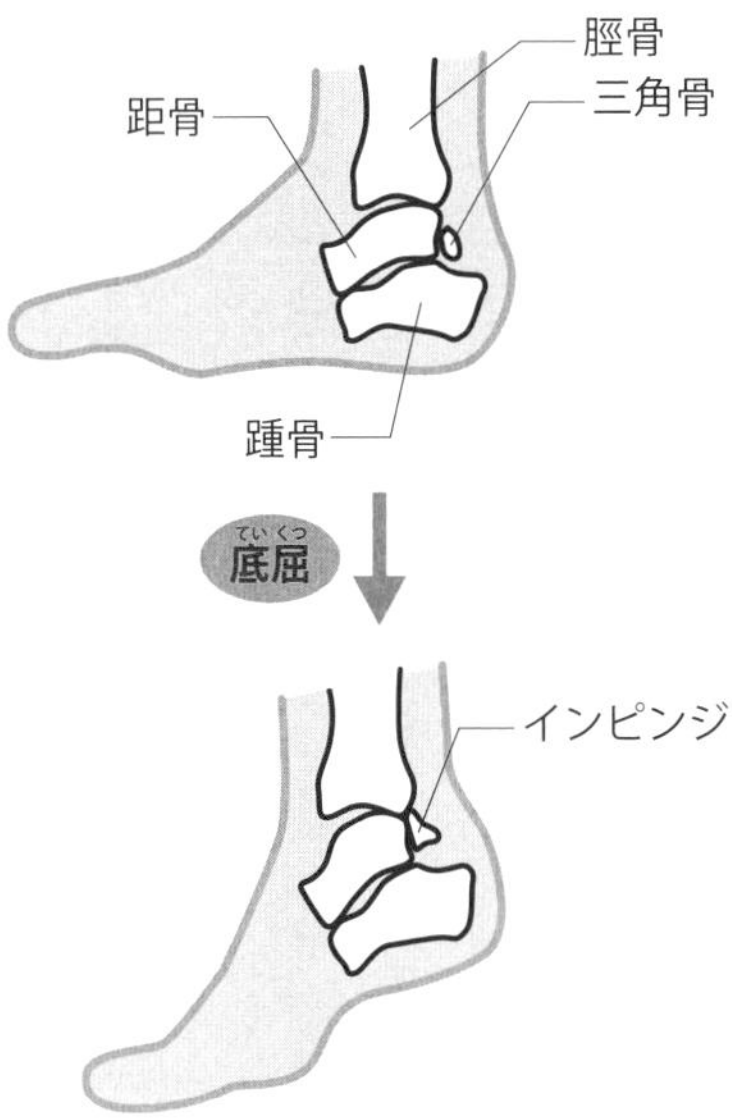

高齢の母が足の付け根を骨折

Q

83歳の母が尻もちをついて動けなくなり、救急車で病院へ運ばれました。検査の結果、足の付け根の骨が折れていると診断され、医師より骨をつなげる手術を勧められました。高齢ですが手術を受けた方が良いでしょうか。（60代・女性）

A

大腿骨近位部骨折。早期手術で歩行訓練を

大腿骨近位部骨折と診断されたのですね。高齢者の転倒で生じやすい骨折の一つです。原因としては、**骨粗しょう症**によって骨の強度が弱くなっていることが挙げられます。治療としては、早期に手術を受けることをお勧めします。

手術の方法は骨折の型によって異なりますが、**早期に手術を実施して歩行訓練を行うことが必要**です。欧米では、骨折から2日以内に手術をすることで、骨折から30日以内の死亡率が下がることが分かっています。

長期間の安静で骨が付くこともありますが、その後に歩行訓練を行っても体力の低下が著

骨接合術の例（〰骨折部位）

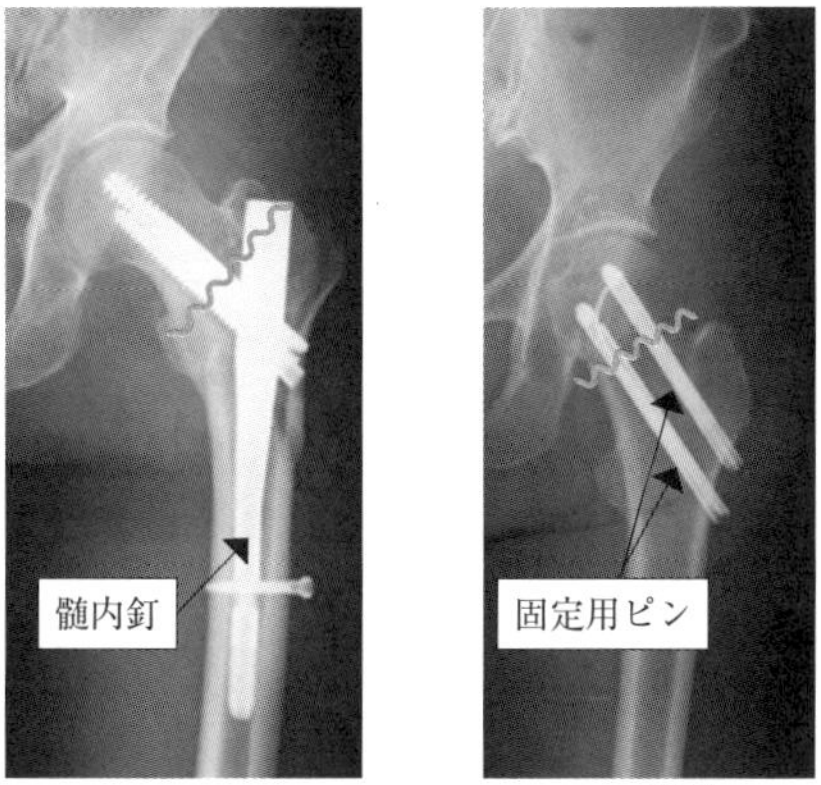

左大腿骨転子部骨折
（髄内釘《ずいないてい》固定）

左大腿骨頚部《けいぶ》骨折
（ピン固定）

しく、転ぶ前の体力には戻りません。また、肺炎や褥瘡《じょくそう》などの合併症が出やすくなります。早期に手術を行い、体力が落ちる前にリハビリテーションを開始することが必要です。

　再度転倒しないような歩き方、杖などの使用をリハビリスタッフ、ケースワーカーらと検討します。さらに、退院後の生活環境を、動きやすいように変更することも考えましょう。手すりの取り付け、トイレに近い部屋への居室の移動のほか、介護保険の利用も考慮してください。

　なお、遺伝ではありませんが、ご両親が大腿骨近位部骨折を起こしている場合には、その子どもも骨折リスクが高いことが分かっています。質問の方自身も**骨密度測定**を受けることをお勧めします。

●脊椎・整形外科部長　北原 淳

80歳過ぎての人工股関節手術

Q 股関節の痛みが急にひどくなり、歩けなくなりました。病院で人工股関節の手術を提案されましたが、80歳過ぎでも大丈夫でしょうか。（80代・女性）

A **全身状態をきちんと調べ、専門医と判断を**

長年患っていた**変形性股関節症**の痛みが我慢できなくなった場合、また**特発性大腿骨頭壊**《え》**死**《し》**症**や**急速破壊型股関節症**などのように、短期間に急激に股関節の痛みが強くなった場合の治療に、**人工股関節置換術**があります。当院で人工股関節を受けた患者さんのうち、80歳以上の方は13％を占めます。

手術方法も日々進化し、かつてよりは手術に伴う体への負担は少なくなりつつあります。しかし、手術を無事に終えるために乗り越えるべき壁があることも事実です。

心臓や肺に大病を抱えている患者さんなど、それまでの経過や既往症によっては、手術にたどり着くことが困難な場合もあります。手術前に既往症がなくても、手術後に細菌感染や

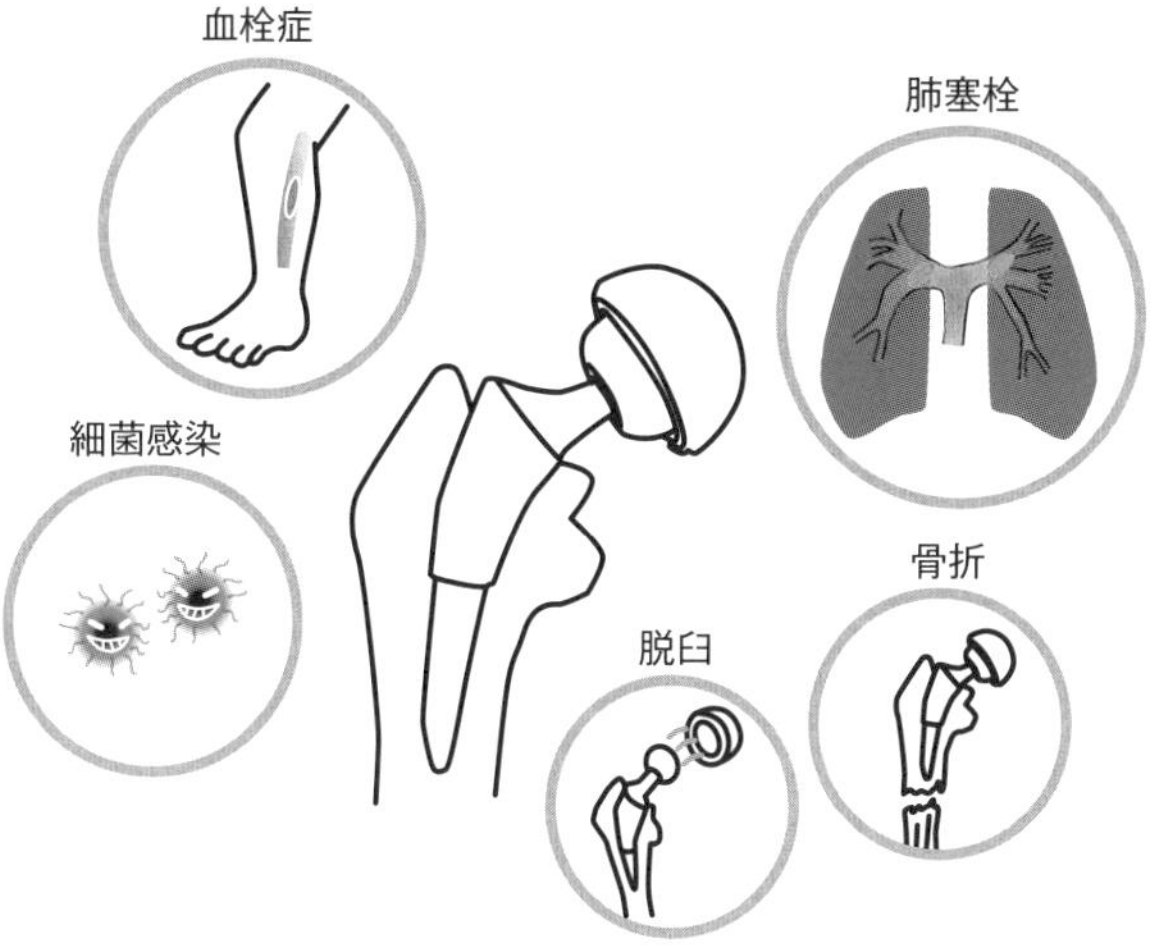

深部静脈血栓症（エコノミークラス症候群）、肺塞栓、人工股関節の脱臼、骨折、金属アレルギーなど、**さまざまな合併症が起こりうる**ことは理解しておかなければなりません。可能性を低くすることはできても、合併症の発生を100％防ぐことはできません。

それでも、全身状態をきちんと調べて十分な体力であると判断され、手術を受けることで歩く時の痛みが軽くなって、元気で生き生きとした生活を取り戻した方もたくさんいます。高齢でも、まずは専門医に相談してみましょう。

●関節・整形外科部長　中村 順之

立ち上がりにくく、歩くのも遅くなった

Q

最近、立ち上がりにくく、歩く速度が遅くなった気がして、内科を受診しました。内臓は問題ないと言われましたが、歩けなくなってしまうのではと心配しています。

（70代・女性）

A

適切な運動で、脚の筋力は回復する可能性

質問の内容からすると、移動能力が低下した**ロコモティブシンドローム（ロコモ）**の状態と考えます。歩く能力が低下すると、少しずつ日頃の生活で困ることが多くなり、さらに進むと介護が必要になってしまいます。

ロコモであるかどうかは、日本整形外科学会のホームページなどに掲載されている**ロコモチェック**で判断できます。「片脚立ちで靴下が履けない」「家の中でつまずいたり滑ったりする」など**7項目の動作を確認**する内容です。実際に行ってみると結構難しく、若い人でもロコモに該当することがあります。

ロコモの原因としては、変形性脊椎症や変形性関節症などがありますから、まずは整形外科の受診をお勧めします。ロコモであっても適切な運動を行えば、脚の筋力は回復する可能性があります。同学会が推奨する**ロコトレ**は、衰えた筋力の回復に有効な方法の一つです。筋力が回復し、バランス能力が改善すれば、転倒しにくくなります。そうなれば、骨折なども予防でき、健康寿命が延びることになります。一度ロコモチェックをして、自分の健康機能を知っておくとよいでしょう。

●整形外科医師　堀内 博志

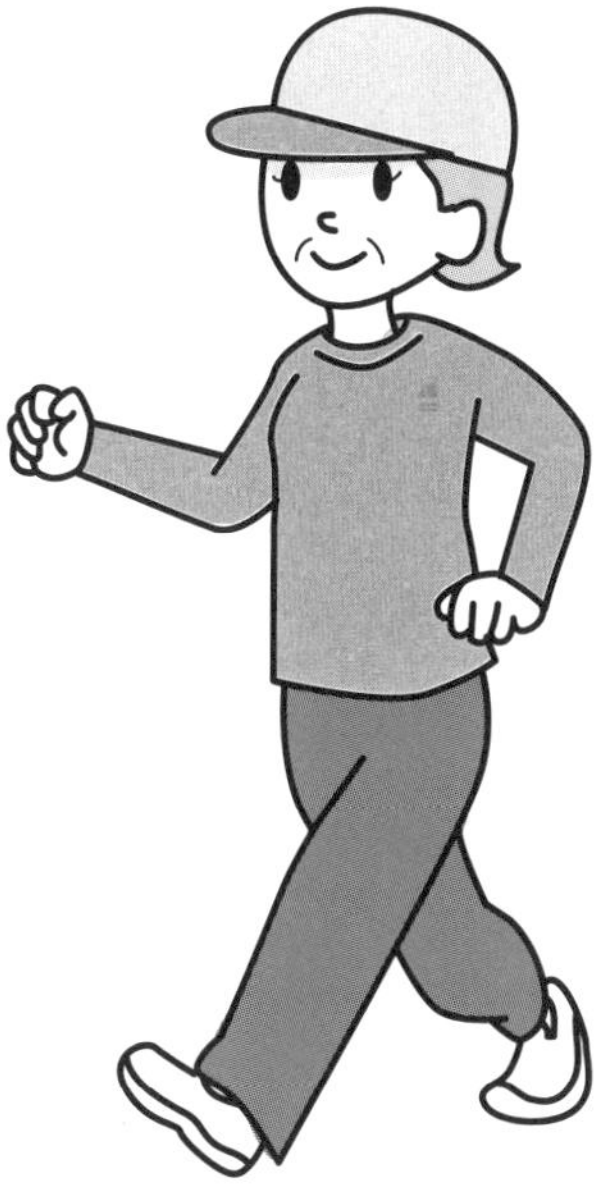

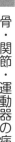

サルコペニアとは

Q 高齢者の運動機能の低下の原因として、サルコペニアという病気があると聞きました。どんな病気ですか。（70代・女性）

A **加齢により筋肉量が減少。生活に障害も**

サルコペニアとは、加齢に伴って筋肉量が減少してくる状態をいいます。**ロコモティブシンドローム**（運動器の衰えによって移動能力が低下した状態）になり得ることから、注目され始めました。

高齢者では、筋肉量の減少は筋力が落ちるのみでなく、さまざまな日常生活の障害を引き起こします。つまり、サルコペニアになると足腰が弱くなって「立つ」「歩く」などの機能が低下し、要介護やそれに近い状態となるのです。

診断には、筋肉量測定や歩行速度、握力などが基準として用いられますが、まだ明確には確立されていません。今後、日本人の体格に適した診断基準が提唱されるでしょう。予防に

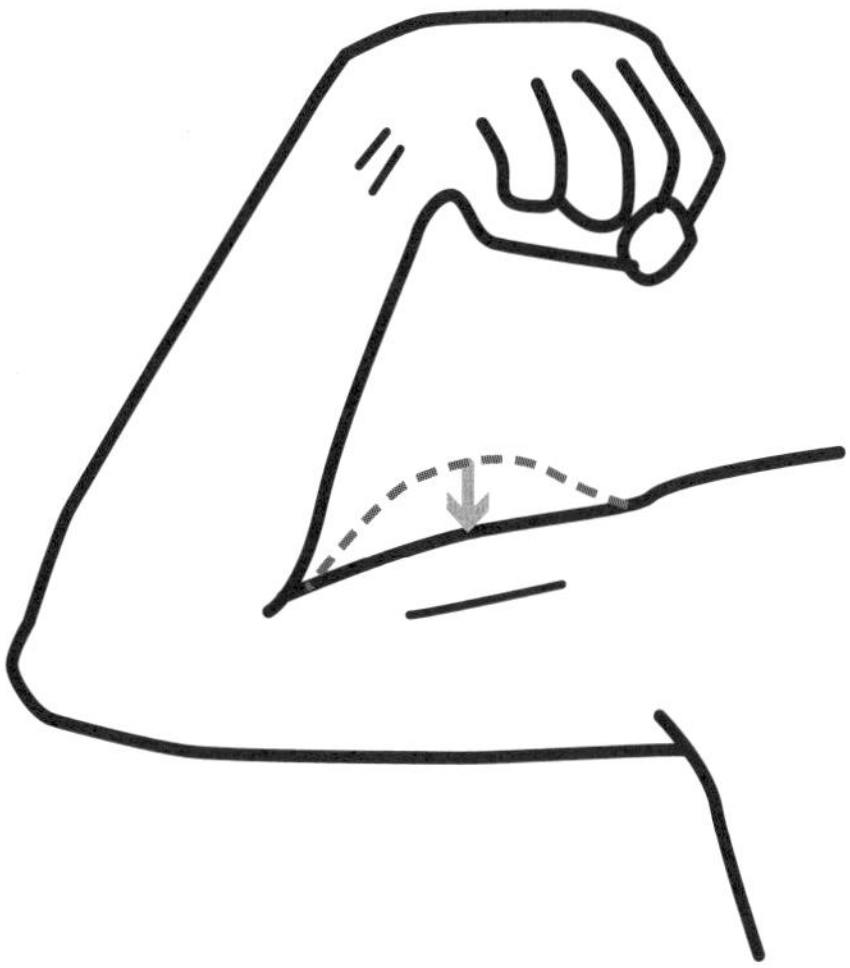

は、**適度な運動と栄養の両方が大切**です。残念ながら、適切な運動量や種類、推奨される栄養素やその摂取量についても、現時点でははっきりしていません。

現在、日本人のライフスタイルや食生活に即した研究が行われていますので、今後具体的な提言がなされることが期待されます。いずれにしても、サルコペニアの予防にはウオーキングなどの適度な運動や、栄養に注意した食生活を心がけることが大切です。健康寿命の向上を目指す中で、サルコペニア（筋肉疾患）が、変形性関節症、変形性脊椎症（関節疾患）や骨粗しょう症（骨疾患）と並んで注目が集まりつつあることは知っておいてください。

●整形外科医師　堀内 博志

フレイルとは

Q 高齢の母の面倒を見ていますが、最近、要介護状態になる前のフレイルが重要だと聞きました。聞きなれない言葉です。どういう意味ですか。（50代・女性）

A **心身が脆弱《ぜいじゃく》に。早めの対策で介護予防を**

フレイルとは日本老年医学会が英語の **Frailty**（日本語で「虚弱」）を基に提唱した造語です。厚生労働省の報告書では「加齢とともに心身の活力（運動機能や認知機能など）が低下し、複数の慢性疾患併存などの影響もあり、生活機能が障害され、心身の脆弱化が出現した状態であるが、一方で適切な介入・支援により生活機能の維持向上が可能な状態像」とされています。

簡単にいえば、フレイルは**要介護状態の手前、健康な状態との中間に位置する状態**です。早期の適切な治療や予防によって要介護状態に進まずに済む可能性があるため、フレイルを見極めることが重要である——ということになります。

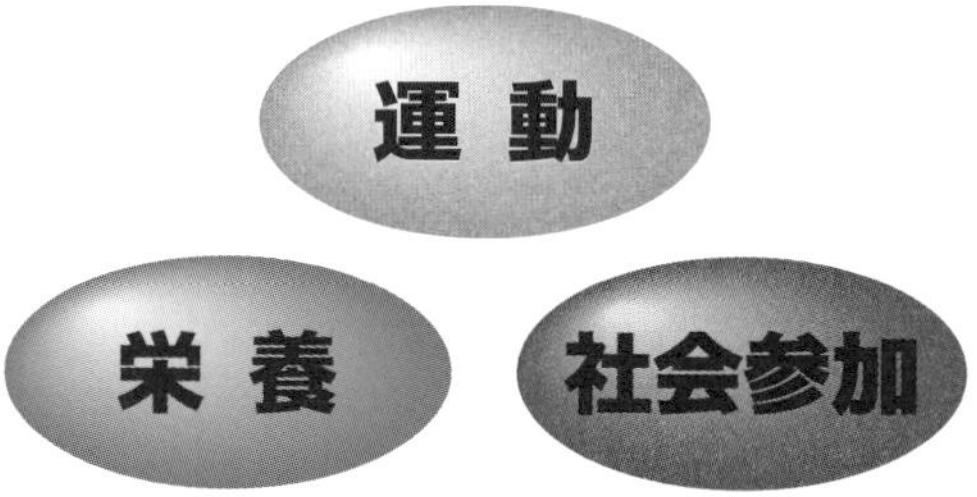

フレイルの予防に重要な3要素

フレイルの**日本版基準**を示します。以下の5項目のうち**3項目以上で当てはまるとフレイル、1〜2項目でプレフレイル**と判断します。

①体重減少　6ヵ月間で2kg以上の体重減少がみられた
②筋力低下　握力が男性で26kg未満、女性で17kg未満
③疲労　ここ2週間わけもなく疲れたような感じがする
④歩行速度の低下　性別・身長問わず秒速1・0m未満
⑤身体活動量の低下　軽い運動をしていない、定期的な運動をしていない。

フレイルと判断された人は、早期に食事や運動の改善をすることでフレイルから脱却し、**要介護を回避する**ための予防をすることが大切だと思います。

●院長／上肢・手の外科・整形外科部長
瀧澤 勉

フレイルを予防するには

Q フレイルを予防し、介護状態を防ぐにはどうすればいいでしょうか。（70代・男性）

A **三つの活動――身体・文化・社会とのつながりが重要**

フレイルの判断基準は以下の5項目です。

①**体重減少**　②**活力減少**　③**活動度減少**　④**握力低下**　⑤**歩行速度低下**

これらを改善することがフレイルを予防することになります。それには運動と栄養の二つが非常に大切であるといわれています。さまざまな運動や栄養食品が紹介されていますが、ここでは少し異なる視点から予防についてお答えします。

予防には、身体的要素だけでなく、うつ・認知症などの精神的要素に加えて、孤独・閉じこもりといった社会的要素という三つの要素が相互に関係しているとされます。

ふだん高齢の方々が行っている活動から**身体活動**（歩行・運動）、**文化活動**（囲碁・将棋

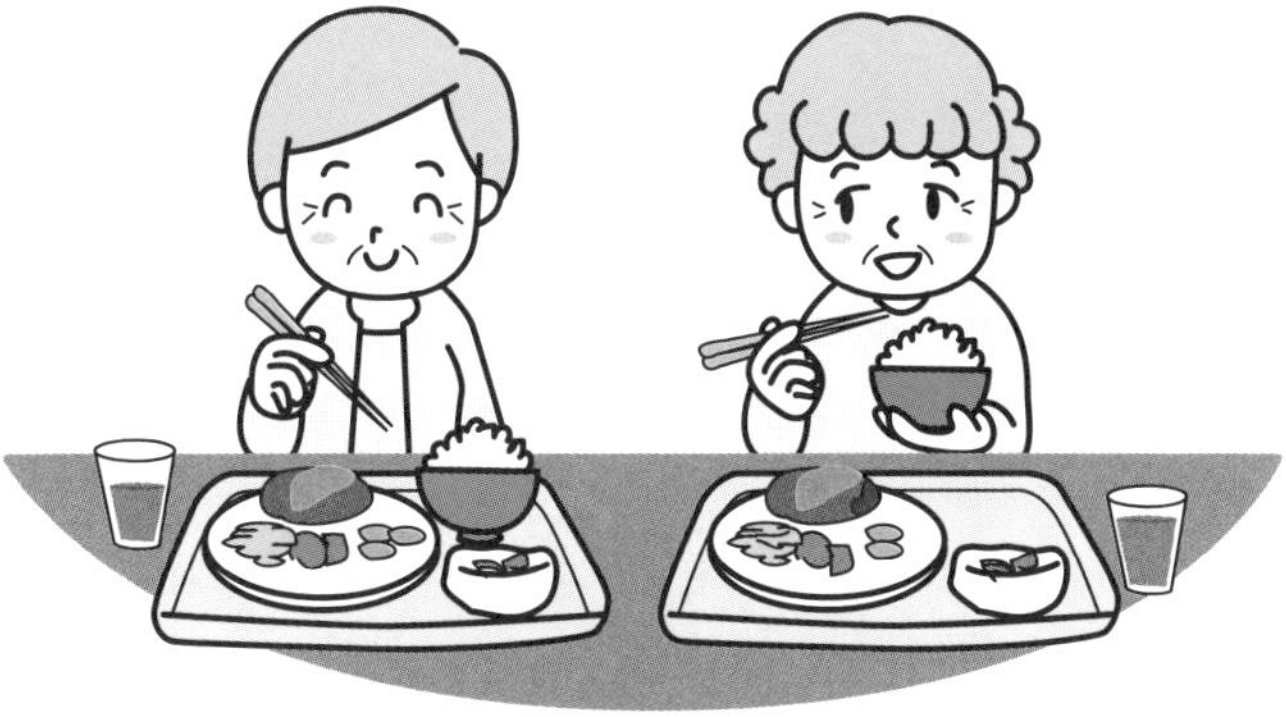

などの趣味活動)、**ボランティア・地域活動**の三つを抜粋し、これらが「ある・ない」というういくつかのグループに分けた調査では、運動もしない、頭も使わない、誰とも交流しないという人がフレイルになるリスクは、その反対に三つの全てで活動的な人の約16倍に及ぶといわれています。

栄養に関しては、一人で食事をする**孤食**の人のフレイルリスクは、誰かと一緒に食事をする**共食**の人に比べて1・6倍も高かったということです。

フレイル予防には、食事と口腔機能を維持し、意識的に身体を動かし、社会とのつながりをできるだけ多く持つことが大切といえます。

●リハビリテーション部技師長　松井 克明

運動後、ショック状態に

Q 最近、運動をした後にショック症状となり、救急車で病院に運ばれましたが、原因がよく分かりません。何が考えられるでしょうか。（60代・女性）

A **運動誘発の食物アレルギーの可能性**

運動をした後の症状であることから、運動に伴ってショック症状が出るアレルギー反応である**食物依存運動誘発アナフィラキシー**の可能性が大きいと思われます。

原因となる食物を摂取した直前・直後にやや激しい運動や作業を行った場合に起こります。突然息苦しくなり、血圧が下がり、時には意識を失う発作を起こします。原因となる食物は、圧倒的に**小麦のグルテン**です。

パンや麺類、揚げ物、カレーライスなど、さまざまな食事に小麦は含まれるため、原因が分かりにくいことも多いでしょう。血液検査は小麦とグルテン、そして反応の主成分であるグリアジンに関して行います。全てに陽性となる場合が多いですが、グリアジンの反応は出

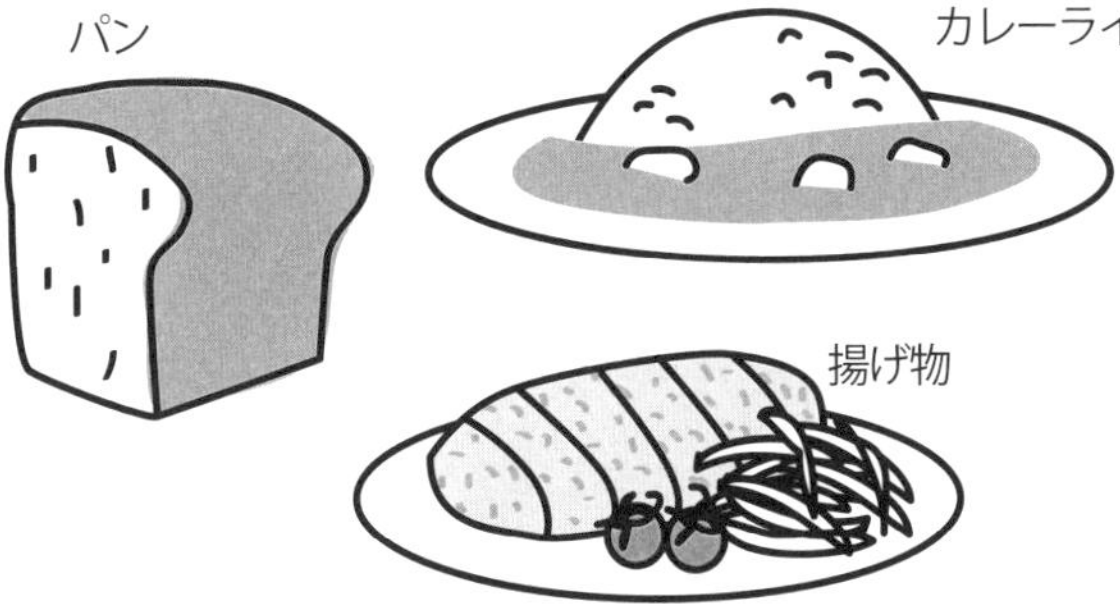

小麦を含む食事の例

ないこともあります。中には小麦の検査で反応が出なかった人もいます。このため、グルテンの検査は不可欠です。

症状が出たときの治療の基本は、血圧を上げ、気道を広げる効果のある**アドレナリンの注射**です。1日程度の全身管理を要しますので、集中治療室への入院が勧められます。初期治療ができれば、生命に危険となることはほとんどなく、通常翌日には退院できます。また、発作を起こさないため小麦食品を摂取しないことも必要です。食事の楽しみがかなり制限されますが、これも重要な治療です。

●診療部長／皮膚科部長　瀧澤 好廣

じんましんがなかなか治らない

Q じんましんがなかなか治らなくて困っています。よい治療法はあるのでしょうか。（50代・女性）

A **アレルギーを抑制する新しい薬剤も**

毎日のように発疹の出るじんましんは、**特発性じんましん**と考えられ、原因がはっきりしません。じんましん全体のかなりの部分を占めています。このほかには、寒冷刺激で発疹が出る寒冷じんましんや、汗をかいたときに出るコリン性じんましん、アニサキスアレルギーによる魚のじんましん、小麦製品と運動で症状が出るじんましんなどがありますが、原因が明確なこれらのタイプは、全体では少数派です。

特発性じんましんの治療の基本は、**抗ヒスタミン剤の内服療法**です。２種類以上の併用が試みられる場合もあります。それでも不十分なときは、薬剤の変更やそのほかの治療薬を加えたりします。それでも治らない場合に最近用いられているのが、ＩｇＥ抗体（アレルギー

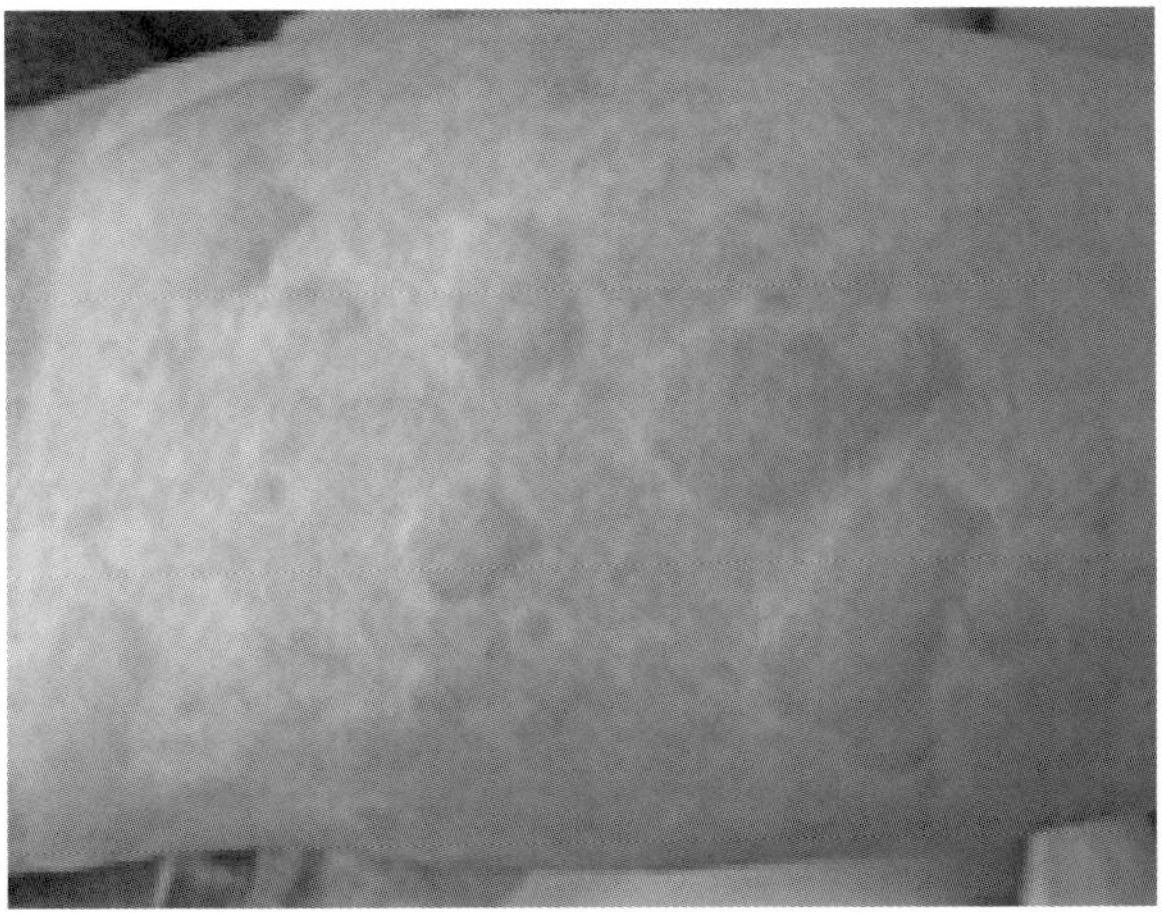
じんましん

反応に関わるタンパク質）の阻害剤である**オマリズマブ**という薬剤で、皮下注射で投与されます。

初回投与から1〜2週間でほぼ90％の発疹が出なくなるなど、高い効果が期待できます。投与回数は4週おきに3回が基本とされています。ただし、特殊な薬剤のために投与できる施設は限られます。新しい治療法であり、難治性のじんましんで悩んでいた患者さんには福音となる治療法です。皮膚科の専門医に相談してください。

●診療部長／皮膚科部長　瀧澤 好廣

帯状疱疹の痛みが残る

Q 1ヵ月前に左脇腹の帯状疱疹《ほうしん》と言われ、近くの内科で治療を受けました。皮膚症状は治ったのですが、その部位のビリビリする強い痛みが残っています。（80代・女性）

A **治癒後に痛みが続くなら早めに疼痛外来へ**

帯状疱疹は、**水疱瘡《みずぼうそう》のウイルス**によって**発症**します。小児期に感染した際に体内に残ったウイルスが、後年免疫力や体力が低下すると発症します。脊髄神経節や三叉《さんさ》神経節にウイルスが残るので、神経の支配領域に発赤、水疱《すいほう》（水ぶくれ）、痂皮《かひ》（かさぶた）を作り、最後は色素沈着して治癒します。

治療の主体は抗ウイルス薬で、点滴、内服、軟膏《なんこう》などを投与します。皮疹《ひしん》は通常2～4週間で治癒しますが、神経痛が残ると**後遺症**の**帯状疱疹後神経痛**（**PHN**）となって治療に難渋します。

治療の目標は①感じる痛みを軽くして日常生活や食事・睡眠などに支障がないようにする、

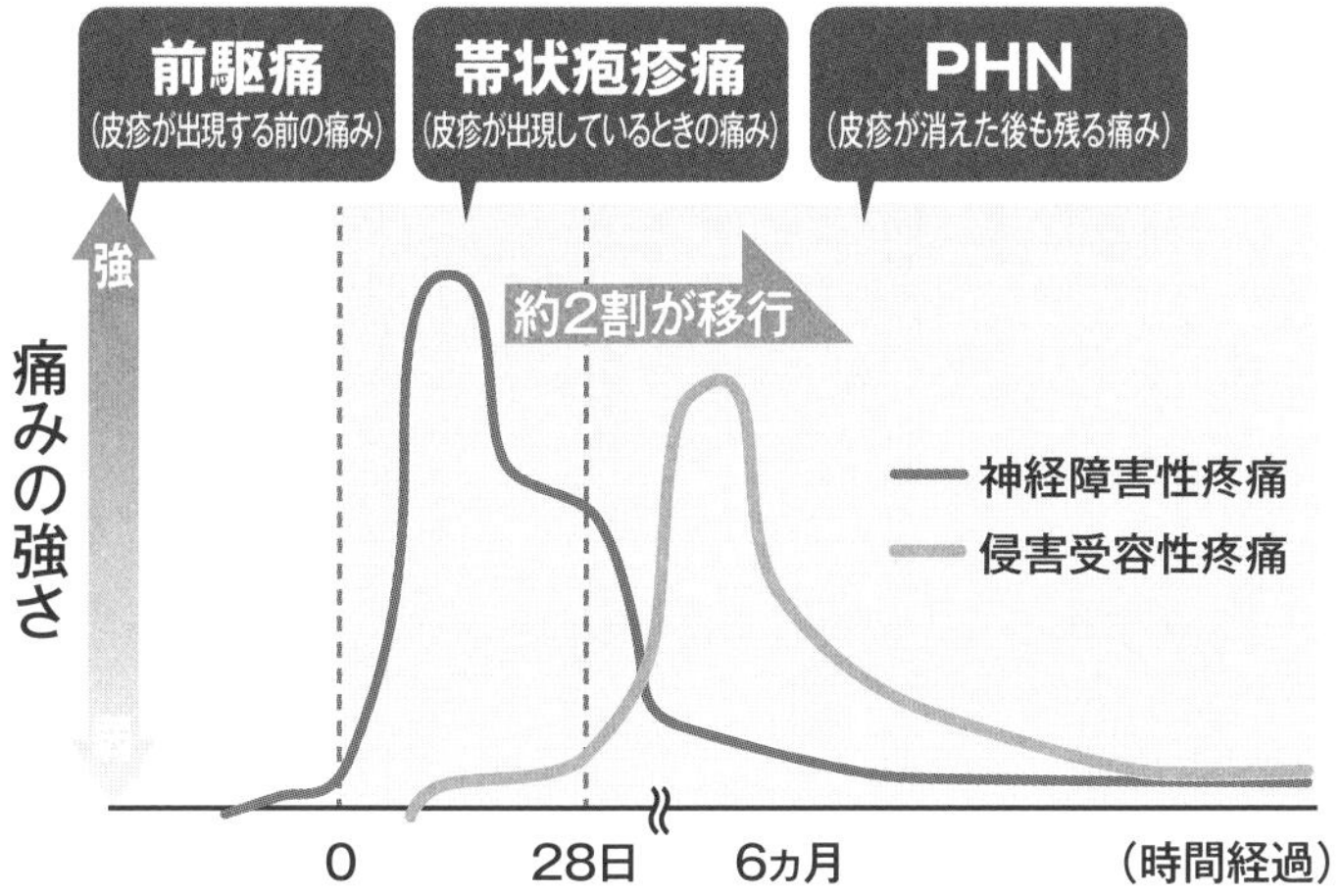

②障害された神経の回復を助けて神経痛の治癒を促す――の2点です。

現在当院の麻酔科でも、**神経ブロック治療**、**点滴治療**、薬物治療、理学療法などを組み合わせて行っています。6年前にPHNの**新しい鎮痛薬**（プレガバリン、商品名リリカOD錠）［n1］が発売され、現在は整形外科疾患も含めた「神経障害性疼痛《とうつう》」に対する薬剤として広く使用しています。

PHNはいったん発症すると人によっては10年以上も痛みが続く場合があり、早期治療が大切です。皮疹の範囲が広くて痛みが強い場合、治癒しても痛みが続く場合は早めに、疼痛外来（ペインクリニック）を受診してください。

●副院長／麻酔科統括部長　鬼頭　剛

冬になるとかゆくなる

Q 冬になると皮膚がかゆくなります。（70代・男性）

A **大半は皮膚の乾燥が原因**

冬にかゆみを覚える方はかなりいますが、その大半が**皮膚の乾燥**によるものです。皮膚への脂分の供給は、夏に多く、冬に少ない傾向があります。気候も冬には乾燥傾向になります。長野県内は湿度が低めなので、患者さんが多い傾向にあります。特に冬はつらい季節でしょう。

単に乾燥しているだけなら、**保湿剤**（潤いを与える塗り薬）を使えば良いですが、かゆみがあるようなら、抑える飲み薬や、皮膚の炎症を抑える塗り薬を使った方がよいでしょう。

塗るのはやはり、お風呂に入った直後、それも皮膚に湿り気が残った状態で塗るのがよいとされています。症状の強い人は、朝夕しっかり塗るようにするとよいでしょう。**治療をや**

乾燥肌

める目安は春になる頃です。治療を行って症状が取れても簡単にやめてしまわずに、医師と相談しながら飲み薬や塗り薬をある程度継続し、春まで続けるのが賢明です。

皮膚の乾燥は、**入浴の際ゴシゴシ洗うことでも引き起こされます**。乾燥してかゆみのある場合は、入浴の際にタオルでこするのを極力避けます。せっけんも、なるべく泡のみで洗うように心掛けましょう。

治療してもかゆみがすっきり取れない場合は、単なる乾燥肌ではない可能性がありますので、皮膚科医によく相談してください。

●診療部長／皮膚科部長　瀧澤 好廣

やけどがなかなか治らない

Q 湯たんぽを使って寝ていたら足にやけどをしてしまい、なかなか治りません。（80代・女性）

A **重症化しやすい低温やけど**

温かく心地よいと感じる40度程度の温度でも、長時間同じところに接触していると、やけどを起こす可能性があります。これを**低温やけど**といいます。低温やけどは、熱湯などによる通常のやけどよりも深い部分まで損傷が及び、**重症化することが多い**です。

初めは通常のやけどと同じように皮膚が赤くなり、水膨れができますが、数日で皮膚が白色、あるいは黒色に変化してきます。このようになると、治るまでに何週間もかかり、皮膚移植が必要となることもあります。低温やけどに気付いたら、自己判断せずに必ず医療機関を受診するようにしてください。

寒い冬は湯たんぽのほか、電気毛布、こたつ、使い捨てカイロなどを使う機会が増えます。

これらはすべて低温やけどを起こす危険性があり、使用には注意が必要です。

特に、高齢者や体が不自由な人、糖尿病などで感覚が鈍くなった人や血行障害のある人は危険性が高くなります。若い人でも、飲酒後や睡眠剤服用後などに熟睡し、気付かないうちに低温やけどとなることもあります。

低温やけどを防ぐには、布団は就寝前に湯たんぽや電気毛布で十分に温め、就寝時には湯たんぽを布団から出す、電気毛布は電源を切る、こたつに入ったまま寝ない、カイロは直接皮膚に当てない……など、それぞれの製品を正しく使うことが大切です。

●形成外科部長　宮澤 季美江

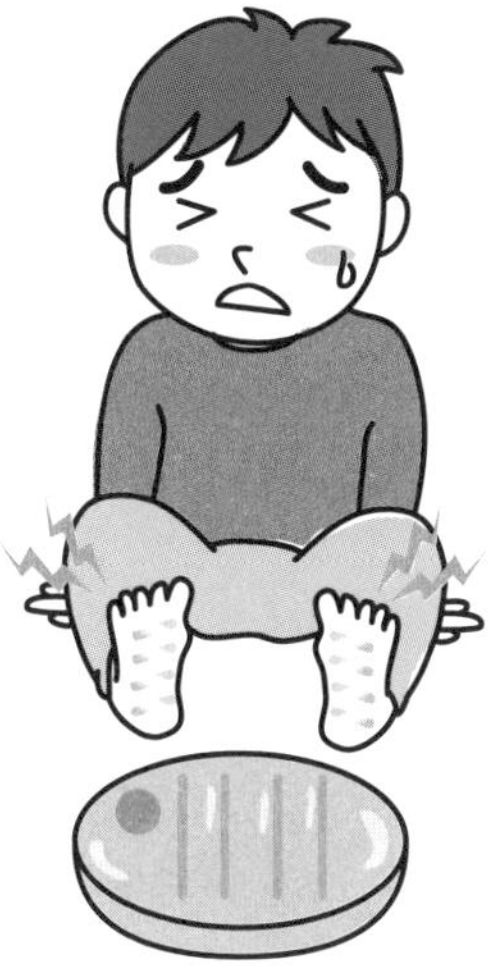

掌蹠膿疱症の治療と注意点

Q 掌蹠膿疱症《しょうせきのうほうしょう》と診断されました。どんな治療方法、注意点がありますか。(50代・女性)

A **塗り薬を基本に注射薬で効果の場合も**

掌蹠膿疱症は、手のひらと足の裏に膿《うみ》を持った発疹やかさぶたなどを生じる、原因不明の皮膚疾患です。40~60代の女性に多い傾向があります。長期にわたって症状が続くため、人前に手を出すのがおっくうになる人もいます。ただ、細菌がいるわけではないので、他人にうつる病気ではありません。治療の基本は塗り薬ですが、なかなかすっきり治らないため、紫外線治療などが行われる場合もあります。

掌蹠膿疱症では関節炎を伴う人もいて、苦痛で起居動作が困難になることがあります。これは**掌蹠膿疱症性骨関節炎**と呼ばれますが、症状の出やすい部位は鎖骨の胸の付け根あたり(胸鎖関節)です。この部分を押さえて痛みがある場合は、関節炎を発症している可能性が

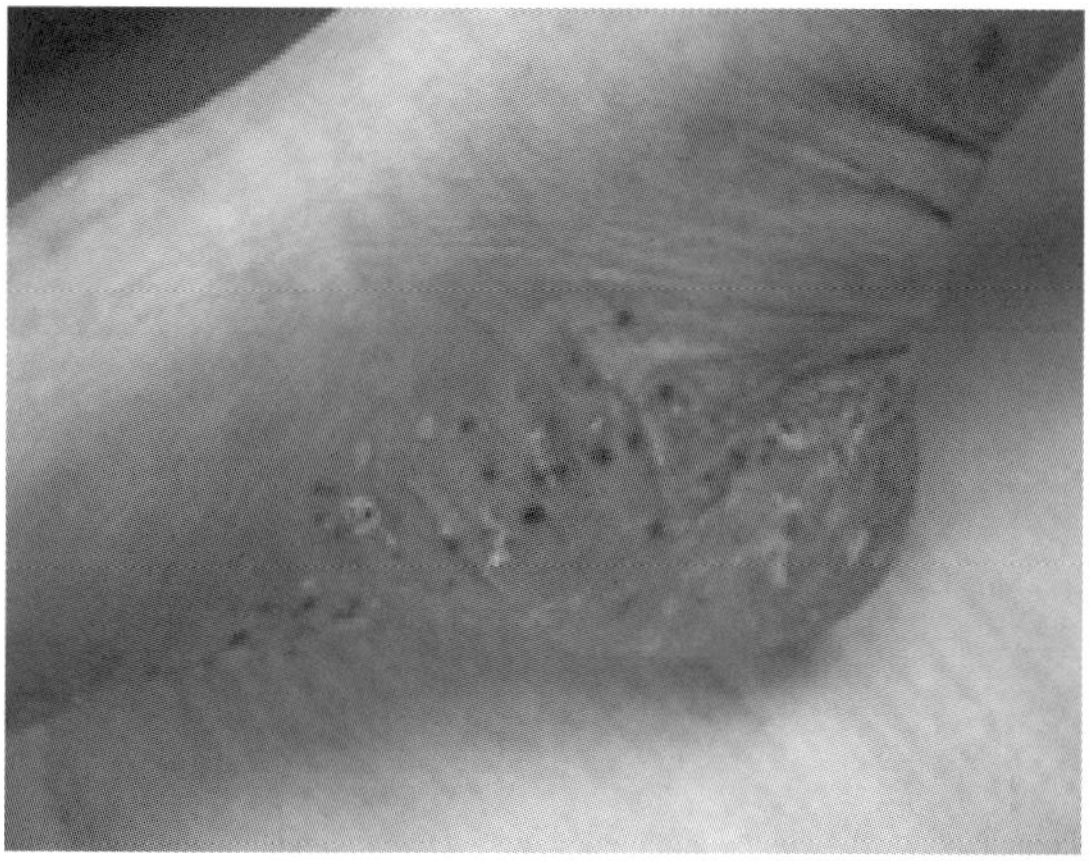

掌蹠膿疱症

あります。爪の変形も多く見られる合併症です。

掌蹠膿疱症では、しばしば**歯根部**の感染症が認められます。一度は歯科を受診し、エックス線検査などで歯根部に炎症がないかどうか確認してもらいましょう。扁桃腺《へんとう》が腫れて痛むのを繰り返す場合は、扁桃摘出が有効である可能性があります。たばこは最大の悪化要因で、禁煙が絶対に必要です。

近年、注射薬が適用となり、高い効果が認められています。皮膚科医に相談してみてください。

●診療部長／皮膚科部長　瀧澤 好廣

擦りむいた膝は乾かす？

Q

息子がサッカーで膝を擦りむいてしまいました。病院で「傷はよく洗って、乾かさないように」と言われたのですが、よいのでしょうか。（40代・女性）

A

水道水でよく洗い、滲出液は適度に保持

かつては、けがをすると消毒液を傷口にかけて息をフーフーと吹きかけ早く乾燥させる、といった処置が一般的に行われていました。しかし、最近は傷の手当てに対する考え方が大きく変わってきています。

皮膚を擦りむいてしまったときには、まず**傷口をよく水道水で洗い**、できるだけ砂などの異物を取り除きます。このとき、**消毒液を使うと正常な皮膚の細胞まで傷めてしまいます。**きれいに洗い流せば消毒液は必要ありません。毎日の手当ての際にも、**水道水で傷をよく洗いましょう。**感染を予防でき、治りも早くなります。

擦り傷からはジュクジュクした滲出液が出てきますが、これは膿《うみ》ではなく、傷を治すため

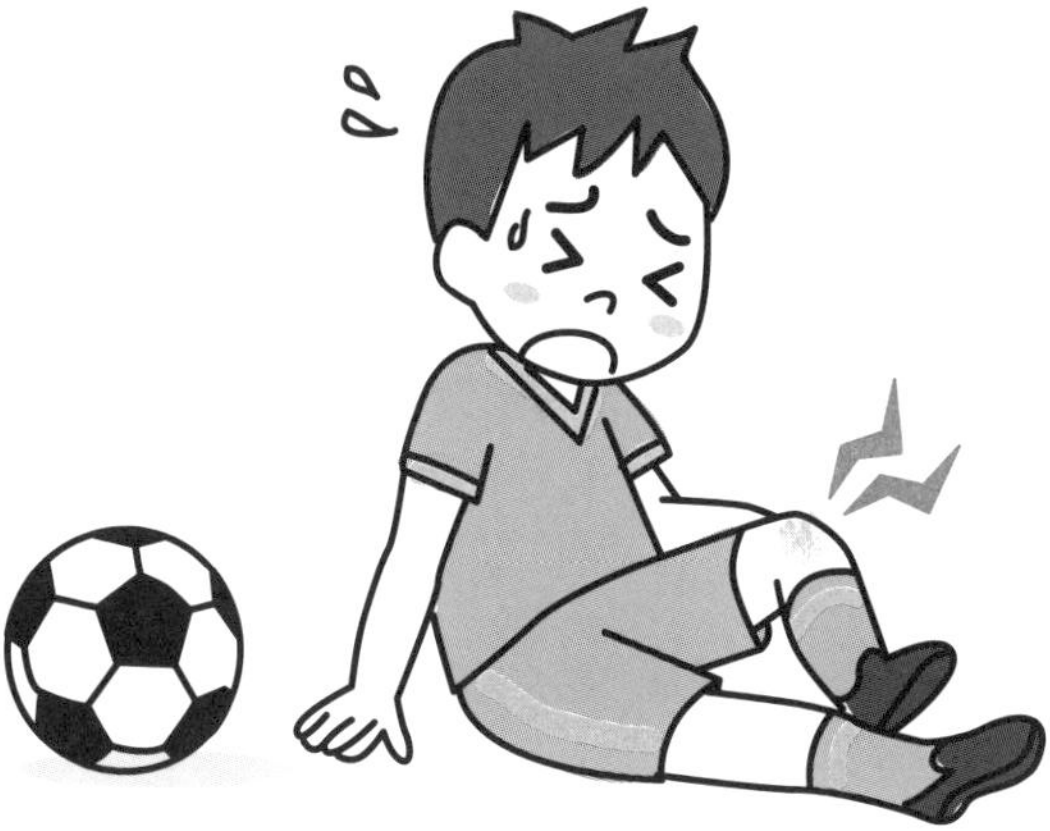

に必要な成分が含まれています。傷を乾燥させるとかさぶたができますが、かえって皮膚の再生が遅れてしまいます。**傷は乾燥させずに、滲出液を適度に保持し**、湿った状態にしておく方が、皮膚の再生が速く進み、きれいに治ります。

最近では、滲出液を保持するタイプの皮膚の保護材が市販されています。初めのうちは1日1回傷をよく洗い、新しいものに貼り替えるようにしましょう。ただし、傷の周りが赤く腫れている、熱を持っている——などの症状があるときは、こうした保護材ではかえって症状が悪化してしまうため、病院で診察を受けるようにしてください。

●形成外科部長　宮澤 季美江

尿管結石の治療

Q 先日突然脇腹に痛みがあり病院を受診したところ、尿管結石と言われました。治療について教えてください。(50代・男性)

A ## 結石の状況で治療法を判断

尿管結石と診断されると、結石の大きさ、位置などで治療方針を決めます。比較的小さいもの(10㎜以下)であれば、水を飲むことを励行して尿と一緒に結石が体外に出るのを待ちます。10㎜以上の大きな結石や、長期間結石が出ない場合は、腎機能を低下させることもあるので積極的な治療が必要となります。

具体的には、**経尿道的結石破砕術(TUL)**と**体外衝撃波結石破砕術(ESWL)**が挙げられます。TULは細い内視鏡を尿管内まで挿入し、レーザーで結石を破砕します。ESWLは体外で発生させた衝撃波を結石に当てて破砕します。どちらも治療成績は良好ですが、それぞれに特徴があります。

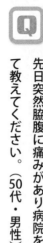

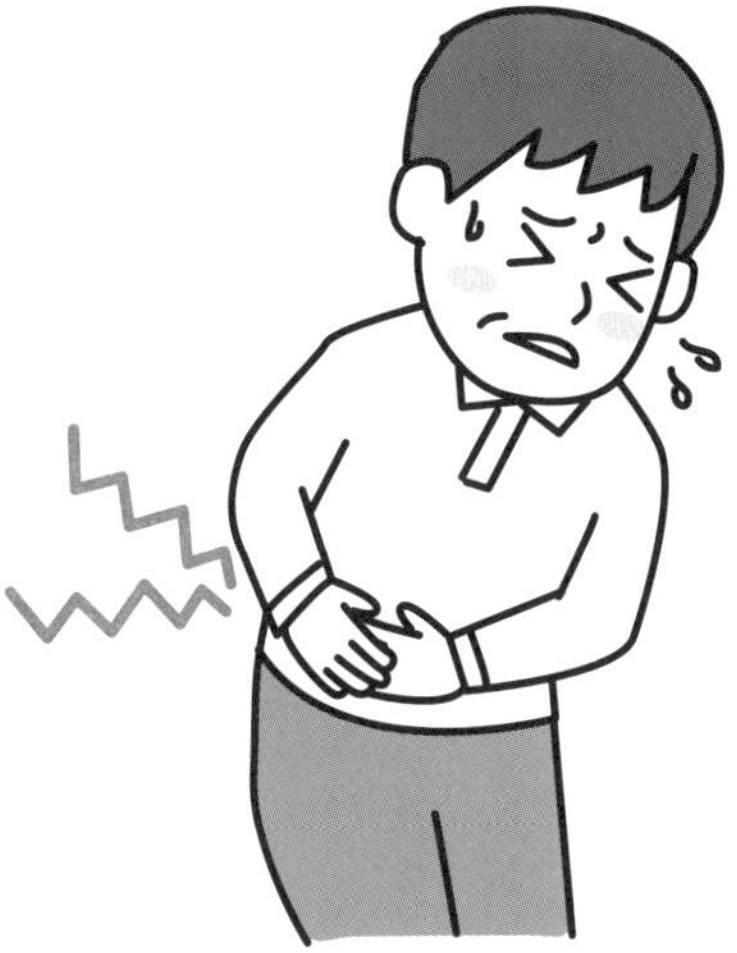

ＴＵＬの長所は、結石を直接見るので確実性が高く、砕石片を体外に摘出できます。短所は、麻酔が必要であることと、まだ行える病院が少ない点などがあります。

ＥＳＷＬは、無麻酔で入院期間も短く、ＴＵＬに比べると簡便なのが長所ですが、破砕効果をその場では確認できず、砕石片は自然に排出されるのを待つ必要があります。

状況に応じて両者を使い分けることが大事です。当科ではＴＵＬ、ＥＳＷＬともに行えますので、いつでも相談してください。

●泌尿器科医師　上野 学

前立腺肥大症とは

Q

最近、おしっこの勢いがなくなってきました。前立腺肥大症の薬について教えてください。（50代・男性）

A

飲み薬の組み合わせや手術で治療

前立腺は男性特有の臓器です。膀胱《ぼうこう》のすぐ下にあり、尿道を取り巻いています。**50歳頃から加齢とともに大きくなり**、尿道を圧迫するため、尿の出が悪くなります。これが**前立腺肥大症**です。**膀胱が過敏になる**ため「尿が近くなる」「尿が残っている感じがする」「尿が漏れそうになる」といった症状を伴います。

治療は飲み薬と手術がありますが、今回は飲み薬について説明します。

一つ目は**α《アルファ》1《ワン》遮断薬**です。前立腺で圧迫された尿道を広げることにより、尿の出をスムーズにします。膀胱の過敏症状も和らぐ場合があります。

二つ目は**前立腺を小さくして、尿の出をよくする薬**です。前立腺の肥大に関与している男性ホルモンの前立腺に対する作用を抑えることにより、前立腺を縮小させます。

三つ目は**ホスホジエステラーゼ5阻害薬**です。この薬は勃起障害の薬として開発されましたが、排尿障害にも効果のあることがわかりました。尿道を広げて尿の出をよくする作用の他に、膀胱や前立腺に対する血液の流れを増やし、状態をよくする作用があります。

これらの薬を組み合わせることで治療効果が上がる場合もありますが、限界もあります。その場合は手術も考慮に入れて治療を考えることになります。

●泌尿器科統括部長　中川 龍男

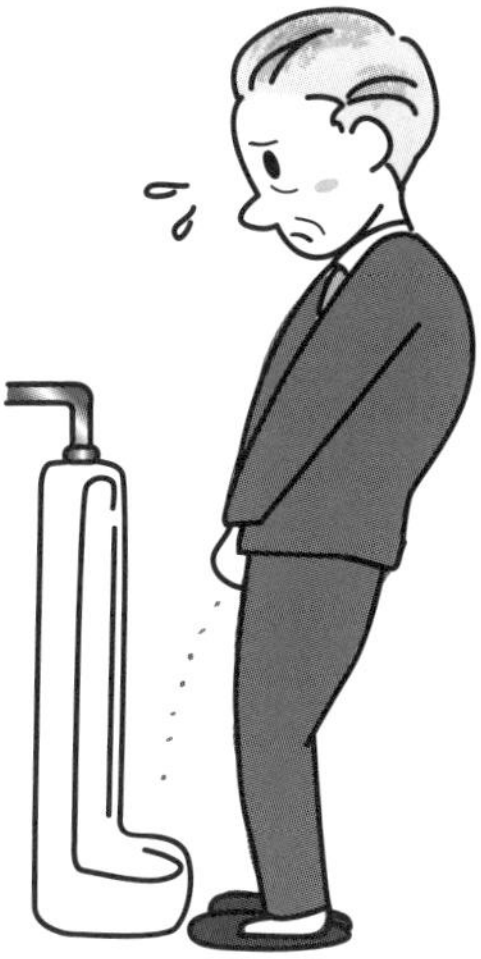

前立腺肥大症の手術

Q 前立腺肥大症の手術について教えてください。（60代・男性）

A **レーザー利用手術という方法も**

前立腺肥大症の頻度は年齢に比例し、50代から増加します。50歳で30%、60歳で60%、70歳で80%、80歳で90%に肥大が見られます。薬で改善が見られれば内服を継続しますが、薬で効果が不十分、尿が全く出なくなってしまった、尿路感染症を繰り返す……などの場合は手術を考えます。手術は、お腹を切る方法と、尿道から内視鏡を入れて行う方法があります。

経尿道的前立腺切除術は、尿道から内視鏡を入れ、前立腺を電気メスで切除する方法で、現在世界で最も多く行われる標準的な方法です。ただ、手術に時間がかかると出血が増えるため、手早く行う必要があります。

当院で行っている**ホルミウムレーザー前立腺核出術**は、経尿道的前立腺切除術に比べると

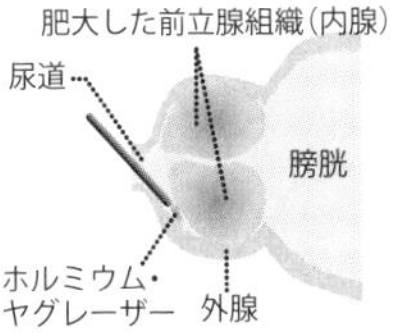

1 肥大した前立腺の内腺と外腺の境目にホルミウム・ヤグレーザーを照射し、内腺のみをくりぬくように核出します。

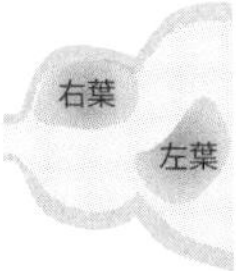

2 核出した内腺を、膀胱内に移動させます。

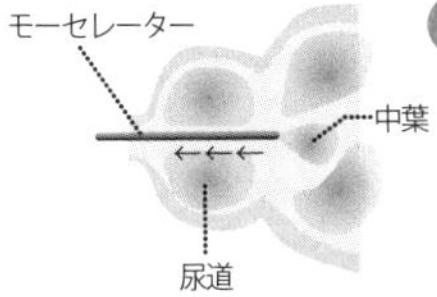

3 前立腺組織をすべて膀胱内に移動させた後、モーセレーターという機器を用いて、前立腺組織を細かく切断しながら、吸引し、体外に排出します。

手術時間が若干長くなるものの、出血量が少ない、術後の尿道カテーテル留置期間が短い、入院期間が短い、前立腺肥大症の再発が少ない、などの利点があります。

レーザーで前立腺を吹き飛ばす**光選択的前立腺レーザー蒸散術**も保険適用になりました。ただし前立腺組織を回収できないため、偶然あった前立腺がんを見つけられないのが難点です。レーザーは装置が高額で、設置病院は一部に限られますので、希望する場合は主治医と相談し、病院を紹介してもらうのがよいでしょう。

●泌尿器科統括部長　中川　龍男

ＰＳＡが高いと言われた

Q 検診でＰＳＡが高いと言われました。がんなのでしょうか。（70代・男性）

A **泌尿器科で精密検査を**

ＰＳＡは、**前立腺特異抗原**（Prostate Specific Antigen）の頭文字です。主として前立腺から精液に分泌されるタンパク質の一種です。一般的に**基準値は４ng／ml以下**とされています。若い人には基準値を低く設定する場合もあります。

ＰＳＡ検査が前立腺がんの早期発見に効果的といわれるのは、前立腺にがんができるとＰＳＡが高くなることが多いからです。**ＰＳＡが高いほどがんの確率が上がります。**４ng／ml前後であっても、約30％の人にがんが見つかります。

とはいっても、前立腺がんはＰＳＡが高くなる原因の一つであって、全てではありません。前立腺肥大症や前立腺炎などでもＰＳＡは高くなるので「ＰＳＡが高い、イコール前立腺が

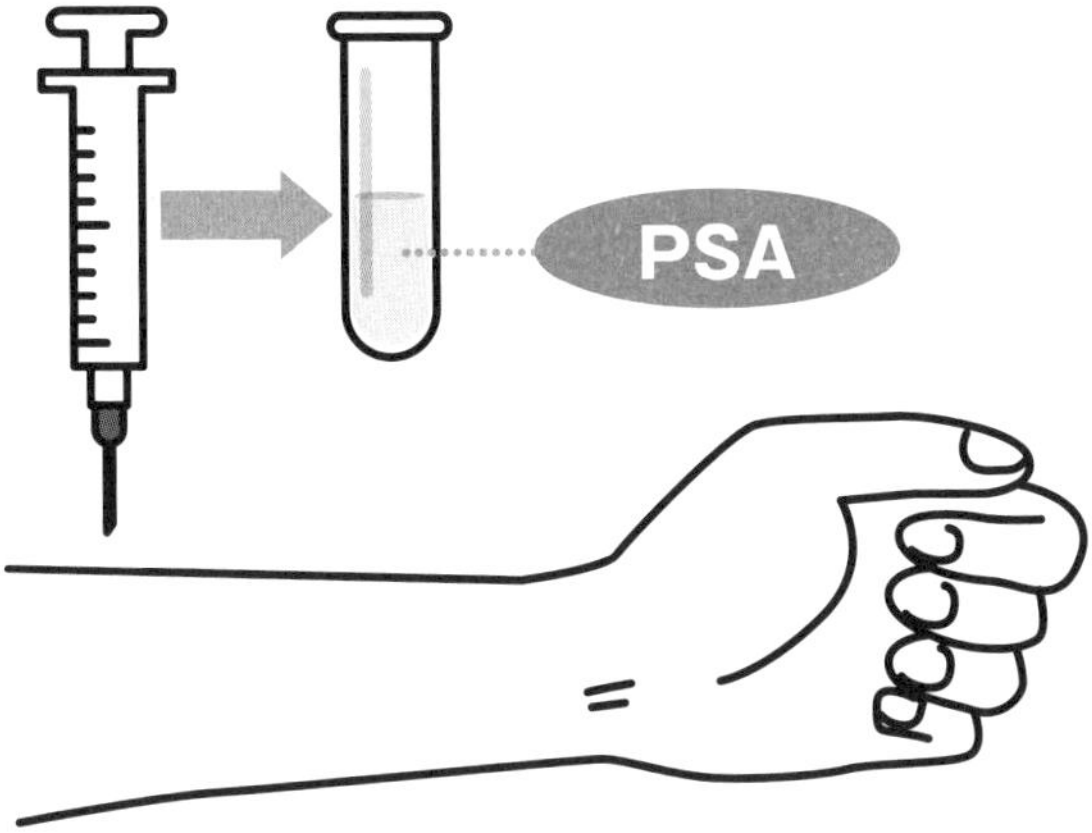

ん」とは限りません。

まずは泌尿器科の専門施設で精密検査が必要かどうか相談してください。医師は問診などから、ある程度疾患を見極め、時間を置いてもう一度PSAを測定して値の変動があるか（炎症であれば低下する）を診たり、直腸診で前立腺が大きいかどうか（前立腺肥大症）、硬いところがあるか（前立腺がんの疑い）などを診たりします。また超音波検査や、症状や検尿所見などを総合的に判断し、がんが疑われるようであれば精密検査（前立腺生検）を勧めます。

初期の前立腺がんには症状のないことが多いため、放置せずに泌尿器科の専門施設を受診してください。

●泌尿器科医師　山岸 貴裕

膀胱がんの治療

Q 血尿で病院を受診したところ膀胱がんと診断されました。治療について教えてください。
（70代・男性）

A **複数の治療法を組み合わせる。再発に注意**

膀胱がんの症状として最も多いのは、**痛みを伴わない血尿**です。治療には**手術療法**、**放射線療法**、**薬物療法**があります。それぞれ単独で行う場合もありますが、多くの場合、複数の治療法を組み合わせます。

経尿道的膀胱腫瘍切除術は、電気メスがついた細い内視鏡を尿道から膀胱に挿入し、病変部分を削り取る内視鏡手術です。がんが浅い場合は、この手術で削り切れます。がんが深い場合は削り切れずに根が残ってしまうため、膀胱をすべて取り出す**膀胱全摘除術**が必要となります。膀胱全摘除術を行うと、尿を溜める臓器がなくなるため、尿の通り道を新たに作る必要があります。多くの場合、尿が直接お腹から外に出るようになるため、尿をためるパウ

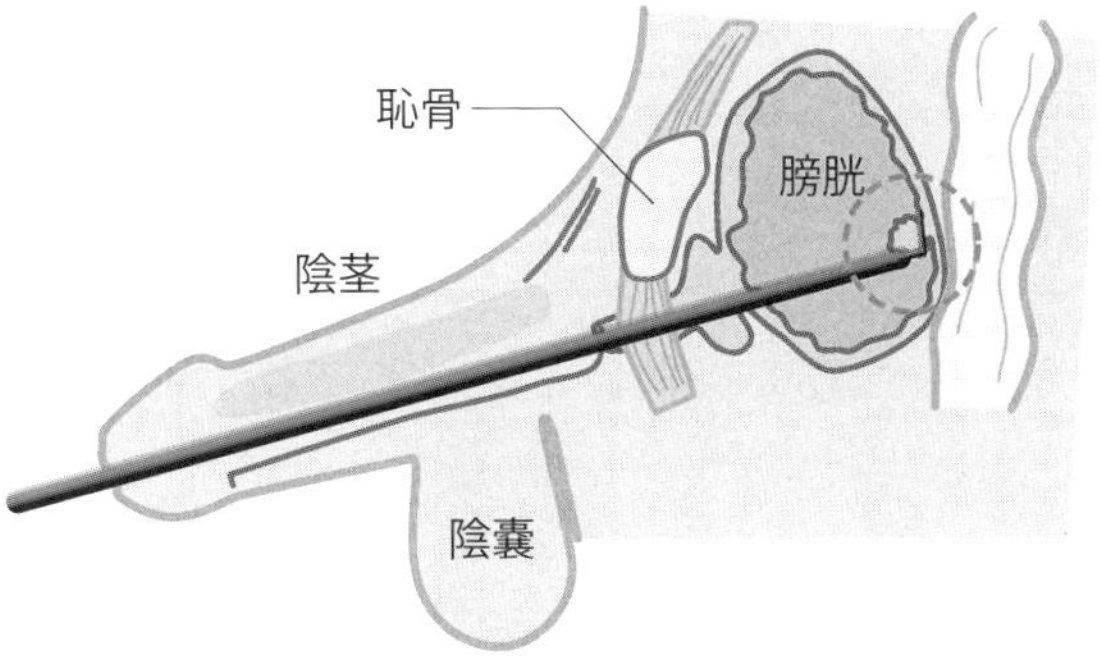

尿道から膀胱へ内視鏡を入れ、腫瘍を削り取ります

チ（袋）をお腹に貼り付けておく必要があります。

放射線療法は、がんのある部位に放射線を当て、がん細胞にダメージを与える治療法です。

薬物療法は、作用の違いにより**化学療法**と**免疫チェックポイント阻害剤**による治療の二つに分けられます。化学療法は、抗がん剤を使ってがん細胞が増えるのを抑えます。膀胱がんの化学療法で用いる抗がん剤は、プラチナ製剤と呼ばれる薬剤に、いくつかの薬剤を組み合わせて治療します。免疫チェックポイント阻害薬は、がん細胞を直接攻撃はしませんが、患者さん自身の免疫を高めるように作用し、免疫の働きによってがん細胞を間接的に減らします。

膀胱がんはとても再発しやすく、手術後2年以内は特に再発しやすいといわれています。そのため、定期的に検査を受け、再発していないか注意深く観察する必要があります。

●泌尿器科統括部長　中川 龍男

更年期障害かもしれない

Q 最近、手足は冷えているのに突然顔がほてって汗が出てきます。更年期障害ではないかと思いますが、我慢するしかないのでしょうか。（40代・女性）

A **検査の上で適正な治療を**

更年期とは**閉経の前後5年**を指します。**更年期障害**とは「更年期に現れる多種多様な症候群で、器質的変化に起因しない自律神経失調症を中心とした不定愁訴を主訴とする症候群である」と定義されています。

主な症状は①血管運動神経症状（エストロゲン欠落症状）＝顔のほてり、のぼせ（**ホットフラシュ**）、異常発汗、動悸《どうき》など②精神症状＝イライラ、不安感、不眠、頭痛など③その他＝腰痛、肩こり、排尿障害、頻尿、外陰部違和感――などです。本当に多種多様なので、まだ若い患者さんもよく「更年期障害の検査をしてほしい」と外来受診されますが、基本的には更年期の女性の症状です。

診断では「更年期症状評価表」で症状の評価をしたり、女性ホルモン系の血液検査にて卵巣機能欠落状態を調べたりします。また、好発年齢の類似性からは、うつ病、悪性疾患、甲状腺疾患などは否定する必要があります。

治療は、症状①では不足した**女性ホルモン補充療法**が選択されます。症状②ではカウンセリング、向精神薬、抗うつ剤を考慮する必要があります。さらに泌尿生殖器症状ではそれぞれの専門医が症状に合った治療をします。そのほか漢方薬やサプリメント、ハーブ、ヨガなども知られています。

●産婦人科部長　澤口 啓造

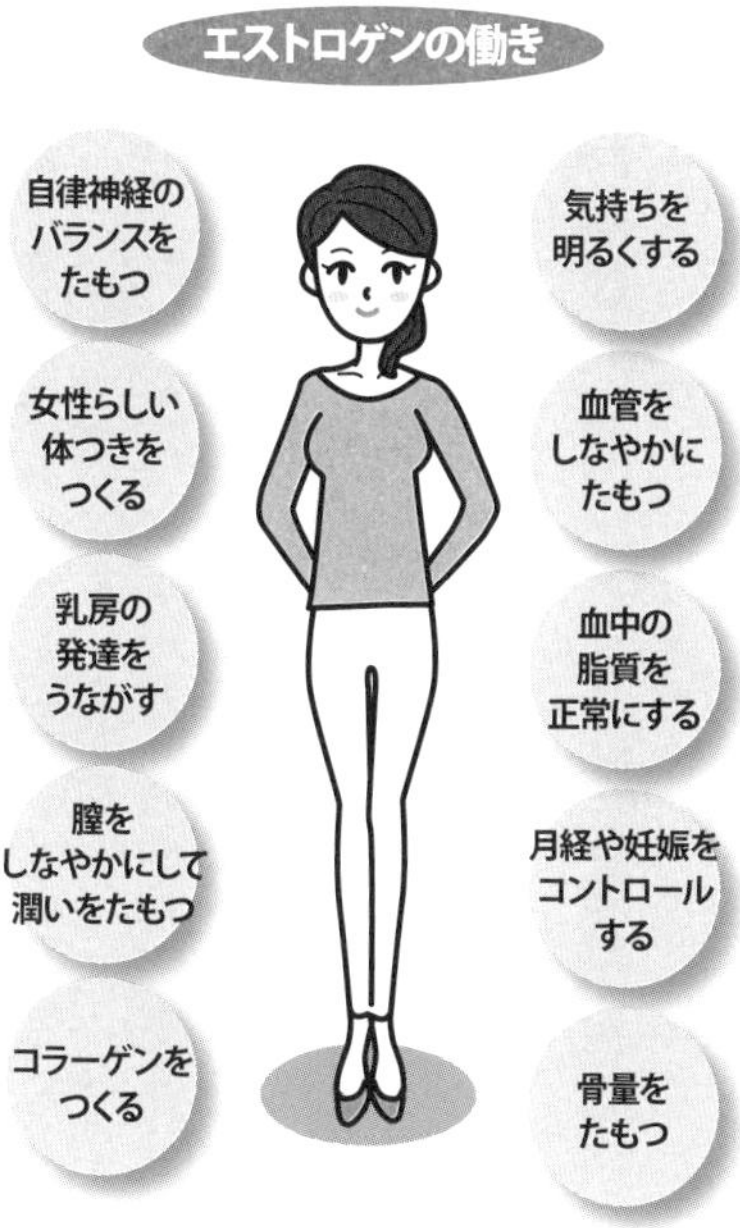
エストロゲンの働き
気持ちを明るくする
血管をしなやかにたもつ
血中の脂質を正常にする
月経や妊娠をコントロールする
骨量をたもつ
自律神経のバランスをたもつ
女性らしい体つきをつくる
乳房の発達をうながす
膣をしなやかにして潤いをたもつ
コラーゲンをつくる

マンモグラフィと高濃度乳腺

Q 最近、乳がん検診のマンモグラフィ検査に関して高濃度乳腺の話をよく聞きます。どういうことでしょうか。（40代・女性）

A **乳がんが見つけにくく、超音波検査と併用を**

マンモグラフィを使用した検診では最近、**高濃度乳腺**という言葉が話題となっています。高濃度乳腺とは、正常な乳腺の濃度が高く、マンモグラフィで「**より白く**」写ってしまうことをいいます。一般に日本人はこの比率が高く、約30〜50%が当てはまるといわれています。

問題点は、マンモグラフィで正常部分が「より白く」写るので、その中に同じように「白く」写る**がん**が見つけにくくなってしまう点です。高濃度乳腺に対しては、**乳房超音波検査**でがん発見率が上昇するという結果が得られています。また、米国では本人に乳腺濃度の情報、すなわち高濃度乳腺の有無を情報提供するように法整備が行われています。日本では、

マンモグラフィ画像で見た乳腺の状態

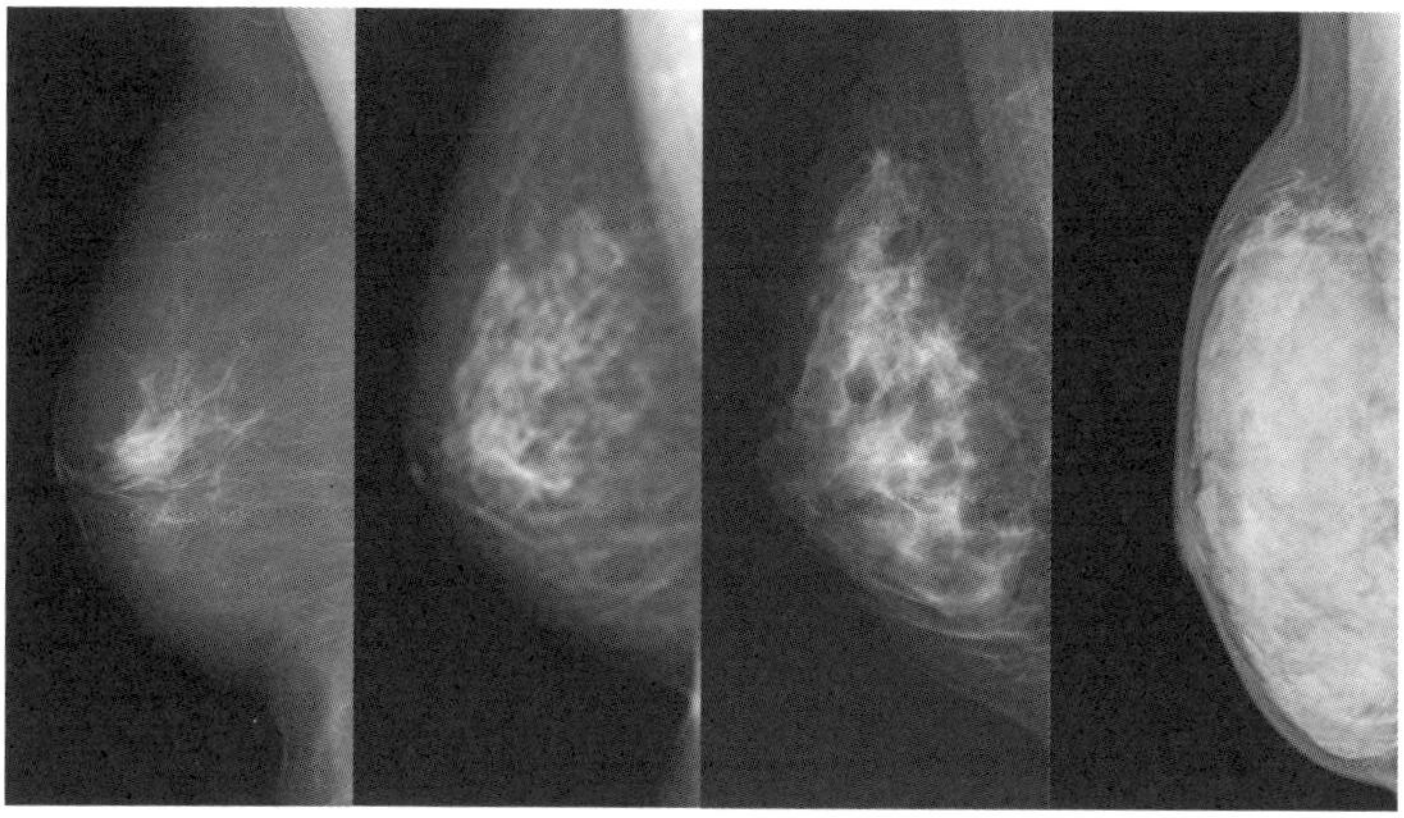

脂肪性　乳腺散在　不均一高濃度　（極めて）高濃度

（NPO法人乳がん画像診断ネットワーク提供）

情報提供の体制を検討している段階です。

しかし、今のところ乳がん検診の最大の目的である、乳がんによる死亡率の減少が確認されているのはマンモグラフィを使用した検診のみであり、乳房超音波検査のみでは死亡率を減少させる結果が得られていません。

これらを踏まえると、マンモグラフィと超音波検査の**併用が必要となる場合があります**。マンモグラフィを使用した検診だけで心配でしたら、専門医に相談してください。

●乳腺内分泌外科部長　渡邉　隆之

全摘した乳房を作り直せるか

Q 乳がんで、乳房全摘術を受けました。手術後、乳房を作り直す手術があると聞いたのですが、詳しく教えてください。（40代・女性）

A **全てのケースではないが、再建手術は可能**

乳がんの手術で失ったり、変形したりした乳房を作り直すことを**乳房再建手術**といいます。2013年7月に保険適用となりました。

乳がんの手術では、がんを取り除くことが優先されたため、患者さんは、片方の乳房がないことや、乳房が変形していることで「温泉に入ると人目が気になる」「胸元の開いた洋服が選べない」など、さまざまな悩みを持っていました。しかし今は、手術でがんを取り除くだけでなく、乳房のふくらみを取り戻す、乳房再建手術を選択できる時代となりました。

乳房再建手術は、乳房インプラントというシリコーン製の**人工物を挿入する方法**と、お腹や背中の脂肪・筋肉を用いた**自家組織による方法**があります。失った乳房に近い大きさや形

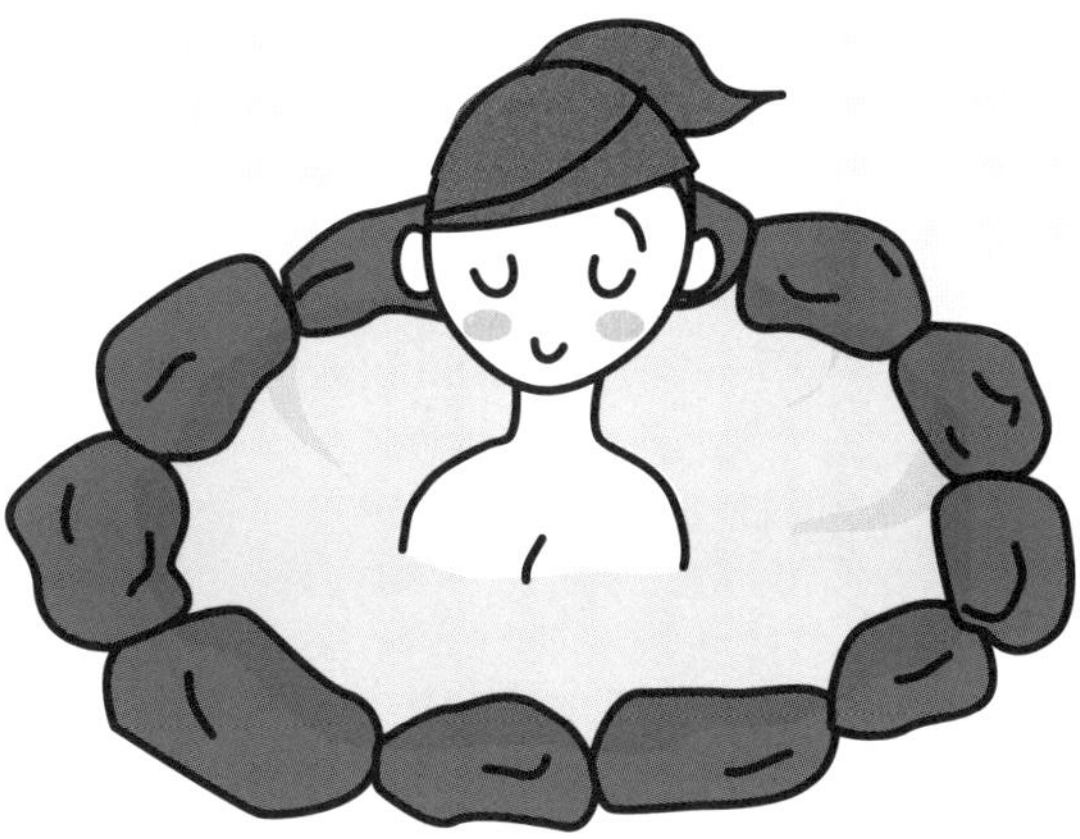

を、手術によってできるだけ再現します。どちらの手術を選択するかは、それぞれに長所、短所があり、本人に合った方法を採用します。

しかし、すべての人が乳がんの手術後に再建手術を受けられるわけではありません。手術で乳がんが取り切れた上に、術後補助化学療法が終了していなければなりません。また放射線治療をした後は乳房再建手術ができない場合もあります。

乳房再建手術は、**乳腺外科**と**形成外科**の協力で行われます。両科の専門医がいる病院で相談してみてください。

●乳腺内分泌外科部長　渡邉 隆之

乳がんは遺伝する？

Q

母が乳がんで、先日私も乳がんと診断されました。娘にも遺伝するのでしょうか。

（60代・女性）

A

リスク要因。自己検診や定期検診を

最新の２０１８年版乳がん診療ガイドラインでは、**乳がん家族歴は発症のリスク因子となる**ことは確実とされています。その家族関係が遺伝的に近いほど、人数が多いほどリスクは増加すると考えられます。娘さんは乳がん発症のリスクが高い可能性があります。

最近では、いくつかの乳がん原因遺伝子が解明され、**ＢＲＣＡ１／２遺伝子**に変異がある**ＨＢＯＣ（遺伝性乳がん卵巣がん症候群）**が注目されています。これは、もともと同遺伝子に変異（通常とは異なる遺伝子の並び）があり、遺伝的に乳がん、卵巣がんが発症しやすい状況になっています。遺伝子検査で診断しますが、遺伝子検査は多方面への影響も考えられるため、遺伝カウンセラーによるカウンセリングも併用するシステムが構築されています。

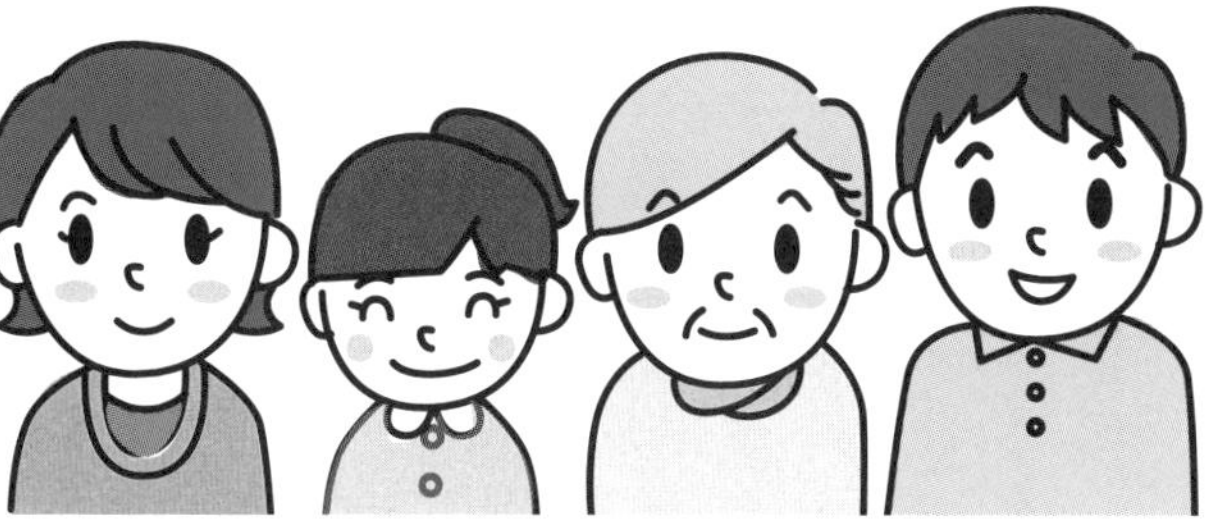

しかし、乳がんに限らず、がんは一般に遺伝が原因で発症するがん、環境因子など後天的な要因で発症するがん――この二つに大きく分けられ、90％以上のがんは後者の後天的な要因で発症すると考えられます。

乳がん家族歴があっても**過剰に心配する必要はありません**。自己検診を続けること、職場や市町村で行われる乳がん検診を定期的に受け、**早期発見を心掛ける**ことが重要です。遺伝子検査を希望する場合は専門医に相談しましょう。

●乳腺内分泌外科部長　渡邉 隆之

子宮頸がん検診で再検査を勧められた

Q

先日、子宮頸《けい》がん検診を受けたところ「クラスⅡ・ASC－US」という内容で再検査を勧められました。とても不安です。（30代・女性）

A

将来のリスクを考え、ぜひ検査を

子宮頸がんの原因の多くは、**発がん性ヒトパピローマウイルス**（ハイリスクＨＰＶ）が原因であるという概念から、細胞診の判定も従来のクラス分類（Ⅰ～Ⅴ）による「良性・悪性細胞分類」に代わり、ハイリスクＨＰＶ感染の有無をチェックして、将来のリスクに備える判定法が導入されています。

中でも「軽度扁平《へんぺい》上皮内病変疑い」を意味する（Atypical Squamous Cell of Undetermined Significance＝ASC－US）と判定されると、年齢層によっても異なりますが、ハイリスクＨＰＶ感染陽性率は約50％と報告されています。

陽性イコール子宮頸がんを意味するものではありませんが、陰性であれば将来の子宮頸が

子宮頸がんになるまで

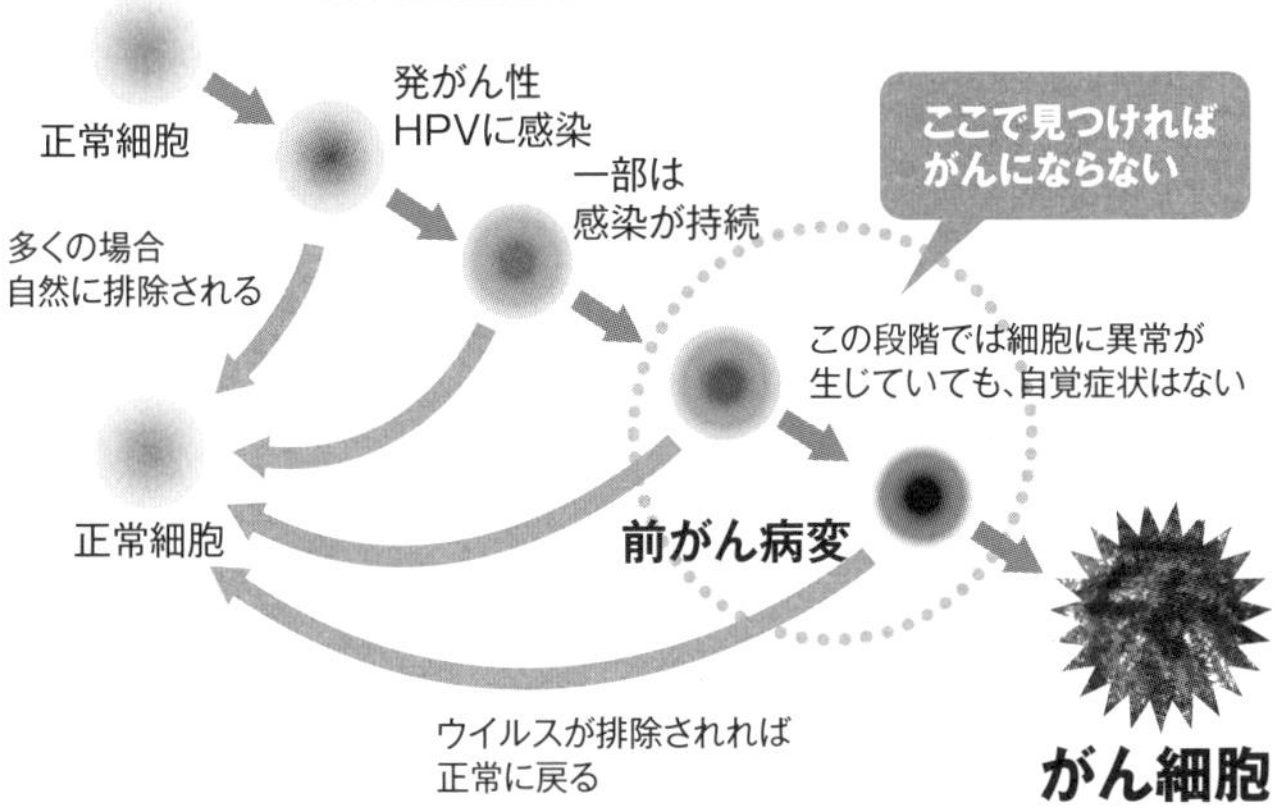

ん発症リスクが低いとされています。またASC－USと判定された方のみ、保険適用でハイリスクHPV検査を受けることができます。ぜひ検査を受けてください。繰り返しますが、陽性であっても子宮頸がんになってしまうわけではありません。

念のため頸部組織検査をし、詳細な診断をしてその後の方針を決定しますが、ハイリスクHPVの多くは自然排出されるため、特に治療が不必要であれば経過観察となります。もちろん陰性であれば組織検査せず、1年後再検査となります。ちなみに**子宮頸がんワクチン**は、ハイリスクHPVに対するワクチンです。

●産婦人科部長　澤口 啓造

生理痛がひどい長女が心配

Q 大学生の長女の生理痛が高校生の頃よりひどく、最近では吐いたりしていて心配です。（40代・女性）

A **機能性か器質性か。症状に合った治療法の相談を**

一般的な「生理痛」は**月経困難症**といい、月経期間中に起こる症状を指します。下腹痛だけでなく、腰痛、吐き気、頭痛、下痢、イライラ感やうつ状態など多様です。

月経困難症は二つに分類されます。原因疾患がなく初潮後1～2年から始まる**機能性月経困難症**と、初潮後しばらくして始まる子宮内膜症や子宮筋腫等の原因となる**器質性月経困難症**です。約40％以上は機能性月経困難症といわれ、その原因として、①月経血（剥がれた子宮内膜）を排出するために子宮収縮を促す物質（プロスタグランジン）の過剰分泌②出産経験がないため子宮口が狭く排出しにくい――などが挙げられています。

治療は、器質性月経困難症であれば原因疾患の治療も必要になってきますが、いずれにし

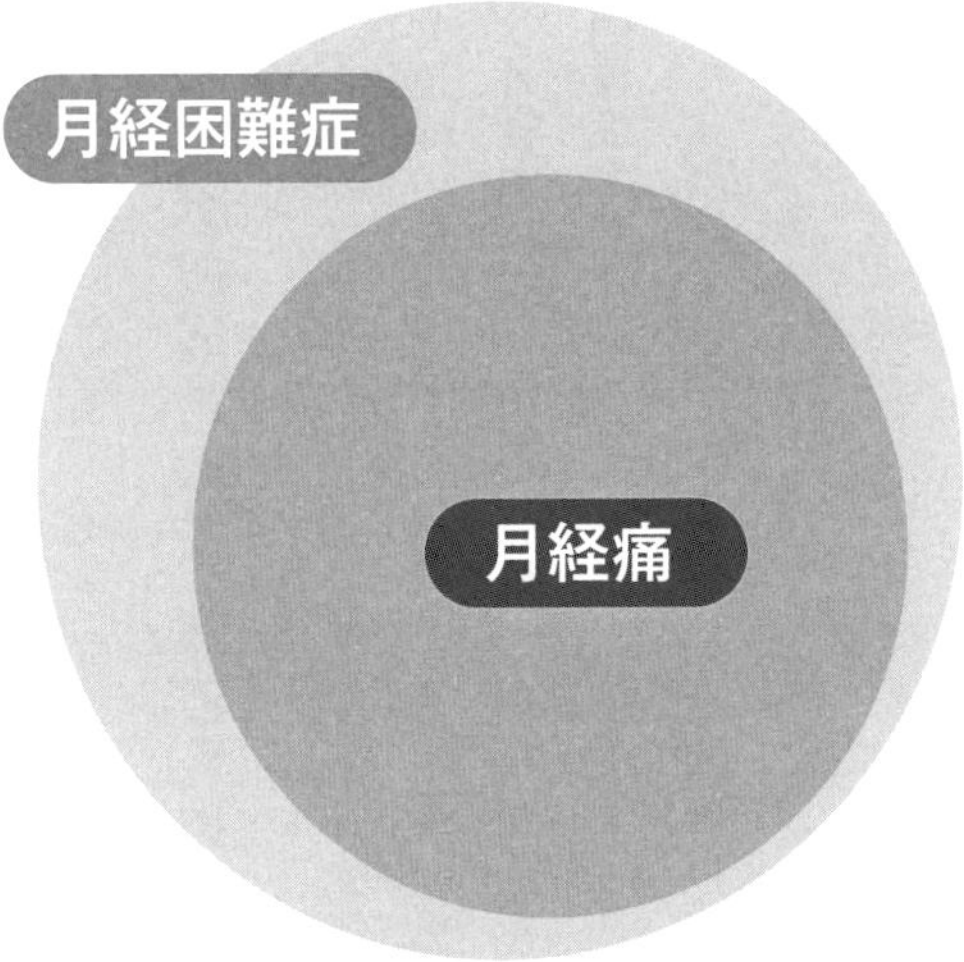

ても、機能性月経困難症も含めた対症的治療として、①痛みの原因となるプロスタグランジンの合成を阻害する鎮痛剤②子宮収縮を抑制する鎮痙《ちんけい》剤——などが使用されています。

また、最近では機能性月経困難症で保険適用のある**ＬＥＰ製剤（低用量ピル）**で排卵を抑制し、剥がれる子宮内膜量を減少させ、月経量を減らして痛みを緩和する治療も推奨されています。婦人科を一度受診し、月経困難症の鑑別診断をした上で症状に合った治療法を相談してください。

●産婦人科部長　澤口 啓造

補聴器を使う場合の注意点

Q

最近、聞こえが悪く補聴器を検討しています。注意点を教えてください。（70代・女性）

A

難聴の原因特定と、聞こえに合わせて選ぶ

補聴器にはたくさんの種類があり、用途も人それぞれです。軽度難聴で会議などの聞き取りにくい時だけ使う人、中等度難聴で外出するときだけ使う人、高度難聴で一日中使う必要のある人など、使う環境や聴力によっても使用する補聴器は違います。補聴器は市販されていますので、誰でも簡単に購入できます。しかし、いくつか注意点があります。

一つめは、**難聴といっても原因は多様**であることです。耳あかや中耳炎など、処置や治療によって治る可能性のある疾患、真珠腫性中耳炎や中耳、外耳腫瘍（がん）などの特殊な炎症や腫瘍で、放置しておくと悪化して命を脅かすような疾患です。補聴器を使用する前には、**難聴の原因となっている疾患が何なのか**、把握することがとても重要です。

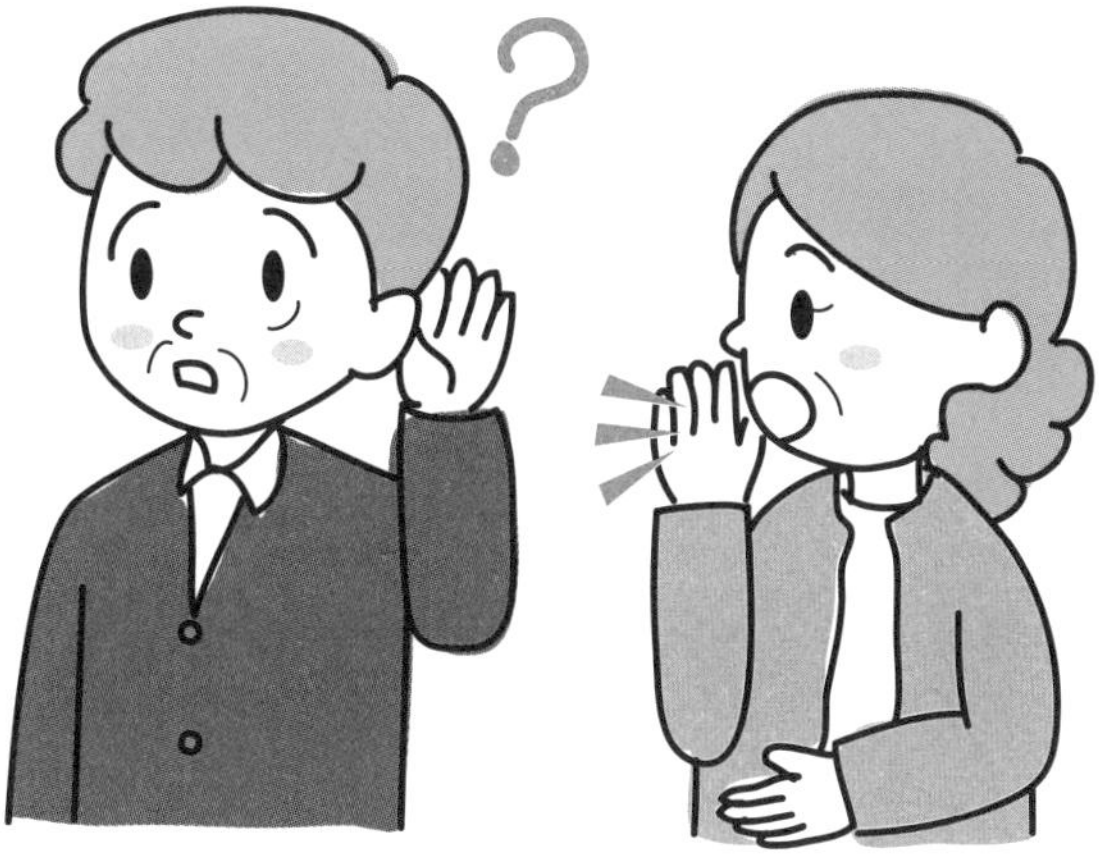

二つめは、**聞こえや聞き取りの程度は、個々で異なる**点です。つまりそれぞれの聞こえに合わせ、補聴器を合わせることがとても重要なのです。補聴器の選別をはじめ、補聴器適合検査をもとに補聴器の調整（フィッティング）を行います。これがうまくいかないと音が響いたり、大きくなったりして、補聴器を使うことでかえって不快になり、満足が得られなくなってしまいます。

補聴器を使って満足を得るには、難聴に対して詳しい診療をしている耳鼻咽喉科に相談し、聴力検査や補聴器適合検査を行い、こまめに調整していくことが重要です。

●耳鼻咽喉科部長　矢野 卓也

カビによる蓄膿症は薬で治る？

Q 主治医からカビによる蓄膿《ちくのう》症と言われました。手術を勧められましたが、薬では治らないのでしょうか。（60代・女性）

A **薬の内服で改善しない場合は手術に**

慢性副鼻腔《びくう》炎、いわゆる**蓄膿症**は、副鼻腔（顔や頭の骨の中に形成された空洞）に炎症が生じ、長期化（慢性化）する病気です。副鼻腔の粘膜が腫れたり、副鼻腔の空洞に膿《うみ》がたまったりします。中には鼻茸《たけ》（鼻ポリープ）ができることもあります。症状は鼻閉《びへい》や鼻汁が主ですが、**頭痛や咳《せき》など、鼻とは無関係と思われる症状**が生じることもあります。

多くは細菌による炎症ですが、**真菌（カビ）**による炎症も存在し、**副鼻腔真菌症**と呼ばれます。空気中の真菌が副鼻腔内で増殖して炎症を起こす病気で、副鼻腔内に**真菌塊**（カビの塊）を形成することが多いです。

治療は、薬物治療が基本で抗生剤や去痰《きょたん》薬などを内服します。これらの**内服治療を2～3**

カ月続けても改善しない場合、手術加療の適応となります。

一方、真菌症などの特殊な副鼻腔炎は、抗生剤などの保存的加療は無効とされるだけではなく、真菌が他の部位に広がり、失明などの視力障害や、命に関わるタイプの炎症もあるため、早期の手術が望ましいとされています。

●耳鼻咽喉科部長　矢野卓也

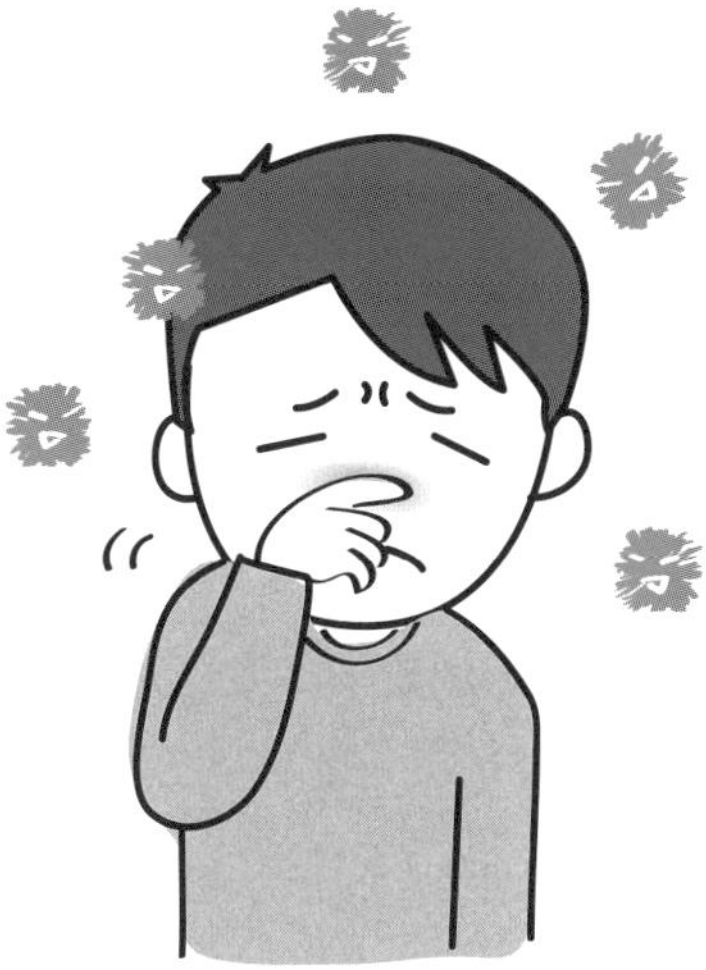

喉に鼻汁が落ちる感じ

Q 最近、喉に鼻汁が落ちる感じが続いています。鼻をかんでも出てきませんが何か原因があるのでしょうか。（70代・女性）

A 後鼻漏感は慢性副鼻腔炎の可能性も

健康な人でも1日1リットル以上の鼻汁が作られています。そして、その鼻汁は自分で気が付かないうちに喉へ流れ込み、鼻内の環境を整えています。通常、鼻汁はサラサラとしていて、喉へ落ちる感じを強く感じることはありませんが、鼻汁の量が多くなったり、粘りが強くなったりすると**喉に落ちる感じ**（**後鼻漏感**《こうびろう》）を強く感じるようになります。

鼻汁の量が多くなる原因としては、鼻風邪を引いたり、風邪をこじらせて急性副鼻腔炎になったり、アレルギー性鼻炎（いわゆる花粉症）などで、急に鼻の調子が悪くなったときや、自律神経刺激による場合があります。

そういった状態がしばらく続くと慢性化し、**慢性副鼻腔炎**（いわゆる**蓄膿症**）やアレルギ

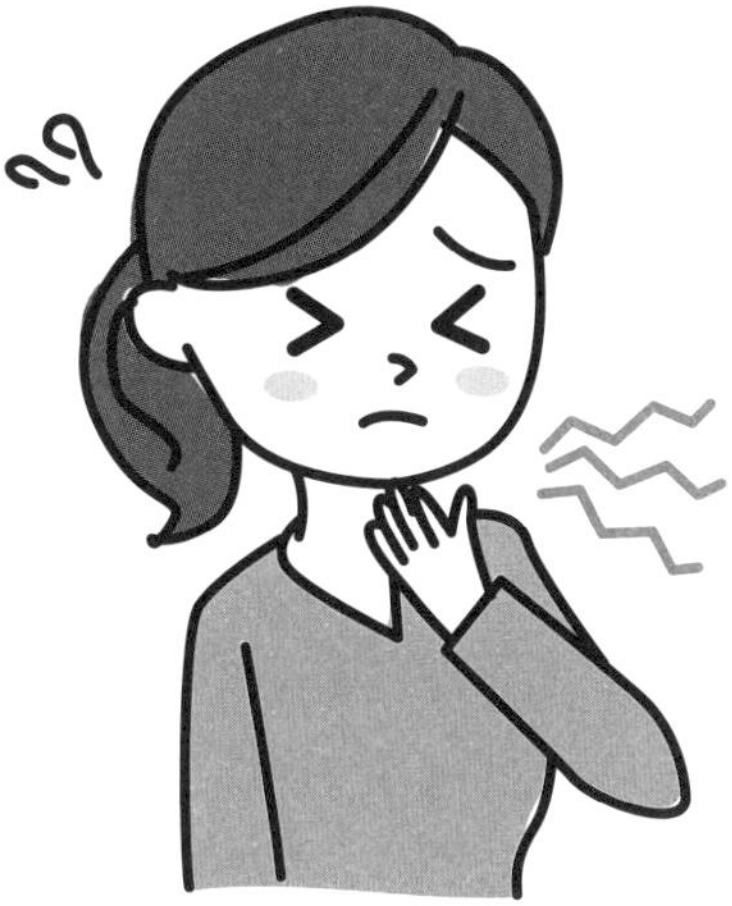

ーが関与して鼻ポリープができる好酸球性副鼻腔炎、鼻の中にカビの塊ができる副鼻腔真菌症などになってしまう場合があります。慢性化すると鼻汁は粘りが強くなり、また持続的に少しずつ喉に落ちていく状態となる場合が多くみられます。

慢性副鼻腔炎となっているかどうかは、自分自身で判断するのは難しいこともありますが、鼻汁が喉に落ちる感じだけでなく、**鼻の奥にくさいにおいがする場合**や、**鼻汁が黄色や緑色の場合**、**頬が痛い場合**、**頭痛がする場合**、**咳や喉の違和感が続く場合**には、慢性副鼻腔炎となっている可能性があります。耳鼻咽喉科を受診してください。

●耳鼻咽喉科部長　矢野 卓也

花粉症の新しい治療法

Q 毎年春のスギ花粉症のシーズンにくしゃみ、鼻水、鼻づまりになります。花粉症が治るかもしれないという新しい治療法があると聞いたのですが。(30代・男性)

A **自宅で簡単、効く人には高い効果**

花粉症を含むアレルギー性鼻炎で、従来はくしゃみ、鼻水、鼻づまりを抑える飲み薬や点鼻薬の治療が行われています。そこに2014年から**舌下免疫療法**という治療法が新しく開始されました。この治療法は、アレルギーの原因物質であるアレルゲンを少ない量からゆっくり投与し、量を増やしていくことで体を慣らしていく治療です。

具体的には錠剤を舌下(舌の裏)に置き、1分後に飲み込むだけというとても簡便な方法です。約80%の人に鼻炎の症状が軽くなったなどの効果が認められています。1日1回、2~4年は毎日継続することが必要ですが、自宅でも簡単にできる方法です。

現在は、**スギ花粉とダニに対する薬剤が保険適用**となっています。スギ花粉症がひどくて

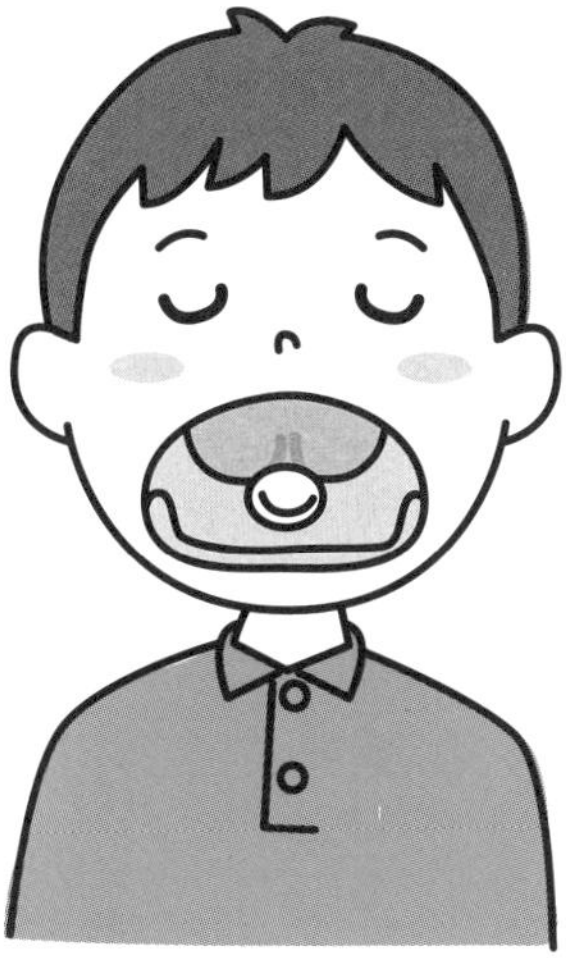

薬を使用しても十分な効果が得られない人や、薬を減らしたい人、ダニによる鼻炎症状が年中続いている人には効果が期待できます。アレルゲンの種類がいくつかあるため、すべての人に効果が望めるわけではありませんが、効く人には効果が高く、治る可能性もある、よい治療といえます。

治療が難しいのは喘息《ぜんそく》が強い人、妊娠中に開始を考えている人で、治療開始時期も副作用が出にくい時期、つまりスギ花粉症では花粉飛散時期ではない6～12月頃に始める必要があります。アレルギー性鼻炎で困っている人、舌下免疫療法に興味のある人は相談してください。

●耳鼻咽喉科部長　矢野 卓也

全身麻酔の手術が不安

Q

腰部脊柱管狭窄症の診断で、全身麻酔下での手術が必要になりました。今まで特に大きな病気はなく、内服もしていません。ただ、どんな手術や麻酔でも、100%安全とはいえないと聞いたことがあり不安です。全身麻酔の安全性について教えてください。

（50代・男性）

A

安全性は向上。今後は長期間生存率の向上が目標

全身麻酔そのものの安全性は、この50年間に著しく向上しました。1960年代の麻酔に関連する死亡率は、統計上5000例に1例程度と思われます。その後80年代は2万例に1例となり、2000年、2010年はそれぞれ10万、20万例に1例となっています。より安全性の高い薬剤や、各種モニターと安全装置の開発、**麻酔指導医・専門医認定制度の普及**など、たゆまぬ努力の結果といえます。

現在健康な成人が普通の手術を受ける際、万が一の事態（何か生命に危険が及ぶこと）が

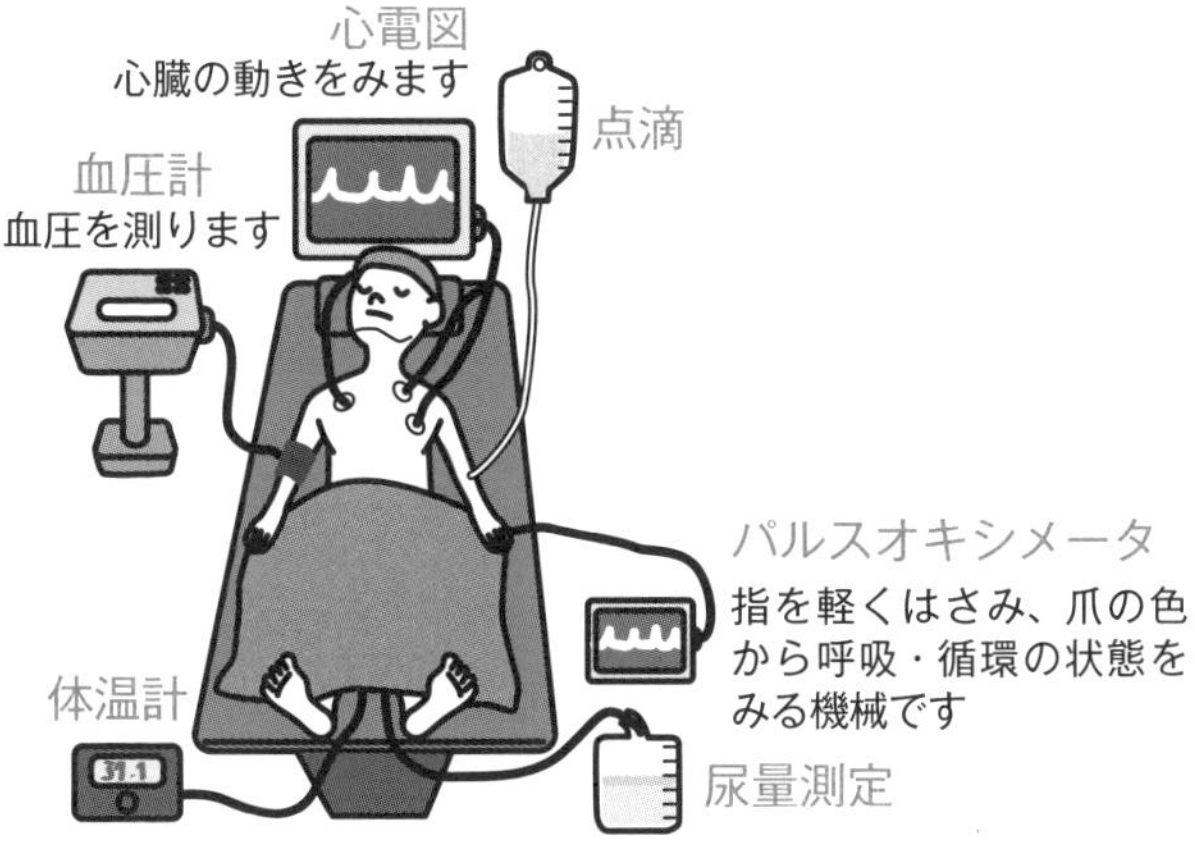

その他多くの特殊モニターがあります

術後24時間以内に発生する確率は10万～100万分の1程度と考えられます。列車や大型航空機事故、あるいは隕石《いんせき》に当たる（？）程度の極めて低い危険度といえます。

今後の目標は、術後24時間以降～退院までの**有害事象**（手術以外の肺炎・心臓発作や血栓症、認知症など）の発生率や、院内での死亡率を下げること、長期間の術後生存率を上げることに向かっており、既に施設ごとの対策や、学会の取り組みが始まっています。当院では合併症の多い高齢者も手術を受けていますので、各部署と連携し、安全な麻酔管理と術後の早期回復・合併症の予防を目指しています。

●副院長／麻酔科統括部長　鬼頭 剛

手術後の祖母の言動が心配

Q

85歳の祖母が、急性胆のう炎で緊急手術を受けました。もともと元気だったのですが、術後に支離滅裂なことを言って暴れたり、点滴を抜いたりして大変でした。大丈夫でしょうか。（30代・男性）

A

術後せん妄。適切な対処で落ち着く

この患者さんは術後一時的に認知機能や感情の障害を起こした、いわゆる**術後せん妄**と考えられます。手術後にいったんは落ち着いた患者さんが、その後激しく錯乱、幻覚、妄想などを来たして1週間程度で収まるといった特異的な経過をたどります。

発症すると、点滴など治療上必要な管を抜いてしまう、暴力的になって周りの人や看護スタッフに迷惑をかける、転倒や転落の危険が高くなる……など治療に支障が出ます。高齢者の消化管や心臓など大きな手術では、術後の3割近くに見られるともいわれます。

発症の要因は多々あり、もともとの高齢、認知症、脳梗塞、アルコール依存などに手術侵襲、術中使用薬剤の影響や術後の痛み、術後合併症が加わり、さらに環境の変化、睡眠障害、不安なども影響します。

術後せん妄は、**認知症**やいわゆる**ぼけ**とは異なり、急性の経過をたどりますが、基本的には治療可能です。抗精神病薬や睡眠薬などを適切に使用しながら対処すれば、1週間程度過ぎたところで落ち着いてきます。

当院でも術後経過を慎重に観察し、もし発症した場合でも医療スタッフや家族と密に連携して対処しています。

●副院長／麻酔科統括部長　鬼頭　剛

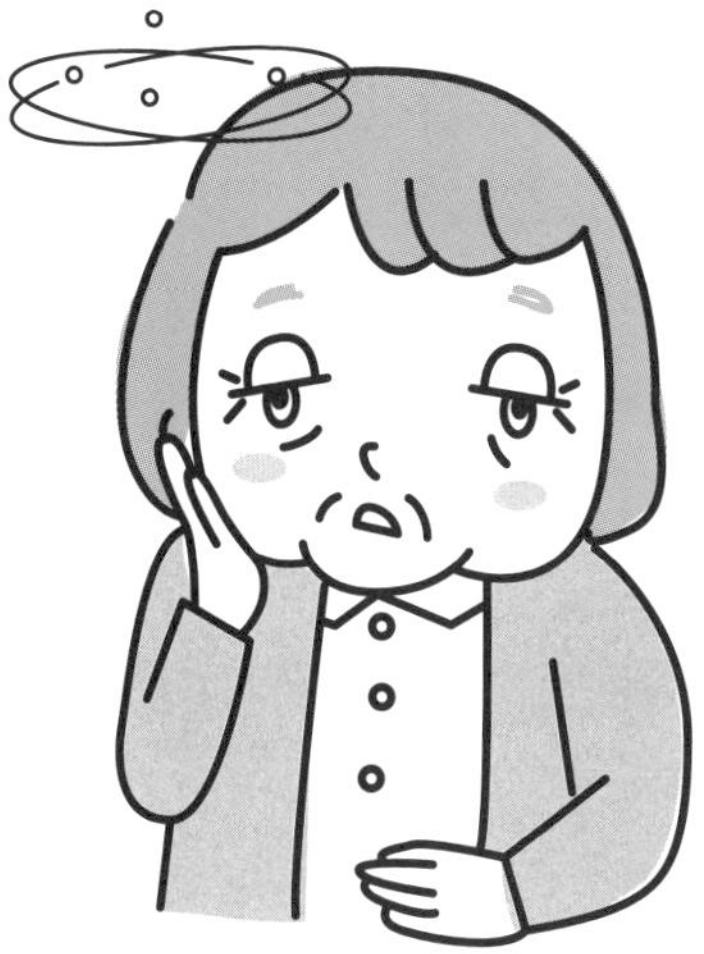

全身麻酔で認知症が進行？

Q

88歳の父が外出先で転倒し、大腿骨を折ってしまいました。身の回りのことは自分でやる元気な父ですが、少し記憶障害があり認知症の診断を受けています。全身麻酔で手術するのですが、麻酔の影響で認知症が進行することはありませんか。（50代・女性）

A

間違えやすい「術後せん妄」は一過性

手術を安全に行うために全身麻酔は必要なものですが、心配は無理もありません。確かに、動物実験では全身麻酔がアルツハイマー病を含む認知症の原因となる可能性があると報告されたことがありました。

しかし近年、高齢者が全身麻酔を受けても、長期の認知症やアルツハイマー病を発症するリスクは高くならないことが、米国の麻酔専門医らの研究で分かりました。認知症の診断を受けている患者さんを対象とした研究で、全身麻酔後に症状の悪化は認められなかったそうです。

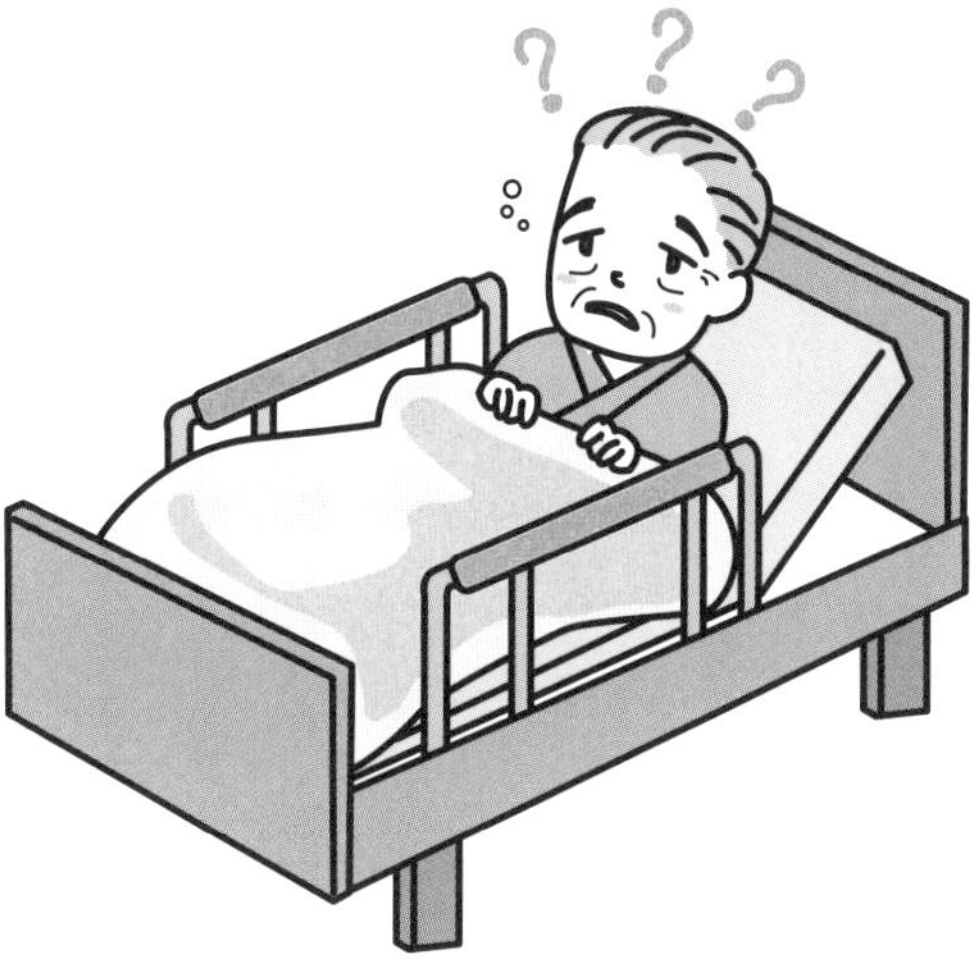

しかし、手術後に状況を理解していないような発言をしたり、落ち着きがなくなってベッド上で安静にしていることができず、歩き回ろうとしたりすることはあります。これは**術後せん妄**と呼ばれています。認知症と間違われることが多いのですが、全身麻酔による副作用ではなく「手術による心身へのストレス」「ベッド上安静を強いられることによる拘束感や術後疼痛《とうつう》」など、**手術後の状態が原因**とされています。

もちろん一過性なのですが、早期対応により軽減します。不安であれば麻酔科医に相談してください。

●診療部長／麻酔科部長　水戸野 裕之

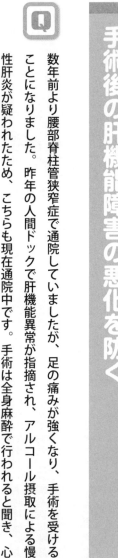

手術後の肝機能障害の悪化を防ぐ

Q

数年前より腰部脊柱管狭窄症で通院していましたが、足の痛みが強くなり、手術を受けることになりました。昨年の人間ドックで肝機能異常が指摘され、アルコール摂取による慢性肝炎が疑われたため、こちらも現在通院中です。手術は全身麻酔で行われると聞き、心配しています。術後、肝機能が悪化することはありませんか。(70代・男性)

A

安全な全身麻酔管理と周術期管理が必要

手術中は、全身麻酔だけでなく、局所麻酔で行われる場合もたくさんの薬剤が使用されます。使われる薬剤のほとんどは肝臓で代謝され、尿中に排出されます。近年、肝臓での代謝率の少ない麻酔薬が使われ、安全性は高くなっていますが、肝機能に影響を及ぼす可能性は皆無ではありません。そのため**術前の肝機能検査は必ず行います**。

手術前検査で**肝機能検査値**に異常があった場合は、検査値異常の原因、重症度、急性障害なのか慢性障害なのかを評価します。例えば、検査値が正常の3倍以上の異常値を示す場合

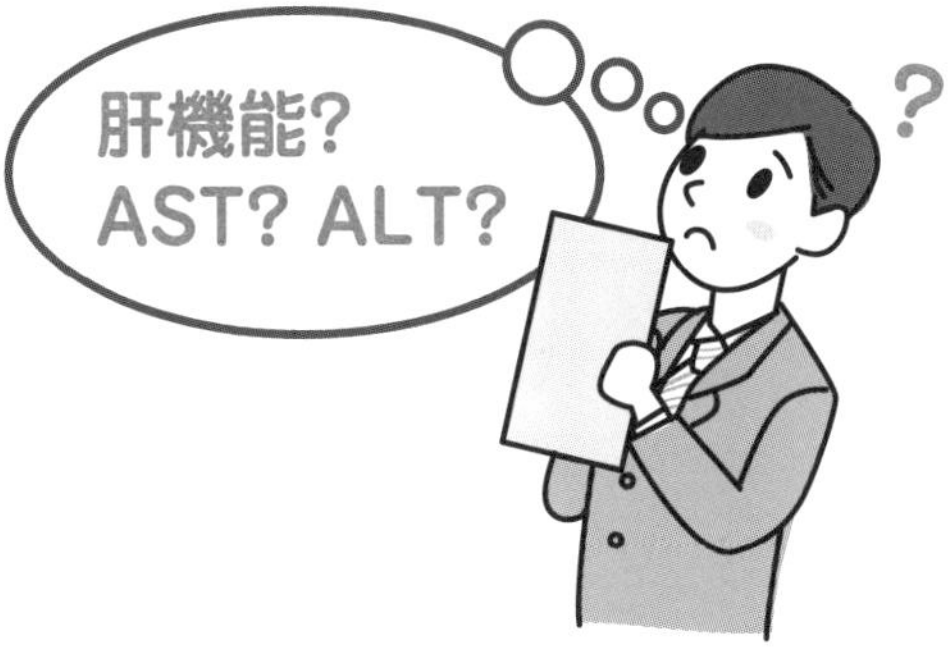

や、ウイルス性肝障害（特に急性期）の場合は、検査値が正常化するまで手術を延期します。安心して手術を受ける上で大切なことは、肝機能検査値が安定していることです。

残念なことに肝臓疾患の既往がなくても、大手術後には軽度ではありますが肝機能障害の発生が報告されています。手術中の肝臓血流の低下による酸素供給不足が考えられています。手術操作や輸血が影響することもあります。

アルコール性肝障害を合併している患者さんの開腹手術後、急性肝不全を起こしたという報告はあります。私たちは手術後の肝機能悪化を防ぐため、肝機能への負荷を考慮した適切な麻酔管理を行っています。また、術後に肝機能異常が発生した場合は、いち早く察知して治療を開始するため、内科医と連携した周術期管理を行っています。

●診療部長／麻酔科部長　水戸野 裕之

腰椎麻酔後の頭痛

Q

18歳の娘がアキレス腱を切り手術を受けました。その際に腰椎麻酔を受けたのですが、翌日から頭痛を訴え始め、食欲もありません。麻酔の後遺症でしょうか。（50代・女性）

A

軽快しない場合は特別治療で

腰椎麻酔（正式名称は脊髄くも膜下麻酔）は全身麻酔を必要としない下半身の手術に行われています。外科系医師が自ら行うことの多い、昔から行われている麻酔方法です。

脊椎の中にある脊髄神経は、脳脊髄液という透明な液体とともに硬膜という膜に包まれています。腰椎麻酔は、腰部の硬膜を麻酔用の針で突き刺して麻酔薬を注入する方法です。

心配されている頭痛は、**硬膜穿刺**《せんし》**後頭痛**と呼ばれ、**穿刺の際にできた針穴から脳脊髄液が漏出**することに起因するといわれています。約10％の患者さんが経験しているようです。

頭痛は麻酔後3日以内に発症しますが、70％は1週間以内、90％は6ヵ月以内に軽快します。起き上がり座ることにより症状が悪化するため、症状出現時は横になって安静にすると

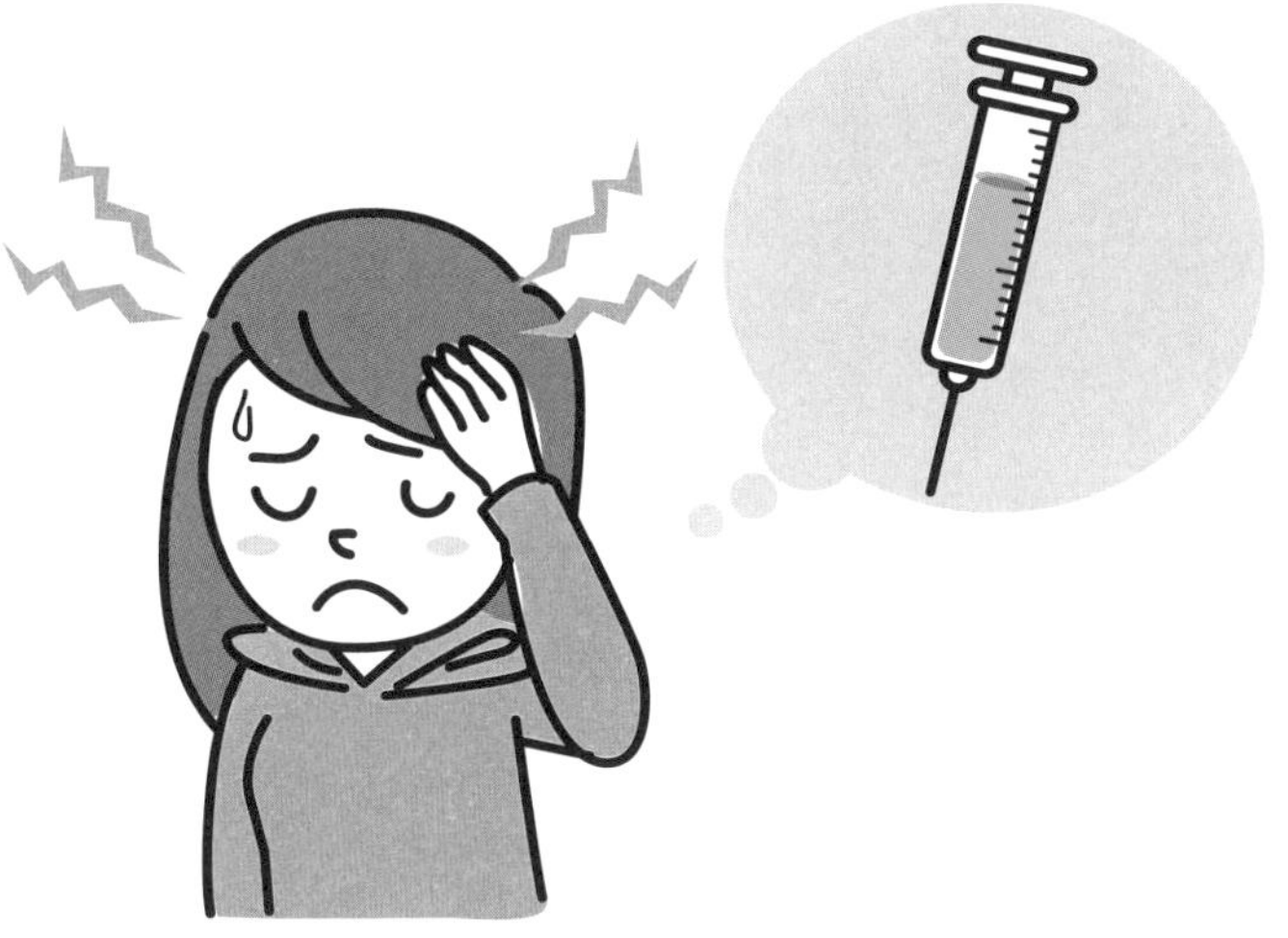

ともに、点滴治療を行います。痛みが強い場合や、24時間以上継続する場合は、鎮痛剤投与や自分の血液を注入し、針穴を塞《ふさ》ぐ硬膜外自家血注入法といった特別な治療を行う場合があります。

症状の程度で入院期間が延びてしまうことがあるため、最近では全身麻酔を希望する患者さんも増えています。自然に回復していきますが、改善があまり認められないときは麻酔科専門医に相談してください。

●診療部長／麻酔科部長　水戸野 裕之

手術前の禁煙は必要？

Q 全身麻酔で前立腺の手術を受ける予定です。手術前に禁煙するよう担当医師から説明があったのですが、禁煙しないとだめですか。（50代・男性）

A **禁煙は必須。感染症や合併症予防のため**

結論から言います。**必ず禁煙してください。**できれば**4週間以上たばこを吸わないでください。**

日本麻酔科学会は、2008年に**禁煙宣言**を行っています。この宣言では、日本麻酔科学会員である麻酔科医師は、自己の禁煙に努めなければならないとされています。さらに、喫煙者である患者さんが安全に手術を受けられるようにするため、15年に**周術期禁煙ガイドライン**が策定されました。

具体的には、手術前に禁煙をしないことで、手術中や手術後に手術創の感染、感染症、肺合併症（肺炎や無気肺など）、脳梗塞や脳出血などの脳神経合併症が生じやすくなることが

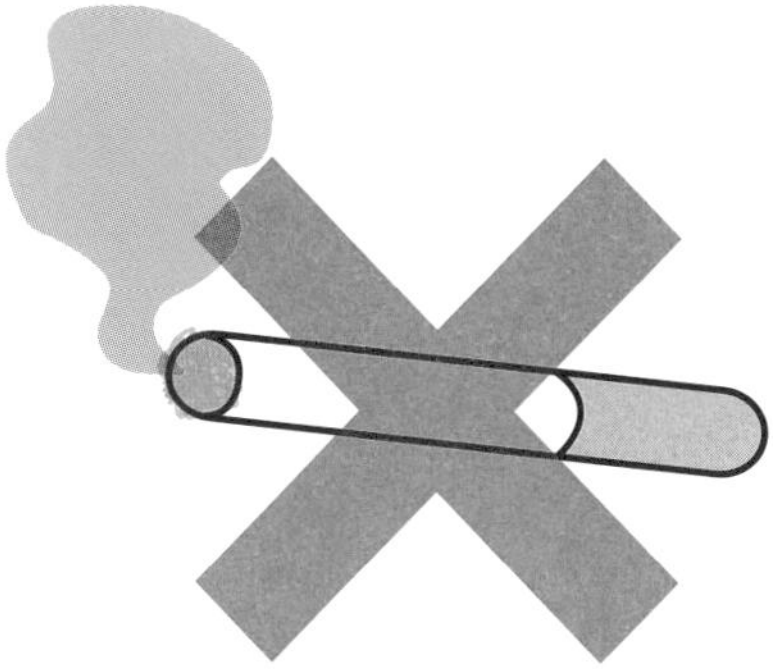

指摘されています。さらに、これらの危険性は、受動喫煙でも同様だとされています。

一方、たとえ短い禁煙期間であっても、前述したような合併症が発症する可能性は減少するとされています。また、手術の後、長期間にわたって禁煙をすることで、がんの発生率や虚血性心疾患の再発率が下がるとされています。

安全に手術できるということは、患者さんが手術中だけでなく、手術前から手術後まで合併症が生じることなく治療できるということを意味します。そのため、たばこを吸っている患者さんは、**手術をきっかけに、手術後も禁煙に努めましょう**。年齢を重ねると手術を受けざるを得ない機会も増えます。そのためにも普段から禁煙を心掛けてください。

当院では禁煙外来を行っています。手術前後の禁煙に不安がある人は相談してください。

●麻酔科部長　伊藤　真騎

口の中のばい菌が病気の原因に？

Q 口の中のばい菌（細菌）がいろいろな病気の原因になると聞きました。本当ですか。

（70代・女性）

A **歯周病や虫歯の原因菌がほかの疾患にも関与**

現在、日本の**中高年の9割が歯周病**といわれています。その**原因は歯垢《しこう》（細菌の塊）**であり、歯垢1gに10～1000億の細菌が生息しています。その歯周病や虫歯の原因菌が、全身疾患の誘因や悪化に関与していることが、これまでの研究で明らかになってきています。

口腔《こうくう》内の細菌が関与すると考えられる全身疾患には①誤嚥性肺炎②敗血症、感染性心内膜炎③心疾患、脳卒中のリスクを高める（動脈硬化の悪化）④糖尿病を悪化させる⑤歯周病にかかっている母親は低体重児出産や早産の可能性が高い⑥バージャー病（閉塞《へいそく》性血栓血管炎）――などが報告されています。

また、病気の治療後（手術・化学療法・放射線療法）に発生する、口内炎や肺炎、創部感

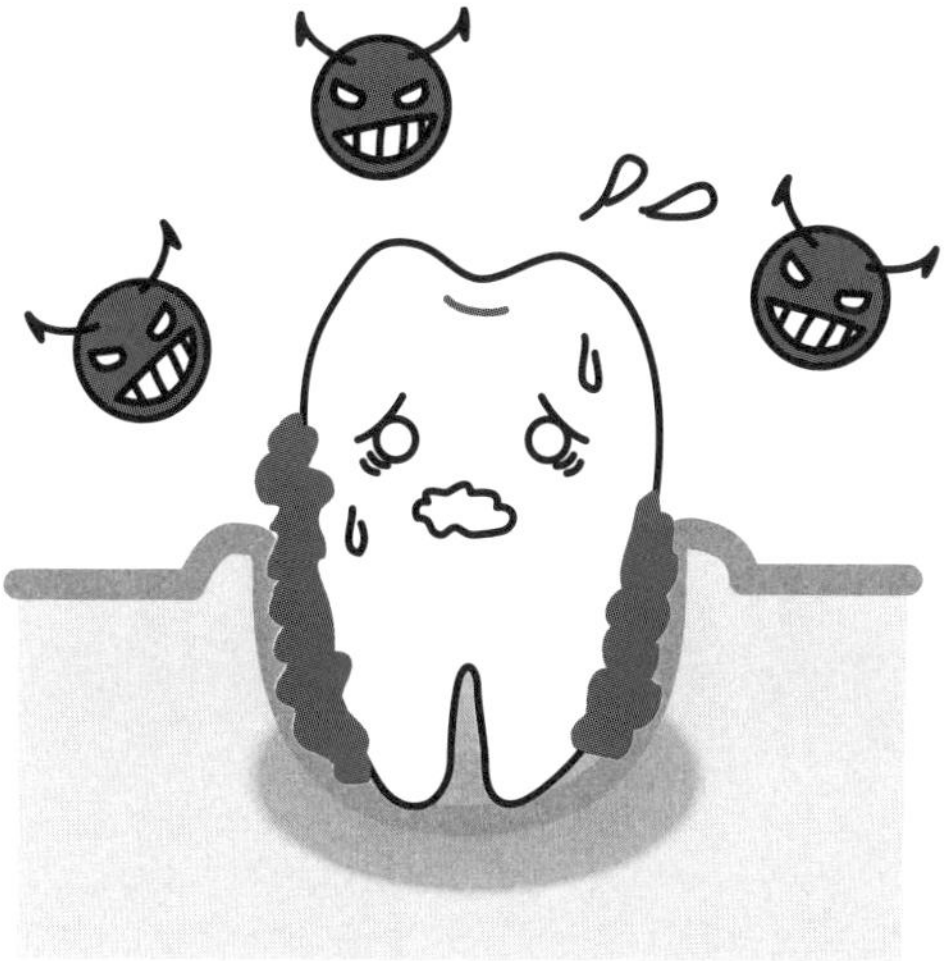

染などの合併症にも関与していると考えられています。
このように歯周病や齲蝕《うしょく》（虫歯）の原因菌が、**全身の多臓器に悪影響**を与えていることがわかっています。健康を維持する目的として、毎食後のブラッシング、歯周病や虫歯の治療は大変重要です。
当院でも近隣の歯科医院と連携し、手術（がん、人工関節）前後や、病気により自分で口腔ケアが行えない患者さんの口腔管理を積極的に行っています。

●歯科口腔外科歯科医師　齋藤 知之

口内炎がよくできる

Q 以前から口内炎がよくできます。原因は何でしょうか。（60代・女性）

A **免疫力低下、ビタミン不足以外にも多くの原因**

口内炎は口の中（舌・歯肉・頬の粘膜）に発症する炎症の総称です。症状として1㎜程度のびらん（ただれ）や潰瘍が現れ、痛みなどの不快感が出現します。口内炎の原因として一般的によく知られているのは、疲労による免疫力の低下、ビタミン不足（ビタミンB2、ビタミンC）ですが、実際はそのほかにも次のような原因が挙げられます。

①合わない歯の詰め物や入れ歯、歯科矯正装置②ヘルペスウイルスや真菌（カンジタ）③薬の副作用④アレルギー（特定の食べ物や金属）⑤自己免疫疾患（ベーチェット病など）⑥梅毒、淋病《りんびょう》、クラミジアによる性感染症⑦ニコチン

口内炎の治療は、基本的に**対症療法が中心**となります。副腎皮質ホルモン（ステロイド）

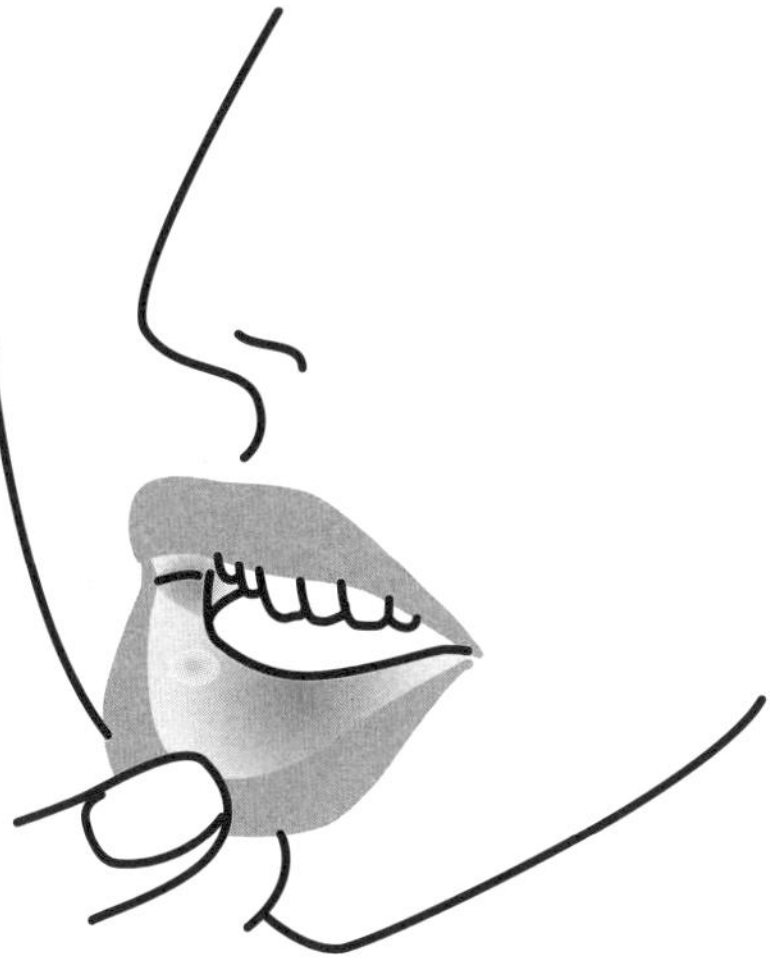

や抗菌剤の軟こう、貼付薬（パッチ）を治療の初期に使用しますが、口内炎を繰り返す方には粘膜の抵抗力を高めるビタミンB群やビタミンCの内服も勧めます。多くの種類が含まれているマルチビタミン剤は、それぞれのビタミン量が少ないので勧めません。初期の治療に効果がない場合、ウイルス検査やアレルギー検査のほかに全身疾患の精査を行い、その原因に合った治療を行います。

口内炎は、**通常であれば2週間ほどで治ります**。２週間を過ぎても改善しない場合は、口腔がんや白血病の可能性もあります。長期間改善しない場合は、口腔外科や耳鼻咽喉科を受診してください。

●歯科口腔外科歯科医師　齋藤 知之

口内炎が2週間以上治らない

Q 口内炎ができ、2週間以上経過しても治りません。このまま自分で経過をみていていいのか、それとも病院を受診した方がいいのでしょうか。（60代・女性）

A **がんの可能性。術後の機能回復を考えた治療を**

口腔がんの可能性があります。医療機関で診察を受けた方がいいでしょう。

口の中にもがんができることがあります。全がんの1％を占めるといわれ、ほかのがんに比べてまれではありますが、年々増加傾向にあります。口腔内のあらゆる場所にがんができることがあり、舌がん、口底がん、歯肉がん、頬粘膜がんなどがあります。

その多くが、扁平上皮《へんぺい》がん（粘膜から発生するがん）であり、**初発症状として潰瘍ができます**。一般的に口内炎は2週間前後で軽快します。治癒しない場合は、がんによる潰瘍の可能性があります。

口腔は嚥下《えんげ》、咀嚼《そしゃく》、発音などの機能をつかさどっています。口腔がんの治療は手術療法、

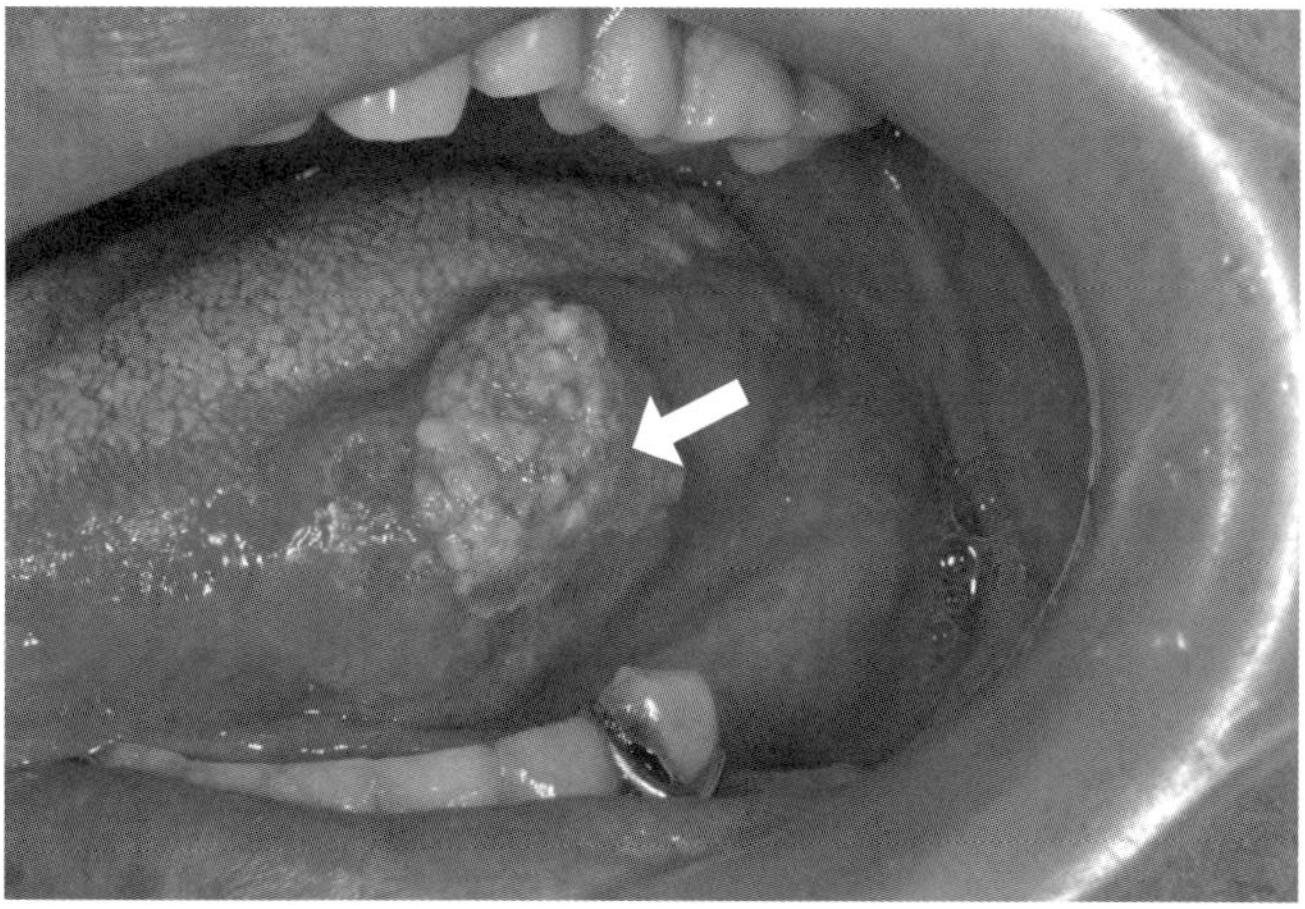
舌にできた口腔がん（舌がん）

放射線療法、化学療法がありますが、どの治療をとっても多少なりとも機能障害が出現します。そのため、がんの早期発見・早期治療は生命予後に関わるだけでなく、治療後の機能障害の大小に関わります。

初期のがんの治療ではほとんど機能障害はありません。がんが大きくなればその分、治療後の機能障害も大きくなるため、ほかのがん同様、**早期発見・早期治療がカギ**となります。また口腔がんの治療は、再発・転移がないようにするのと同時に、**機能回復**（がんによって失われた機能の回復）を考慮した治療が必要です。それらが対応可能な医療機関を受診することをお勧めします。

●歯科口腔外科部長　青木 礼央

口の中にただれ。がんになる？

Q 以前から口の中がただれていたので、歯科医院を受診したら将来がんになる可能性があると言われました。本当ですか。（50代・女性）

A **かかりつけ歯科医院を持ち、備えを**

将来悪性になる可能性がある病変を**前がん病変**といい、代表的なものに**白板症**《はくばんしょう》と**紅板症**《こうばんしょう》があります。また、がんになる可能性が明らかに高い病変は**前がん状態**といい、その代表的なものに**口腔扁平苔癬**《こうくうへんぺいたいせん》があります。

白板症は、口腔粘膜表面に生じ、ガーゼなどで拭って除去できない板状あるいは斑状《まだら》の白《はく》斑《はん》が生じる症状で、がん化率は約5～10％と考えられています。

紅板症は、発赤したビロード状の紅斑として生じた粘膜病変です。白板症と比較すると、発生頻度は低いですが、がん化率は50％以上と極めて高く、最もがん化しやすい前がん病変と考えられています。

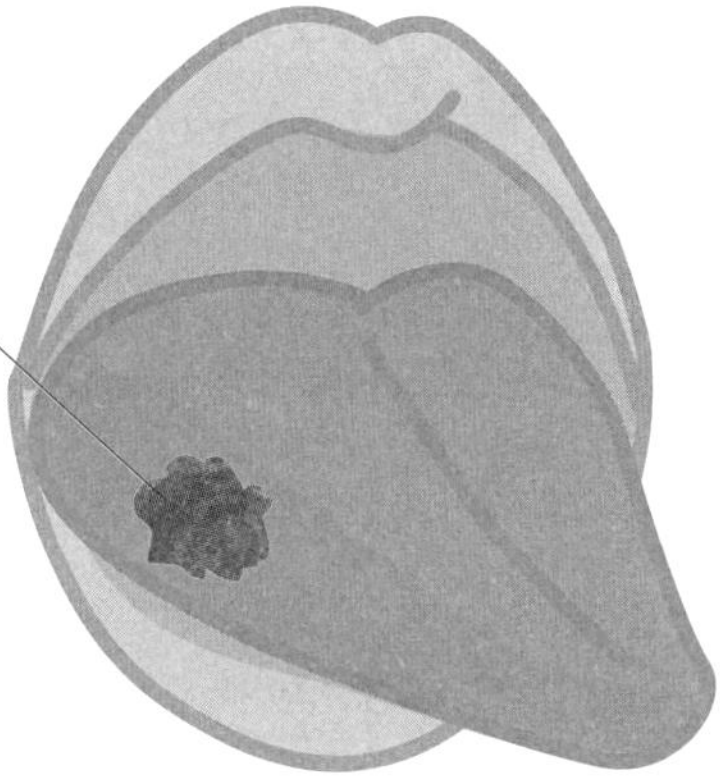

白板症、紅板症が発生する原因ははっきりしていません。しかし、虫歯など尖《とが》った歯による慢性的な粘膜への刺激、たばこやアルコールなどの化学的刺激が原因とも考えられています。

一方、前がん状態といわれる口腔扁平苔癬は、口腔粘膜や皮膚などに生じ、線状やレース状の白斑、発赤やびらんなどが混在して見られ、舌や頬粘膜、下唇などに発生します。

これらの病変はすべてが悪性に変化するものではありませんが、歯科や口腔外科の医師の診断が必要です。普段からかかりつけ歯科医院を持ち、歯や歯肉などの治療だけでなく、口腔内全体を定期的に検診することで**口腔内の異常を早期に見つける**ことが重要です。

●歯科口腔外科歯科医師　齋藤 知之

骨粗しょう症薬服用者の抜歯は難しい？

Q 骨粗しょう症の薬を飲んでいると、すぐに抜歯できないと言われました。本当ですか。

（60代・女性）

A **副作用の予防処置が必要**

骨粗しょう症の薬に、**ビスフォスフォネート製剤（BP製剤）**があります。この薬は骨粗しょう症治療の第一選択薬であり、その他にも、がん患者や関節リウマチなど骨量が減少する病気に対して、非常に有効な治療法として使用されています。

近年、BP製剤をはじめ骨吸収抑制剤を投与されている患者さんが抜歯などの外科的歯科治療を受けた後、また歯周病などの感染により、**顎骨壊死**《がくこつえし》の報告が相次いでいます。

実際にこのような症状が出現した場合、治療が非常に困難であり、長期間の通院が必要となります。

この副作用の発生はまれで、必ず起こるものではありませんが、BP製剤を長期服用して

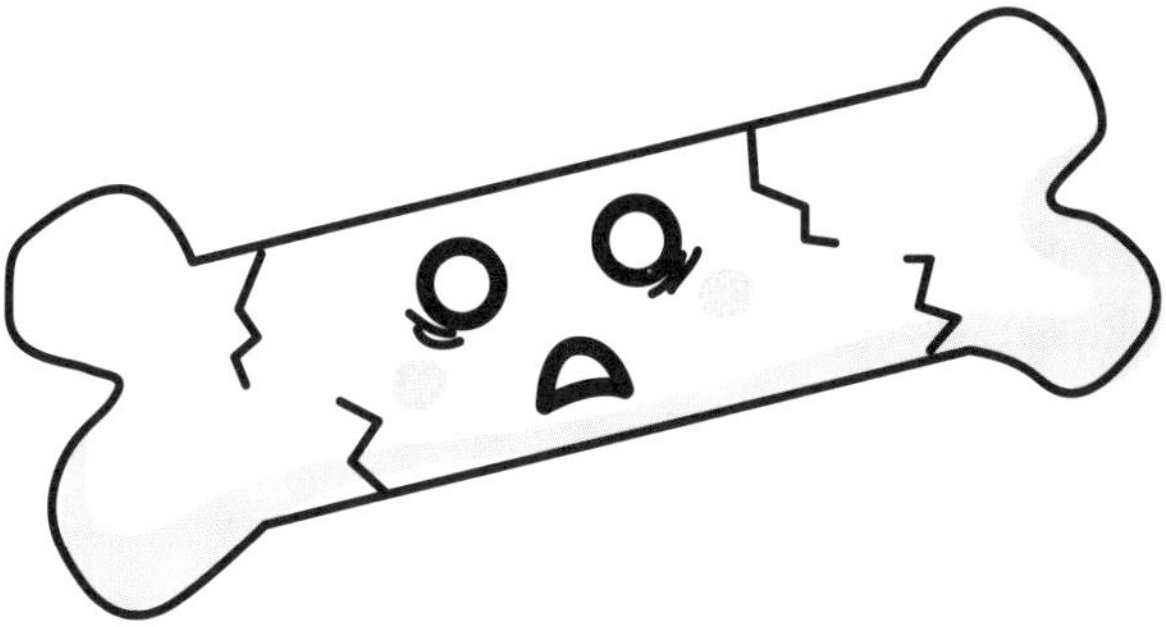

いる人や、ステロイドの内服、糖尿病、喫煙者などは**顎骨壊死の発生率が高まります。**

大切なのは、このような重篤な副作用を予防することです。ＢＰ製剤などの骨吸収抑制剤の内服や注射を予定している場合は、**外科的な歯科処置を可能な限り治療前に完了**しておくことが重要です。

しかし、すでに内服や注射を受けている人が多いのも現状です。その場合は、治療期間や症状によって、骨折リスクを含めた全身状態が許容すれば、４年以上投薬している人は**２ヵ月前後の休薬**を考慮することになっています。ＢＰ製剤使用者の歯科治療や、休薬の可否に際しては、歯科医師と内科、整形外科医の連携が必要になります。ＢＰ製剤を内服している場合は、必ず担当の歯科医師に申し出てください。

●歯科口腔外科歯科医師　齋藤 知之

MRI検査について

Q

近頃、頭痛やめまいがするため、脳神経外科を受診しようと思い、インターネットで調べると磁気共鳴画像装置（MRI）検査がよく出てきます。その中に「1・5T」「3T」という数字があります。一体何が違うのでしょうか。（40代・女性）

A

高感度装置で、より微小な病変発見も可能

MRIの「3T」は、従来の「1・5T」装置と比べて磁場の強さが2倍になり、**感度が4倍**になるため、よりきれいな画像が得られると同時に**微小な病変が明瞭に描出**されます。Tはテスラ（磁場の強さを表す単位）のことです。

また、豊富な機能により、従来できなかった新たな検査もできるようになりました。具体的な例では、頭部（脳）では、造影剤を使わずに脳の血管を描出するMRA（MRアンギオグラフィー）で、細かい血管まで明瞭に描出することができます。これにより小さな動脈瘤《りゅう》の早期発見が可能となります。

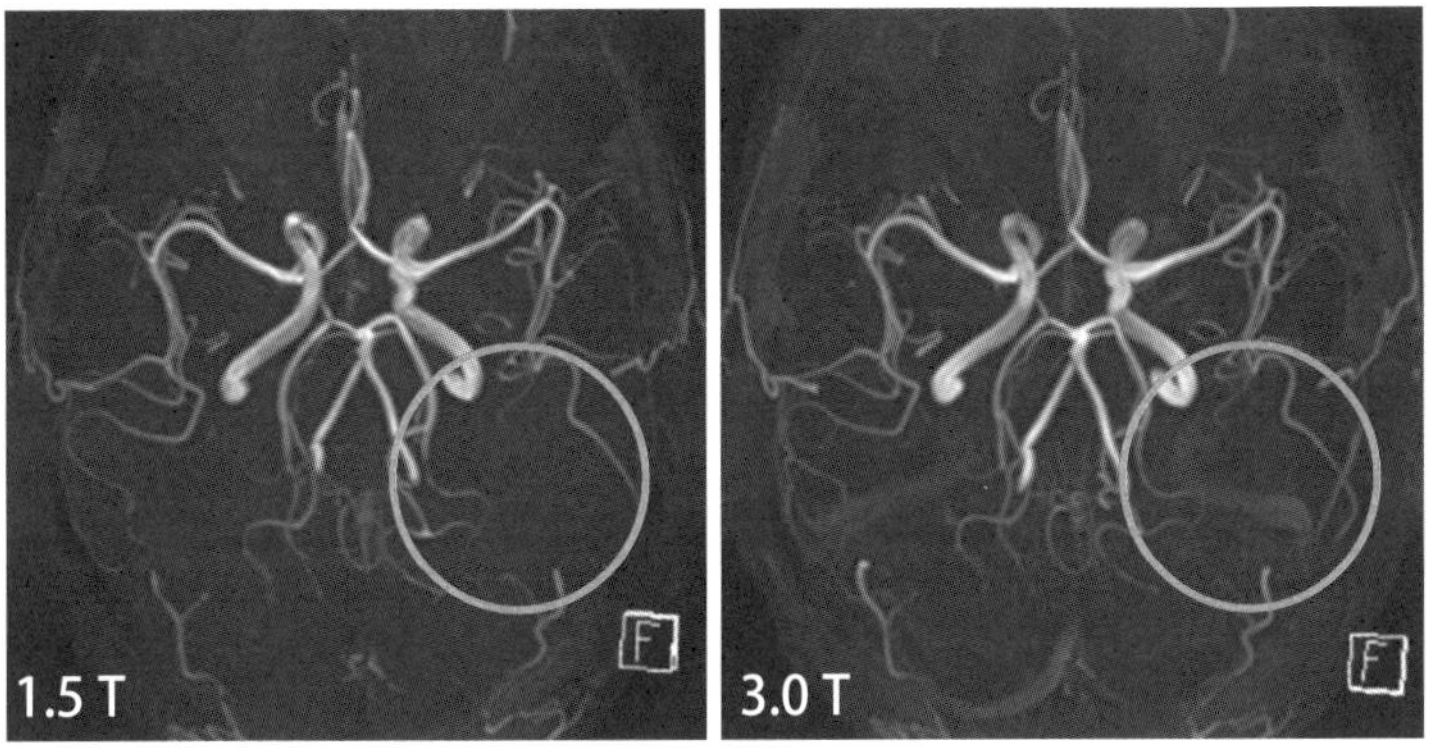

MRI 画像　1.5T と 3.0T の違い

さらに、小さな出血を描出するＳＷＩ（磁化率強調画像）や、骨軟部、脊椎、腹部の各領域でも細部まできれいな画像が得られます。

検査内容にもよりますが、従来の装置と比較して短時間での撮影が可能となったため、痛みなどでじっとしていられない人の負担も少なくすることができます。画像の高画質化や検査時間の短縮等利点の多い３Ｔ装置ですが、制約もあり、手術後で体内に金属がある場合は検査ができないこともあります。

●診療放射線部技師長　田口　雅士

腹部超音波検査とは

Q 上腹部痛で腹部超音波検査を受けました。医師から特に異常なしと言われましたが、腹部超音波検査では何が分かるのでしょうか。（60代・男性）

A 臓器の病気を動画で観察

腹部超音波検査、いわゆる**腹部エコー**では、肝臓、胆嚢、膵臓、腎臓、脾臓《ひぞう》、腹部大動脈などを観察し、さらに下腹部では膀胱、前立腺、子宮や卵巣も観察します。

分かる病気は、脂肪肝や肝硬変、胆石、胆嚢ポリープ、腫瘍、腹部大動脈瘤《りゅう》などの有無です。臓器をリアルタイムの動画として繰り返し観察できるため、胆石や肝腫瘍、胆嚢がん、膵臓がんなどの早期発見につながっています。また、肝腫瘍等の精密検査として専門医による造影超音波検査が行われています。

超音波は空気中を伝わりづらいので、肺や胃腸など、空気を含む臓器は画像として描出しにくい欠点があり、また、脂肪は超音波を反射しやすいので肥満の方は十分な検査を行えない場合もあります。

肝臓や腎臓は障害があっても症状が現れにくい臓器です。肝機能異常を指摘された方、尿潜血陽性と言われた方には腹部エコーをお勧めします。さらに、腹部エコーで異常があった場合には医師の指示の下、血液検査、腹部ＣＴ、ＭＲＩ、生検組織検査などの精密検査を受けてください。

●臨床検査技師　丑山茂
副院長／消化器内科統括部長
新澤　真理

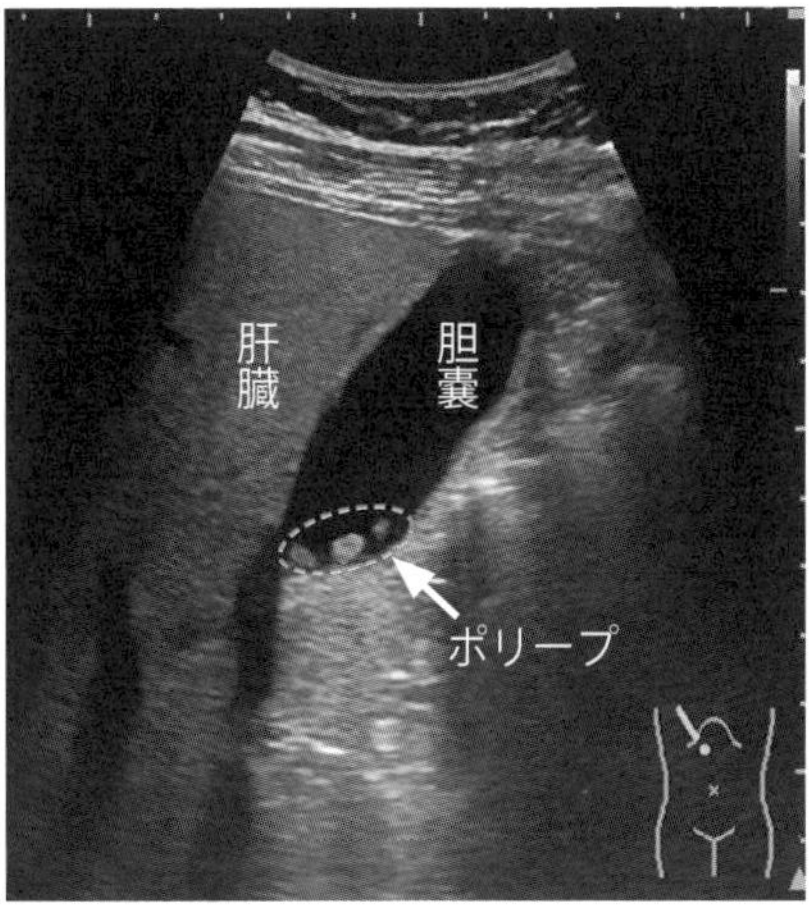

腹部超音波検査

CTの被ばくは心配ない?

Q 3年前にがんの手術を受けました。その後から定期的にCTを撮っていますが、被ばくが心配です。何回までCT検査をしてよいという決まりはありますか。(70代・女性)

A 必要な検査のためだが、被ばくを減らす努力も

CT検査などで患者さんが受ける被ばくは**医療被ばく**と呼ばれます。どのくらいまで放射線を当てていいという決まりはありません。

1回のCT検査で受ける被ばく量は数mSv《ミリシーベルト》~20 mSvで、1年間に普段の生活の中で被ばくする量と同じくらいか、少し多い程度です。**目に見えて影響が生じるような線量には到達しません**。

何回か検査を受けても、影響が蓄積することはないと考えられていますが、まだ明らかになっていない部分も多いため、極力被ばく量を減らすことは必要です。医療被ばくがあるCT検査などは、患者さんの利益(病気の早期発見や症状の把握・評価)の大きさが、少量の

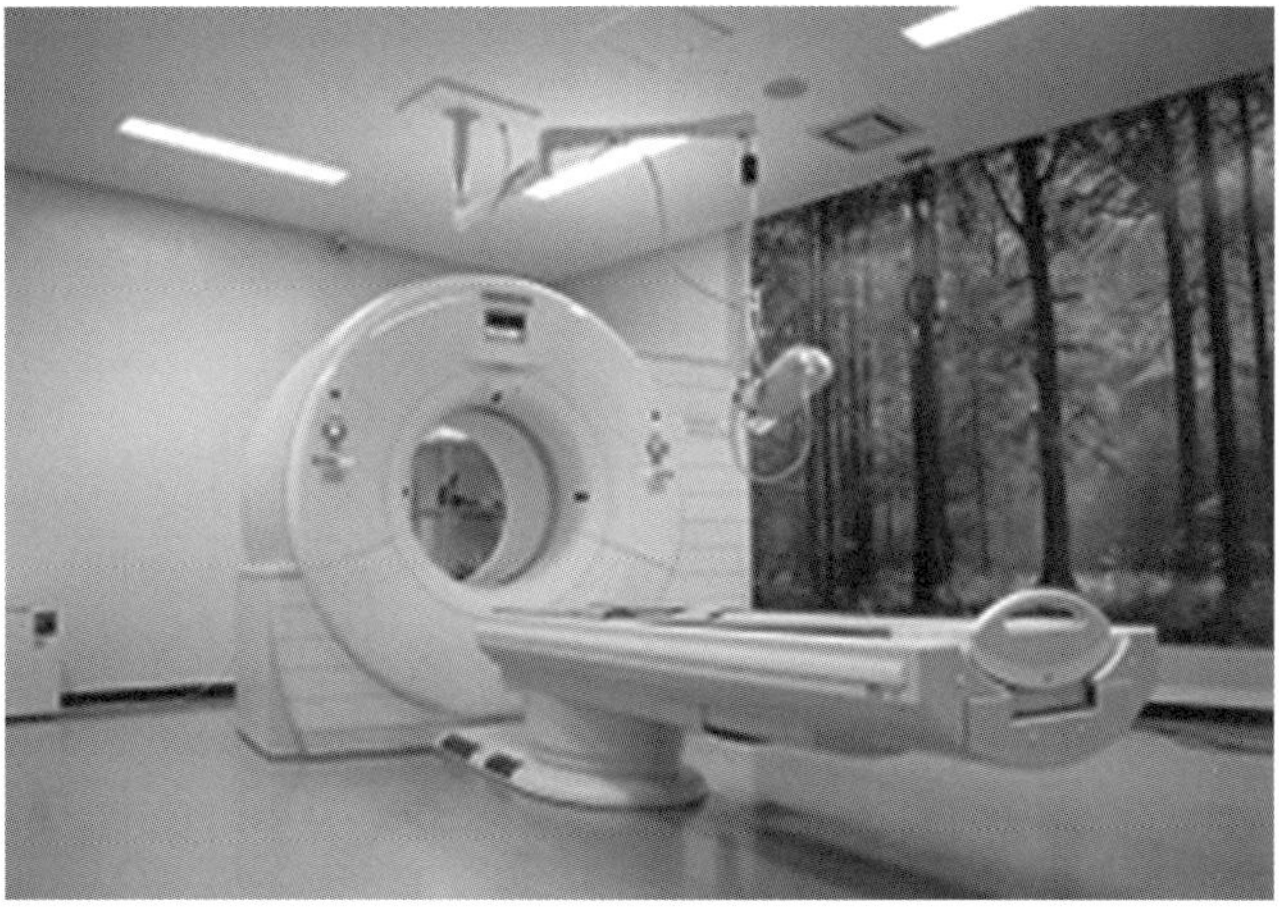

CT 装置

被ばくで受けるかもしれない害よりも十分に大きいと考えられる場合に行われます。

また、CT装置を造っている会社も、撮影を担当する診療放射線技師も、少ない被ばくで良い画像が撮影できるように努力をしています。

放射線の影響を軽んじることは危険ですが、**過度に恐れることで病気を発見する機会を逃すことの方が問題**です。検査に不安があれば、担当医師や撮影を行う診療放射線技師に尋ねてみてください。

●放射線科部長　村田　理恵

肺がんのCT検診

Q
20歳からタバコを吸っています。最近、職場の同僚が肺がん検診でCTを撮ったと話していました。どういうものでしょうか。（50代・男性）

A
低線量の検診装置で早期発見に有益

検診車で行う**低線量CT検診**ではないでしょうか。厚生連の病院では、この検診を積極的に推進しています。実績として2012年度の胸部エックス線検診で肺がん発見率が受診者6757人中3人（0・04％）であったのに対し、胸部CT検診では9148人中17人（0・2％）でした。**肺がんの早期発見において低線量CT検診は有益**です。米国の研究でも胸部エックス線検診に比べて、肺がん死亡率を20％減少させることが証明されました。

放射線被ばくに関しては、1回のCT検診で受ける実効線量は自然放射線の年間線量と同じレベルか、低い傾向ですので、低線量CT検診は安全です。

検診の対象者および検診間隔は次の通りです。

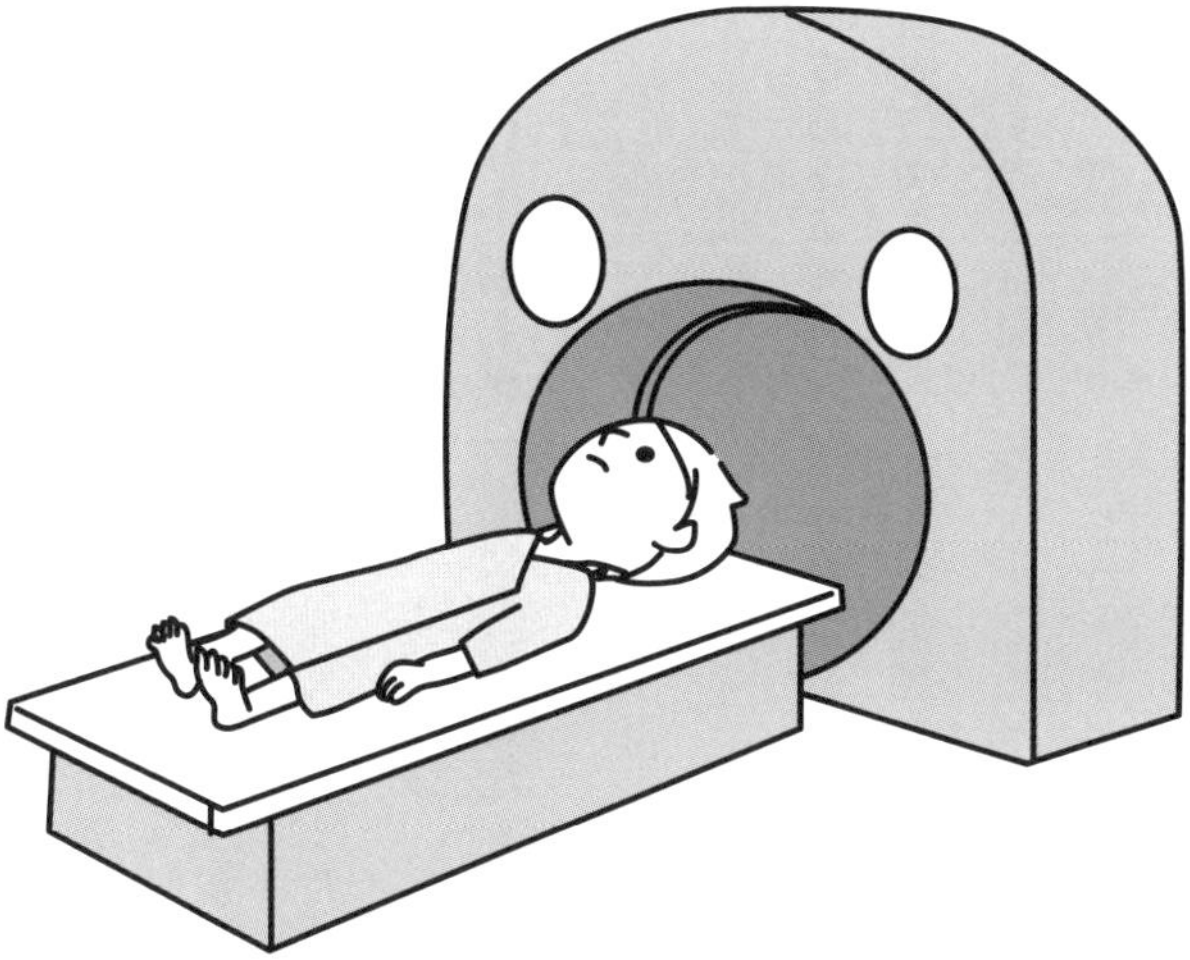

①50歳以上75歳未満の高危険群の人　年1回のCT検診をお勧めします。高危険群とは喫煙指数＝喫煙年数×1日の喫煙本数が600以上を示します
②50歳以上で非高危険群の人　2年連続して受診。以後3〜5年に1回
③40歳以上50歳未満の男女　5年に1回程度
④75歳以上の男女　受診は任意
検診にて**5㎜以上の肺結節が認められると精密検査**となります。5㎜未満の場合は、12ヵ月後にCT検診をお勧めします。当院では2人の肺がんCT検診認定医師が判定を行っています。

●副院長／内科統括責任者　宮原　隆成

造影剤を使うCT検査

Q

CT検査で造影剤を使うと説明されましたが、どのようなものなのでしょうか。検査を受ける時に注意すべきことを教えてください。（60代・男性）

A

アレルギーや気管支喘息などは申告を

CT検査で使われる造影剤は**ヨード造影剤**と呼ばれるもので、通常は血管（静脈）から注入してから撮影を行います。造影剤を使わない撮影では、病変と正常組織とを区別することが難しいことが多く、**造影剤を使用することで、より正確な診断が可能**になります。特に、**血管の病気を正しく診断するために造影剤は必要不可欠**です。

造影剤を血管内に注入すると、ほとんどの人は体が熱く感じますが、すぐに元に戻りますので、特に心配することはありません。副作用が生じることはあり、たいていは吐き気、嘔《おう》吐《と》、かゆみ、じんましんといった軽い症状ですが、ごくまれに呼吸困難や血圧低下などの重篤な症状が出る人もいます。造影剤使用後に異変を感じたら、直ちに検査担当者に伝えてく

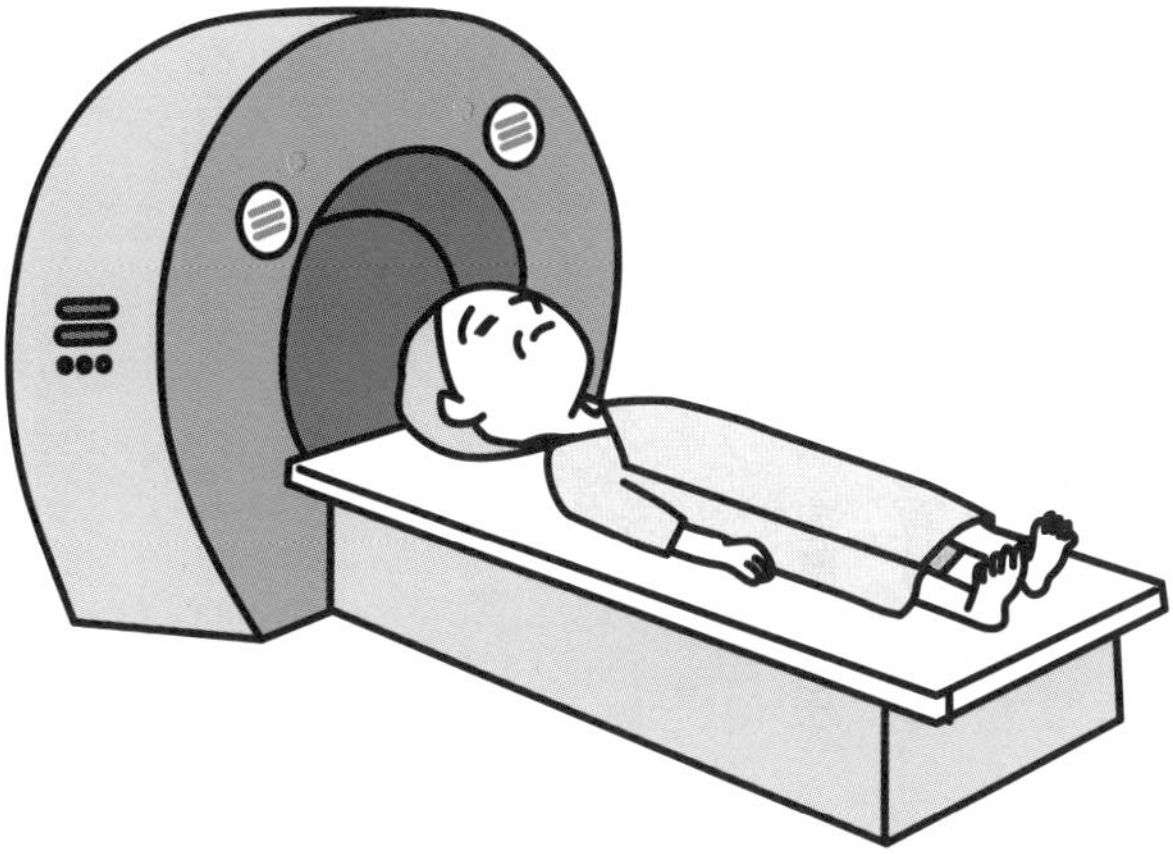

ださい。

過去に造影剤でアレルギーを起こしている人や、気管支喘息《ぜんそく》、甲状腺機能亢進症《こうしんしょう》がある人は、副作用を起こす可能性がそうでない人よりも高く、造影剤が使用できないことがあります。検査前に申告してください。また、糖尿病の内服薬で造影剤使用の前後に休薬が必要になるものがありますので、内服薬がわかるようにしておいてください。

●放射線科部長　村田　理恵

受けるべき乳がん検診は？

Q 母方の叔母が乳がんと診断されました。これを機会に65歳の母と乳がん検診を受けようと思います。どのような検査を受ければよいですか。（30代・女性）

A **年齢に合わせた検査法を**

最近の報告では、乳がんの年間罹患《りかん》数は約６万人、年間死亡数は約１万３０００人と年々増加傾向にあり、女性の約16人に１人が乳がんになるといわれています。そのうち40歳未満の罹患率は10万人あたり約40人以下ですが、40代以上では約１００人以上となり、特に40代後半と60代後半は約１７０人とピークになります。このため、40歳未満の住民検診は行われていませんが、40歳以上では積極的な乳がん検診が勧められています。

一般に乳がんの検査としては、エックス線検査である**マンモグラフィ**、**超音波検査**、**視触診**があります。40歳未満では乳腺が発達しているため、マンモグラフィではなく超音波検査が有効です。乳腺が少なくなってくる40歳以上の方ではマンモグラフィが有効とされています。

従って、質問の方のように**40歳までは超音波による検診と40歳以降はマンモグラフィによる検診**を、お母さんは**マンモグラフィによる検診**を受けるのがよいでしょう。

また、ご質問では叔母さんが乳がんとのことですが、日本では遺伝性乳がんは5～10％と少なく、ほとんどが散発的なものです。1年に1回、検診を受けるようにしましょう。

ただし、しこりや乳頭分泌物等の自覚症状がある場合は検診の対象外ですので、早めの乳腺専門医の受診をお勧めします。

●名誉院長／乳腺内分泌外科医師　春日 好雄

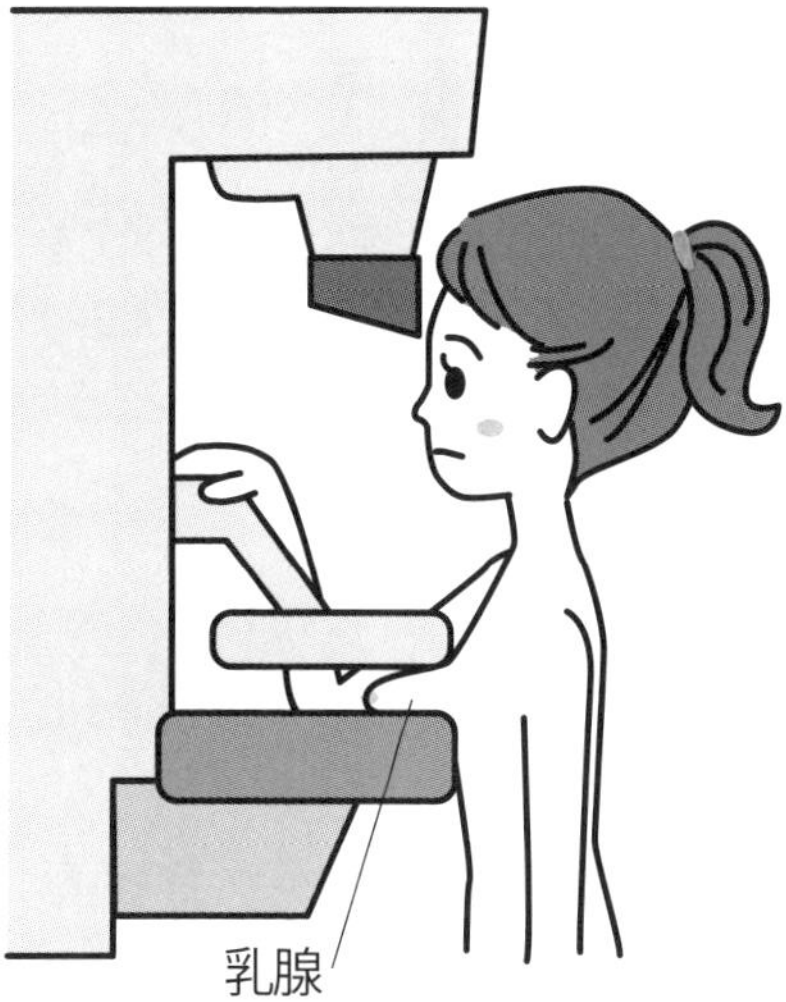

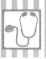

マンモグラフィ検査

会社の健診と人間ドック

Q 友人が人間ドックを受けたと話していました。私は定期的に会社で健診を受けていますが、人間ドックを受けた方がいいのですか。（60代・男性）

A **人間ドックは自費で、自覚症状がないうちに精密検査**

質問の方が受けている健診は「事業者が労働安全衛生法第66条に基づき、労働者に対して実施する健康診断」だと思います。その健康診断は、雇用時と年1回定期的に事業者負担で行われ、検査項目は身長、体重、血圧、胸部エックス線、採血（貧血、肝機能、脂質、血糖）、尿検査、心電図です。

一方、**人間ドックは任意**です。健康診断とは検査項目が異なります。人間ドックでは健康診断の前述の項目に加え、より詳細な血液検査、呼吸機能、腹部超音波、上部消化管検査を行います。オプションで腫瘍マーカー、胸部CTなども行うことができます。

人間ドックは、自覚症状がないうちに精密検査を受けることを目的としています。世界有数の長寿国である日本人の死亡原因の第1位はがん（悪性腫瘍）です。がん検診として有効性が確認されている胃内視鏡、子宮頸がん検診、胸部エックス線、乳房マンモグラフィ、便潜血検査はすべて人間ドックで検査可能です。

当院の人間ドックは日帰りと1泊があります。1泊人間ドックは時間に余裕があるため、糖負荷試験や心臓負荷心電図も行います。人間ドックは保険診療ではないため**全額自費**となりますが、1日で内視鏡、超音波、採血、結果説明まで終了しますので、時間対費用を考えれば非常に経済的です。ぜひ厚生連病院の人間ドックを利用してみてください。

●副院長　宮原　隆成

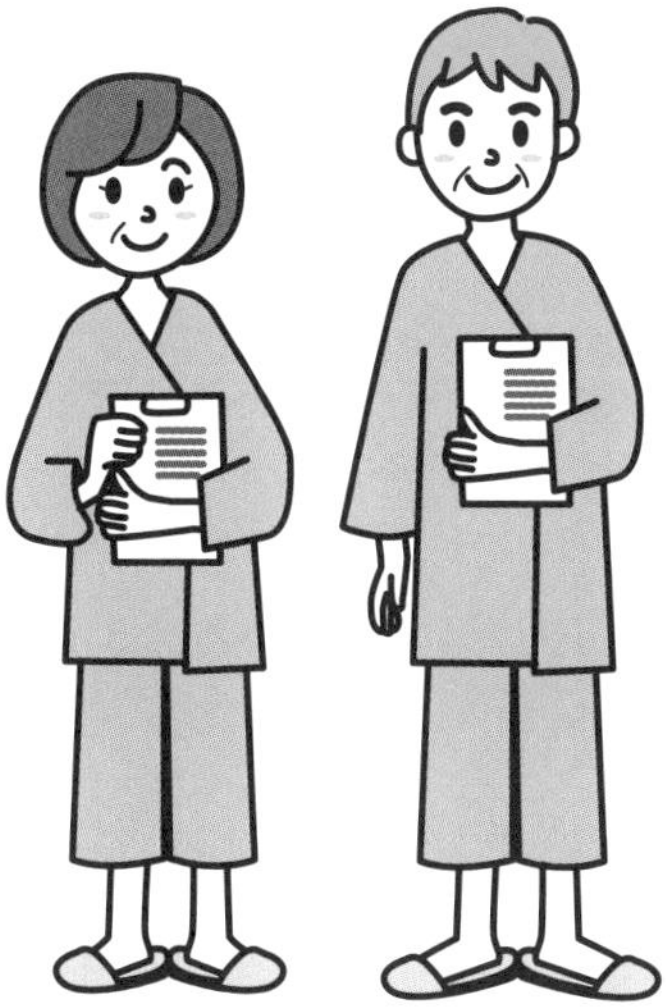

ストレスチェックとは

Q 会社でストレスチェックが始まりました。どんな意味があるのでしょうか。（50代・男性）

A **職場環境改善と被雇用者不調の未然防止のため**

労働安全衛生法が改正され、被雇用者（従業員）が50人以上の事業所では２０１５年12月1日〜16年11月30日に、すべての被雇用者に対する**ストレスチェックの実施が雇用主の義務**となりました。背景には13年の厚生労働省「労働者健康状況調査」で、ストレスがある被雇用者が約6割、**メンタルヘルス不調**に伴う社会的損失は2兆７０００億円（国立社会保障・人口問題研究所推計）との集計があります。方法は国が推奨する57項目の質問票を使います。

制度の目的は、働く側の観点では、自分のストレスを把握することで「うつ」などのメンタルヘルス不調を未然に防止することができることです。

一方、雇う側の観点では「従業員のメンタルヘルスの不調は企業経営のリスク要因であ

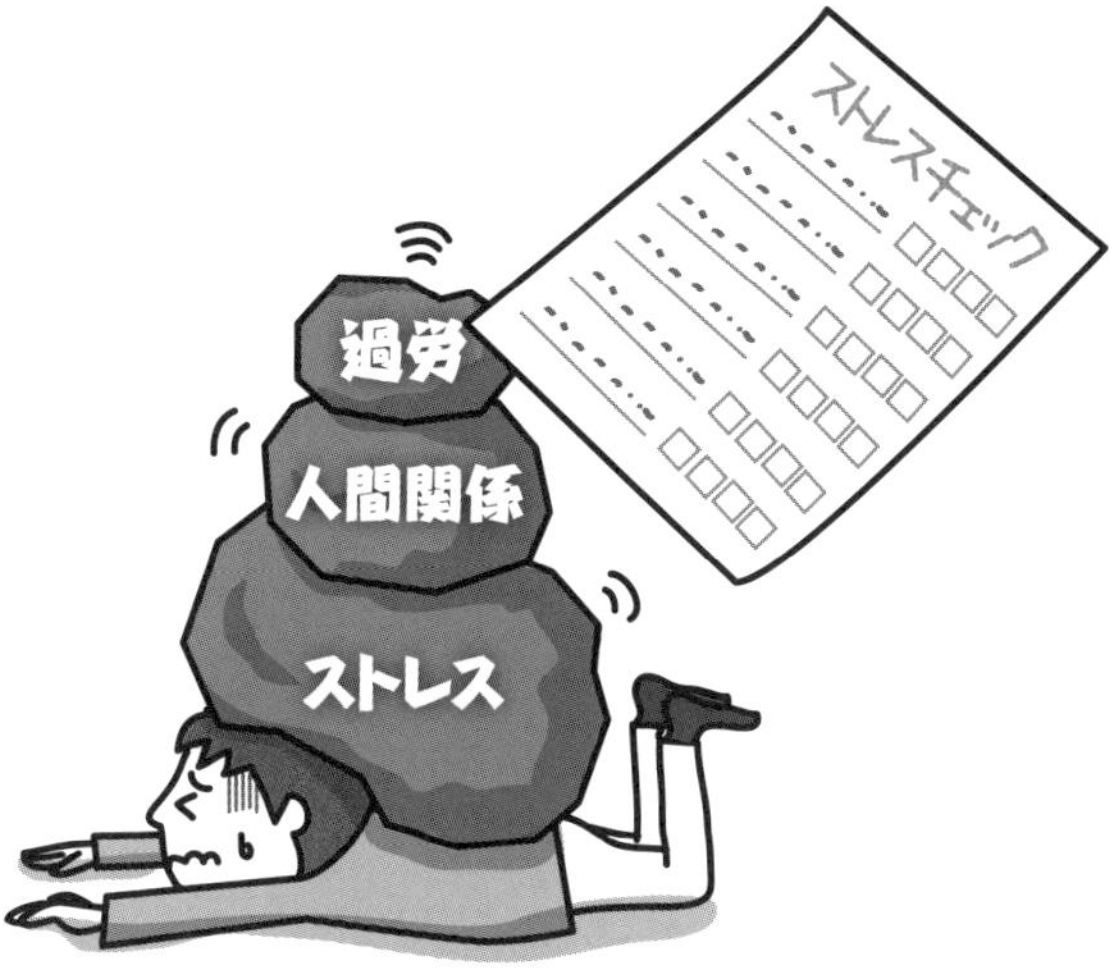

る」との認識が定着したことから、検査結果を集団ごとに集計・分析することで職場環境の改善につなげ、それぞれの従業員にストレスの現状の気づきを促し、軽減を図ることができると考えられます。

チェック実施者は「医師、保健師その他の厚生労働省令で定める者」で、実施者は本人の同意なく検査結果を雇用主に見せてはいけません。また第三者、人事権を持つ職員は質問票を閲覧できません。「医師による面接指導が必要」と選定された被雇用者から「申し出があった場合」に、医師が面接指導を行います。被雇用者の個人情報は保護され、検査結果に基づく不利益な扱いは禁止されています。この制度の効果は、今後の運用にかかっています。

●副院長　宮原 隆成

新型コロナウイルス感染症の検査

Q 新型コロナウイルス感染症が心配です。どんな検査を受ければいいですか。（30代・女性）

A **目的に応じて適切な検査を**

新型コロナウイルス感染症の検査は大きく三つの方法（**遺伝子増幅検査、抗原検査、抗体検査**）に分けられます。

遺伝子増幅検査のうち最も一般的な**PCR法**は、ウイルスの遺伝子（DNA）を検出して現時点での感染の有無を調べます。ウイルスは遺伝物質としてリボ核酸（RNA）を持つRNAウイルスと、デオキシリボ核酸（DNA）を持つDNAウイルスに分けられます。コロナウイルスはRNAウイルスです。

工程は①検体からRNA抽出②DNAへの変換③遺伝子の増幅（数を増やすこと）④検出—です。微量のウイルスでも検出できますが、結果が出るまでに数時間かかります。また、

	遺伝子増幅検査（PCR法・LAMP法）	抗原検査	抗体検査
検出する対象	ウイルスの遺伝子	感染した細胞が産生する特有なタンパク質（＝抗原）	体内に入ったウイルスを追い出すための対抗物質（＝抗体）
目　的	現時点での感染の有無	現時点での感染の有無	過去の感染の有無
検体の種類	鼻咽頭拭い液・喀痰・唾液	鼻咽頭拭い液・喀痰・唾液	血液
精　度	感染者を正しく陽性と判定する感度は約7割	遺伝子増幅検査に比べ劣る	感染時期や検査機器によってばらつきがある
結果が出るまでにかかる時間	1～5時間	30分～1時間	15分～1時間

遺伝子増幅の工程がＰＣＲ法とは異なる**ＬＡＭＰ法**もあります。ＰＣＲ法に比べ短時間で結果が得られ、感度もほぼ同等です。

抗原検査は、ウイルスに感染した細胞が産生する特有なタンパク質（抗原）を検出し、現時点での感染の有無を調べます。遺伝子増幅検査に比べると精度は劣ります。また、体内に入ったウイルスを追い出すための対抗物質（抗体）を検出し、過去の感染の有無を調べる抗体検査は、感染時期や検査機器によって結果にばらつきがあります。

いずれの方法でも陰性だからといって感染を完全に否定できるわけではありません。陽性と診断する際は臨床所見も加味すること、また状況に応じて繰り返し検査を行うことが必要となります。

●臨床検査病理部技師長　金田　睦

あとがき

信濃毎日新聞のＪＡ長野県の広報のページの中で平成8年6月より、〝健康Ｑ＆Ａ〟として連載されている病気や健康、医療制度などについての記事は大変好評で開始から24年以上経過した現在も続いています。その内容をまとめて平成14年には『各科専門医が答える　今必要な病気の知識』を、平成20年および平成27年には続編としてそれぞれ出版しました。県内の書店でも販売され、単純明快な内容であり気軽に読める家庭の医学書として大変好評でした。

今回、前3冊以後に新たに掲載された約１３０編の話題をまとめ『Ｎｅｗ今必要な病気の知識』として出版することになりました。

3冊目の前作の出版から約5年が経過して、さらに医療情勢は変化しています。超高齢化社会に突入して、病院・病棟の機能分化や地域包括ケアシステムの構築による在宅医療などが一段と進んでいるのが現状です。

今回の本書の内容は、急性期医療後自宅に帰るまでの回復期リハビリテーションや自分の終末期に対する医療などの考えを医療者や家族などと話し合う人生会議などについて紹介しています。疾患では、本年は避けて通れない新型コロナウイルス感染症（ＣＯＶＩＤ－19）があります。また、猛暑で救急患者、死亡者が多く出た熱中症についても取り上げました。さらに、最近よく耳にする要介護状態の手前、健康な状態との中間に位置する状態を示すフレイルについても紹介しています。過去の3冊の本と比較して医療情勢の変化や医療の進歩についても知っていただければ幸いです。

連載は今後も続けられますので、今後も定期的に続編を出版し、皆さんのお役に立てるようさらに努力していきたいと思います。最後に本書の発行に際してご苦労いただきました多くの方々、特に前回に引き続いてお世話になりました内山郁夫さん（信濃毎日新聞社出版部）には特別の配慮をいただき、深謝いたします。

令和2年11月吉日

JA長野厚生連長野松代総合病院

New今必要な病気の知識編集委員会

執筆者プロフィール

中村　裕一（なかむら・ゆういち）　■統括院長／脳神経外科部長

専門領域　脳腫瘍病理学、脳血管障害、脳神経外科一般

資　　格　日本脳神経外科学会専門医、日本救急医学会救急科専門医、信州大学医学部脳神経外科臨床准教授

所属学会役職等　日本脳神経外科学会（評議員）、日本脳神経外科漢方学会（評議員）、日本脳神経外科コングレス、日本脳卒中外科学会、日本脳ドック学会、日本神経病理学会、日本救急医学会、日本東洋医学会

担当ページ P110, 122, 124, 128

春日　好雄（かすが・よしお）　■名誉院長／乳腺内分泌外科医師

専門領域　乳腺外科、内分泌外科（甲状腺・副甲状腺）、外科一般

資　　格　日本外科学会指導医および専門医、日本乳癌学会乳腺指導医および専門医、日本甲状腺学会専門医、日本内分泌外科指導医および専門医、検診マンモグラフィ認定読影医、日本医師会認定産業医、乳房再建用エキスパンダー／インプラント実施医師、信州大学医学部外科臨床教授

所属学会役職等　日本内分泌外科学会（評議員）、日本内分泌学会（代議員）、日本甲状腺学会（評議員）、日本甲状腺外科学会（評議員）、日本臨床外科学会（評議員）、日本農村医学会（評議員）、万国外科学会正会員、国際内分泌外科学会正会員、アメリカ甲状腺学会会員

担当ページ P44, 46, 260

瀧澤　勉（たきざわ・つとむ）　■院長／上肢・手の外科・整形外科部長

専門領域　上肢（肩・手）の外科、骨折、外傷、スポーツ外傷、関節鏡手術、関節リウマチの治療、リハビリテーション、整形外科一般

資　　格　日本整形外科学会専門医、日本リウマチ学会指導医および専門医、日本リハビリテーション医学会指導医および専門医・認定臨床医、日本手外科学会認定手外科専門医、日本整形外科学会認定脊椎脊髄病医、麻酔科標榜医、信州大学医学部整形外科臨床教授

所属学会役職等　日本整形外科学会、日本リウマチ学会、日本リハビリテーション医学会、日本手外科学会、中部日本整形外科災害外科学会（評議員）、日本関節病学会（評議員）

担当ページ P154, 160, 164, 166, 180

熊木　俊成（くまき・としなり）　■若穂病院長／若穂病院外科部長

専門領域　消化器、肝・胆・膵外科、消化器化学療法、外科一般

資　　格　日本外科学会認定医、日本消化器外科学会認定医、日本プライマリ・ケア連合学会指導医および認定医、日本人間ドック学会認定医、日本医師会認定産業医

所属学会役職等　日本外科学会、日本臨床外科学会、日本癌治療学会

担当ページ P10, 88, 92

宮原　隆成（みやはら・たかしげ）　副院長／内科統括責任者

専門領域 呼吸器病学、内科一般、感染症、総合診療科

資　　格 日本内科学会指導医および総合内科専門医、日本呼吸器学会指導医および専門医、日本呼吸器内視鏡学会指導医および専門医、日本プライマリ・ケア連合学会指導医および認定医、日本禁煙学会指導医、日本呼吸器学会 ICD、日本医師会認定産業医、日本人間ドック学会人間ドック健診指導医および専門医、日本がん治療認定医機構がん治療認定医、肺がん CT 検診認定医、信州大学医学部臨床教授

担当ページ P32, 76, 256, 262, 264

鬼頭　剛（きとう・たけし）　副院長／麻酔科統括部長

専門領域 麻酔科一般、ペインクリニック

資　　格 日本麻酔科学会指導医、日本ペインクリニック学会専門医、日本老年麻酔学会専門医および認定医、麻酔科標榜医、信州大学医学部臨床教授

所属学会役職等 日本麻酔科学会（代議員)、日本ペインクリニック学会（評議員）

担当ページ P188, 228, 230

新澤　真理（にいざわ・まこと）　副院長／消化器内科統括部長

専門領域 消化器病学、内科一般、超音波医学

資　　格 日本内科学会指導医および総合内科専門医、日本超音波医学会指導医および専門医、日本消化器病学会指導医および専門医、日本消化器内視鏡学会指導医および専門医、日本消化器がん検診学会総合認定医（胃、肝・胆・膵)、日本プライマリ・ケア連合学会指導医および認定医、日本糖尿病協会療養指導医、長野県肝炎医療コーディネーター

担当ページ P82, 86, 104, 252

瀧澤　好廣（たきざわ・よしひろ）　診療部長／皮膚科部長

専門領域 乾癬および乾癬性関節炎、皮膚科一般、アレルギー性皮膚科疾患

資　　格 日本皮膚科学会専門医、信州大学医学部臨床教授

担当ページ P20, 184, 186, 190, 194

酒井　寿明（さかい・としあき）　診療部長／神経内科部長

専門領域 神経内科疾患、多発性硬化症など免疫性神経疾患、内科一般

資　　格 日本神経学会指導医および専門医、日本内科学会総合内科専門医および認定内科医、日本プライマリ・ケア連合学会指導医および認定医

担当ページ P112, 114, 130

百瀬　智康（ももせ・ともやす）

■診療部長／循環器内科統括部長

専門領域　循環器疾患、血管内治療、虚血性心疾患
資　　格　日本内科学会指導医および認定内科医、日本循環器学会認定循環器専門医、日本心血管インターベンション治療学会名誉専門医、日本脈管学会専門医

担当ページ　P66, 68, 74

中田　岳成（なかた・たけなり）

■診療部長／消化器外科統括部長

専門領域　消化器、肝・胆・膵外科、外科一般
資　　格　日本外科学会指導医および専門医、日本消化器外科学会指導医および専門医、消化器がん外科治療認定医、日本肝臓学会肝臓専門医、日本消化器病学会指導医および専門医、日本がん治療認定医機構がん治療認定医、信州大学医学部臨床教授
所属学会役職等　日本肝胆膵外科学会（評議員）

担当ページ　P8, 84, 100, 106, 108

水戸野　裕之（みとの・ひろゆき）

■診療部長／麻酔科部長

専門領域　麻酔科一般
資　　格　日本麻酔科学会指導医および専門医、日本老年麻酔学会認定医、麻酔科標榜医
所属学会役職等　日本麻酔科学会、日本老年麻酔学会

担当ページ　P232, 234, 236

横関　万里（よこせき・まり）

■呼吸器内科部長

専門領域　内科一般、総合診療科
資　　格　日本内科学会指導医および総合内科専門医、肺がんCT検診認定医、日本呼吸器内視鏡学会専門医、日本呼吸器学会専門医

担当ページ　P78, 80

田中　俊憲（たなか・としのり）

■感染症内科部長

専門領域　内科一般、感染症
所属学会役職等　日本呼吸器学会、日本胸部外科学会、日本感染症学会

担当ページ　24, 26, 28

前川　智（まえかわ・さとし）　消化器内科部長

専門領域　消化器病学、肥満治療、内科一般

資　格　日本内科学会内科指導医および総合内科専門医、日本消化器病学会消化器病指導医および専門医、日本消化器内視鏡学会消化器内視鏡指導医および専門医、日本消化管学会胃腸科指導医および専門医・認定医、日本肝臓学会肝臓指導医および専門医、日本がん治療認定医機構がん治療認定医、日本肥満学会肥満症指導医および専門医

所属学会役職等　日本内科学会、日本消化器病学会（甲信越支部評議員）、日本消化器内視鏡学会（学術評議員・甲信越支部評議員）、日本消化管学会、日本肝臓学会、日本肥満学会（評議員）

担当ページ　P42, 90

三澤　卓夫（みさわ・たくお）　循環器内科部長

専門領域　循環器疾患、カテーテルによる血管内治療、内科一般

資　格　日本内科学会指導医および総合内科専門医、日本循環器学会認定循環器専門医、日本心血管インターベンション治療学会専門医、日本脈管学会専門医、日本プライマリ・ケア連合学会指導医および認定医、日本心臓リハビリテーション学会心臓リハビリテーション指導士、信州大学医学部循環器内科臨床教授

担当ページ　P52, 58, 72

池野　一秀（いけの・かずひで）　小児科部長

専門領域　小児科一般、アレルギー、心身症、漢方医療

資　格　日本小児科学会指導医および専門医、日本東洋医学会漢方専門医、日本周産期・新生児医学会新生児蘇生法「専門」コース（A コース）修了、小児二次救命処置法 PALS プロバイダーコース修了、子どもとメディア信州インストラクター養成講座修了

担当ページ　P22, 120, 136, 140

沖田　浩一（おきた・こういち）　消化器外科部長

専門領域　消化器外科、外科一般

資　格　日本外科学会専門医、日本内視鏡外科学会技術認定医

所属学会役職等　日本外科学会、日本内視鏡外科学会

担当ページ　P94, 96, 102

渡邉　隆之（わたなべ・たかゆき）　乳腺内分泌外科部長

専門領域　乳腺外科、甲状腺外科、外科一般

資　格　日本外科学会専門医、日本乳癌学会乳腺認定医、検診マンモグラフィ読影認定医、乳房再建用エキスパンダー／インプラント実施医師

所属学会役職等　日本外科学会、日本乳癌学会

担当ページ　P210, 212, 214

北原　淳（きたはら・じゅん）　脊椎・整形外科部長

専門領域　脊椎外科、整形外科一般

資　　格　日本整形外科学会専門医、日本脊椎脊髄病学会認定脊椎脊髄外科指導医および専門医、日本骨粗鬆症学会認定医、日本整形外科学会認定脊椎脊髄病医、日本整形外科学会運動器リハビリテーション医

所属学会役職等　日本整形外科学会、日本脊椎脊髄病学会、日本骨折治療学会、日本骨粗鬆症学会

担当ページ　P172

松永　大吾（まつなが・だいご）　スポーツ・整形外科部長

専門領域　スポーツ医学、運動生理学、外傷一般（特に膝・肘・足関節の鏡視下手術）、リウマチ、リハビリテーション

資　　格　日本整形外科学会専門医、日本整形外科学会スポーツ医、日本整形外科学会運動器リハビリテーション医、日本リウマチ学会専門医、日本体育協会公認スポーツドクター

所属学会役職等　全日本柔道連盟医科学委員会、日本オリンピック委員会（医科学スタッフ）、日本整形外科学会、日本リウマチ学会、日本臨床スポーツ医学会、中部日本整形外科災害外科学会、中部リウマチ学会、日本関節鏡・膝・スポーツ整形外科学会（評議員）

担当ページ　P156, 158, 162

中村　順之（なかむら・よしゆき）　関節・整形外科部長

専門領域　整形外科一般、リハビリテーション、人工関節

資　　格　日本整形外科学会専門医、日本整形外科学会リウマチ医、日本整形外科学会運動器リハビリテーション医、日本整形外科学会スポーツ医、日本人工関節学会認定医

担当ページ　P148, 150, 174

宮澤　季美江（みやざわ・きみえ）　形成外科部長

専門領域　創傷治療、形成外科一般

資　　格　日本形成外科学会指導医および専門医

担当ページ　P192, 196

中川　龍男（なかがわ・たつお）　泌尿器科統括部長

専門領域　前立腺肥大症のレーザー手術、泌尿器科一般

資　　格　日本泌尿器科学会指導医および専門医

担当ページ　P200, 202, 206

澤口　啓造（さわぐち・けいぞう）

産婦人科部長

専門領域	婦人科腫瘍、性器脱、産婦人科一般
資　格	日本産科婦人科学会専門医および認定医、母体保護法指定医

担当ページ P208, 216, 218

長田　ひろみ（おさだ・ひろみ）

眼科部長

専門領域	眼科一般
資　格	日本眼科学会専門医、PDT 認定医、ボトックス認定医
所属学会役職等	日本眼科学会、日本白内障学会、日本網膜硝子体学会

担当ページ P48

矢野　卓也（やの・たくや）

耳鼻咽喉科部長

専門領域	耳鼻咽喉科一般
資　格	日本耳鼻咽喉科学会指導医および専門医、補聴器相談医
所属学会役職等	日本耳鼻咽喉科学会

担当ページ P220, 222, 224, 226

村田　理恵（むらた・りえ）

放射線科部長

専門領域	画像診断一般
資　格	日本医学放射線学会放射線診断専門医
所属学会役職等	日本医学放射線学会

担当ページ P98, 254, 258

伊藤　真騎（いとう・まさき）

麻酔科部長

専門領域	麻酔科一般、集中治療
資　格	日本麻酔科学会指導医および専門医、麻酔科標榜医

担当ページ P238

青木　礼央（あおき・れお）

歯科口腔外科部長

専門領域	口腔外科一般、口腔癌、顎変形症
資　格	日本口腔外科学会認定医、厚生労働省認定歯科臨床研修指導医
所属学会役職等	日本口腔外科学会、日本頭頸部癌学会、日本口腔腫瘍学会

担当ページ P244

石津　富久恵（いしづ・ふくえ）

総合診療科副部長

専門領域　内科一般

資　　格　日本内科学会指導医および総合内科専門医、日本プライマリ・ケア連合学会指導医および家庭医療専門医、日本医師会認定産業医

担当ページ P40,54, 56

中嶋　博幸（なかじま・ひろゆき）

循環器内科副部長

専門領域　循環器内科一般

資　　格　日本内科学会総合内科専門医および認定内科医、日本循環器学会循環器専門医、日本心血管インターベンション治療学会認定医

所属学会役職等　日本内科学会、日本循環器学会、日本心血管インターベンション治療学会

担当ページ P70

清水　正己（しみず・せいき）

小児科副部長

専門領域　アレルギー、感染症、小児科一般

資　　格　日本小児科学会専門医、日本アレルギー学会専門医（小児科）、日本感染症学会専門医

所属学会役職等　日本小児科学会、日本アレルギー学会、日本感染症学会

担当ページ P138

望月　正孝（もちづき・まさたか）

整形外科副部長

専門領域　スポーツ障害、整形外科一般

資　　格　日本整形外科学会専門医、日本整形外科学会スポーツ医、日本体育協会公認スポーツドクター

所属学会役職等　日本整形外科学会、日本関節鏡・膝・スポーツ整形外科学会

担当ページ P170

新井　浩朗（あらい・ひろあき）

総合診療科主任医師

専門領域　内科一般

資　　格　日本内科学会認定内科医、日本プライマリ・ケア連合学会家庭医療専門医および指導医、日本医師会認定産業医

所属学会役職等　日本内科学会、日本プライマリ・ケア連合学会、日本人間ドック学会、日本産業衛生学会、日本公衆衛生学会、日本衛生学会、日本疫学会

担当ページ P35, 38

酒井　孝子（さかい・たかこ）　訪問看護ステーションまつしろ所長

資　格　看護師

担当ページ　P14

松井　克明（まつい・かつあき）　リハビリテーション部技師長

資　格　理学療法士

担当ページ　P16, 18, 144, 182

田口　雅士（たぐち・まさし）　診療放射線部技師長

資　格　診療放射線技師

担当ページ　P250

金田　睦（かねだ・むつみ）　臨床検査病理部技師長

資　格　臨床検査技師

担当ページ　P266

滝澤　秀敏（たきざわ・ひでとし）　地域医療連携課長

資　格　社会福祉士、精神保健福祉士、介護支援専門員

担当ページ　P12

腰原　裕之（こしはら・ひろゆき）　管理栄養士

資　格　管理栄養士

担当ページ　P50

丑山　茂（うしやま・しげる）　臨床検査技師

資　格　臨床検査技師

担当ページ　P252

青木　洋介（あおき・ようすけ）　臨床工学技士

資　格　臨床工学技士

担当ページ　P128

福家　知則（ふけ・とものり）　心療内科・精神科医師

専門領域　心療内科・精神科一般

資　　格　日本精神神経学会専門医、精神保健指定医、厚生労働省認知行動療法研修事業スーパーバイザー

所属学会役職等　日本精神神経学会

担当ページ P132, 134

堀内　博志（ほりうち・ひろし）　整形外科医師

専門領域　関節リウマチ治療

資　　格　日本整形外科学会専門医、日本整形外科学会認定リウマチ医、日本リウマチ学会指導医および専門医、日本リハビリテーション医学会専門医および認定臨床医、日本整形外科学会脊椎脊髄病医

所属学会役職等　日本リウマチ学会（評議員）、日本人工関節学会（評議員）、中部日本整形外科災害外科学会（評議員）、日本関節症学会（評議員）、膝フォーラム（世話人）、松本ボーンフォーラム（世話人）

担当ページ P142, 176, 178

山﨑　郁哉（やまざき・いくや）　整形外科医師

専門領域　脊椎外科、関節リウマチ治療、小児整形、整形外科一般

資　　格　日本専門医機構認定整形外科専門医、日本リウマチ学会専門医、日本整形外科学会認定脊椎脊髄病医、日本脊椎脊髄病学会認定脊椎脊髄外科指導医

担当ページ P146, 152, 168

村岡　尚（むらおか・ひさし）　脳神経外科医師

専門領域　脳卒中、脳腫瘍、頭部外傷、脳神経外科一般

資　　格　日本脳神経外科学会専門医、日本脳卒中学会専門医、ISLS インストラクター

担当ページ P116, 118, 126

清水　剛（しみず・つよし）　心臓血管外科医師

専門領域　心臓血管外科

資　　格　心臓血管外科修練指導医および専門医、日本外科学会指導医および専門医、日本循環器学会認定循環器専門医、日本脈管学会認定脈管専門医、下肢静脈瘤血管内焼灼術実施医

所属学会役職等　日本冠動脈学会（評議員）、日本冠疾患学会（評議員、FJCA）、日本心臓血管外科学会（国際会員）、日本血管外科学会（評議員）、日本静脈学会（評議員）

担当ページ P60, 62, 64

山岸　貴裕（やまぎし・たかひろ）　泌尿器科医師

専門領域　泌尿器科一般

資　格　日本泌尿器科学会指導医および専門医、日本内視鏡外科学会技術認定医（泌尿器腹腔鏡）、日本泌尿器内視鏡学会泌尿器腹腔鏡技術認定制度認定医、排尿機能専門医、日本がん治療認定医機構がん治療認定医、ロボット（da Vinci）手術認定医、難病指定医（泌尿器科）

所属学会役職等　日本泌尿器科学会、日本内視鏡外科学会、日本泌尿器内視鏡学会

担当ページ　P204

上野　学（うえの・まなぶ）　泌尿器科医師

専門領域　泌尿器科一般、尿路結石、前立腺肥大症

資　格　日本泌尿器科学会指導医および専門医、日本がん治療認定医機構がん治療認定医、ロボット（da Vinci）手術認定医、日本泌尿器内視鏡学会泌尿器腹腔鏡技術認定制度認定医

所属学会役職等　日本泌尿器科学会、日本泌尿器内視鏡学会、日本排尿機能学会

担当ページ　P198

齋藤　知之（さいとう・ともゆき）　歯科口腔外科医師

専門領域　口腔外科一般、顎変形症、顎関節症

資　格　日本口腔外科学会専門医、鶴見大学歯学部口腔顎顔面外科学講座非常勤講師

担当ページ　P240, 242, 246, 248

北澤　邦彦（きたざわ・くにひこ）　前若穂病院長／若穂病院内科医師

専門領域　呼吸器病学、感染症、内科一般

資　格　日本内科学会指導医および総合内科専門医、日本呼吸器学会指導医および専門医、日本医師会認定産業医、日本呼吸器学会 ICD（感染制御医）、日本プライマリ・ケア連合学会指導医および認定医

担当ページ　P30

病院の紹介

名　　　称：1）長野県厚生農業協同組合連合会　長野松代総合病院
　　　　　　2）長野県厚生農業協同組合連合会　長野松代総合病院附属若穂病院

所　在　地：1）長野市松代町松代 183 番地、2）長野市若穂綿内 7615-1

開　設　者：1）、2）長野県厚生農業協同組合連合会
代表理事理事長　社浦康三

管　理　者：1）長野県厚生農業協同組合連合会　長野松代総合病院
統括院長　中村裕一
院長　瀧澤　勉
　　　　　　2）長野県厚生農業協同組合連合会　長野松代総合病院附属若穂病院
院長　熊木俊成

開設年月日：昭和 27 年 10 月 8 日

診療科目：内科、心療内科、精神科、神経内科、呼吸器内科、消化器内科、循環器内科、アレルギー科、リウマチ科、小児科、外科、整形外科、形成外科、脳神経外科、呼吸器外科、心臓血管外科、皮膚科、泌尿器科、産婦人科、眼科、耳鼻咽喉科、リハビリテーション科、放射線科、麻酔科、歯科口腔外科、人間ドック（1 泊 2 日ドック・通院（2 日）ドック・1 日ドック・3 時間ドック・脳ドック）

専門外来：肺がんセンター、循環器疾患センター、血液浄化療法・透析センター、消化器病センター、消化器内視鏡センター、人工関節センター、乳腺・甲状腺センター、外来化学療法センター、がんサポートセンター、顎機能再建・インプラントセンター、糖尿病代謝外来、糖尿病教室、うつ病外来、在宅酸素療法外来、睡眠時無呼吸外来、禁煙外来、小児漢方外来、アレルギー外来、予防接種外来、内分泌（甲状腺）外来、乳腺外来、血管外来、肛門外来、胃腸外来、関節外科外来、痛風外来、手の外科外来、脊椎外来、スポーツ外来、一般外傷外来、難治性潰瘍・フットケア外来、眼瞼下垂外来、脳腫瘍外来、てんかん外来、脳卒中外来、頭痛外来、物忘れ外来、下肢静脈瘤外来、褥瘡外来、アレルギー性皮膚疾患外来、前立腺外来、尿失禁外来、婦人科腫瘍外来、妊娠外来、更年期外来、思春期外来、内視鏡外来（耳・鼻・咽喉頭）、補聴器外来、ペインクリニック（疼痛外来）、インプラント外来、顎関節外来

病　床　数：1）一般病床 322 床　感染症病床 4 床
　　　　　　回復期リハビリテーション病床 39 床　計 365 床
　　　　　：2）医療型療養病床　120 床

認 定 施 設：臨床研修病院（基幹型）指定
臨床研修病院（信州大学医学部附属病院の協力型）指定
臨床研修病院（鶴見大学歯学部附属病院の協力型）指定
信州大学医学部臨床教育協力病院
日本内科学会認定医制度教育関連病院
日本神経学会専門医制度准教育施設
日本呼吸器学会認定施設
日本呼吸器内視鏡学会気管支鏡関連認定施設
日本消化器病学会専門医制度認定施設
日本消化器内視鏡学会専門医制度指導施設
日本肝臓学会専門医制度認定施設
日本消化管学会暫定処置による胃腸科指導施設
日本超音波医学会認定超音波専門医研修施設
日本循環器学会認定循環器専門医研修施設
日本脈管学会認定研修指定施設
日本リウマチ学会認定教育施設
日本外科学会外科専門医制度修練施設
日本がん治療認定医機構認定研修施設
日本乳癌学会認定医・専門医制度認定施設
日本乳がん検診精度管理中央機構
認定マンモグラフィ検診施設画像認定施設
日本内分泌外科学会・日本甲状腺外科学会内分泌・
甲状腺外科専門医制度認定施設
日本甲状腺学会認定専門医施設
日本整形外科学会専門医研修施設
日本手外科学会認定基幹研修施設
日本形成外科学会教育関連施設
日本脳神経外科学会専門研修プログラム連携施設
日本脳卒中学会認定研修教育病院
日本皮膚科学会認定専門医研修施設
日本泌尿器科学会専門医教育施設
日本リハビリテーション医学会研修施設
日本耳鼻咽喉科学会専門医研修施設
日本麻酔科学会麻酔科認定病院
日本ペインクリニック学会指定研修施設
日本口腔外科学会専門医制度准研修施設
日本臨床細胞学会認定施設
日本病理学会病理専門医制度登録施設

痛風協力医療機関
日本人間ドック学会人間ドック・
健診施設機能評価認定施設、保健指導実施認定施設
日本人間ドック学会・日本病院会優良人間ドック・健診施設
日本病院会人間ドック指定施設一日・二日ドック施設
日本脳ドック学会脳ドック認定施設
日本静脈経腸栄養学会認定 NST 稼働施設
日本栄養療法推進協議会認定 NST 稼働施設
日本乳房オンコプラスティックサージャリー学会
認定乳房再建インプラント実施施設
日本乳房オンコプラスティックサージャリー学会
認定乳房再建エキスパンダー実施施設
日本糖質制限医療推進協会提携医療機関
日本肥満学会認定肥満症専門病院
日本医療機能評価機構による病院機能評価機能種別版評価項目
3rd G：Ver1.1 認定

ホームページ：http://www.nagano-matsushiro.or.jp/

周辺関連施設：長野県厚生農業協同組合連合会　長野松代総合病院附属ちくま診療所、訪問看護ステーションまつしろ、訪問リハビリテーション事業所長野松代総合病院、長野市地域包括支援センター長野松代総合病院、居宅介護支援事業所長野松代総合病院、長野県厚生農業協同組合連合会 JA 長野県ビル診療所、長野県厚生農業協同組合連合会 長野 PET・画像診断センター

■ま行

■や行

■ら・わ行

■な行

■は行

■さ行

■た行

さくいん

●ブックデザイン／庄村 友里
(tremolo design)

各科専門医が答える
New 今必要な病気の知識

2020年 12 月10日　初版発行

JA 長野厚生連
編　者　長野松代総合病院

発　行　信濃毎日新聞社
〒380-8546　長野市南県町 657 番地
電話 026-236-3377
FAX 026-236-3096

印刷製本　信毎書籍印刷株式会社
大日本法令印刷株式会社

乱丁・落丁本は送料弊社負担でお取り替えいたします。

ISBN978-4-7840-7373-3 C0047